U0087937

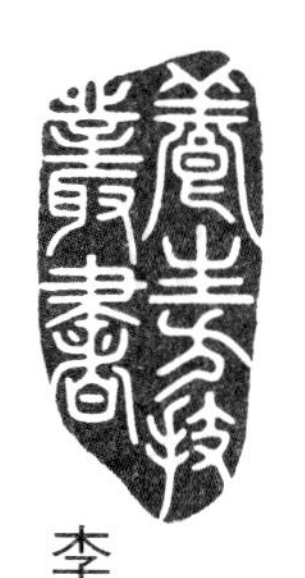

李建民 主編

遠眺皇漢醫學

認識日本傳統醫學

廖育群 著

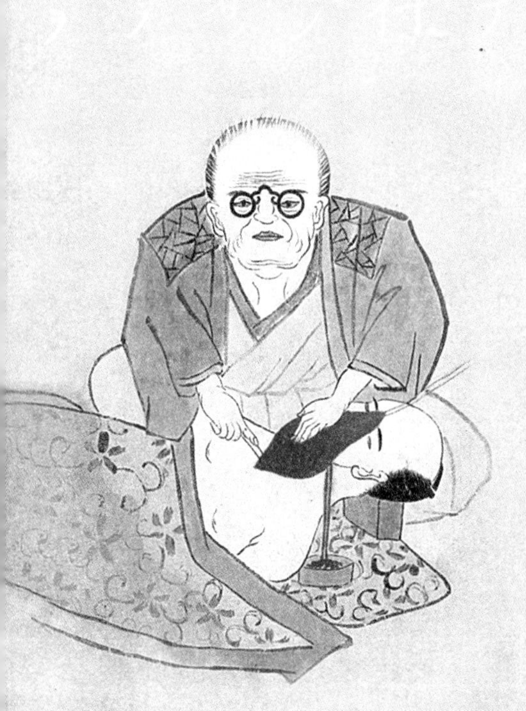
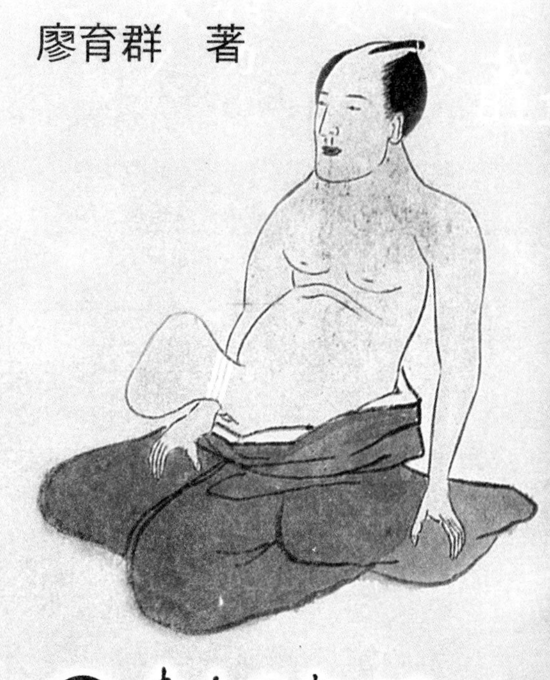

東大圖書公司

國家圖書館出版品預行編目資料

遠眺皇漢醫學:認識日本傳統醫學／廖育群著.－－初版一刷.－－臺北市：東大，2007
面；　公分.－－(養生方技叢書)

ISBN 957-19-2831-3　(平裝)

1.醫學－日本－歷史

413.0931　　95020480

© 遠眺皇漢醫學
——認識日本傳統醫學

主　　編	李建民
著 作 人	廖育群
企劃編輯	蕭遠芬
責任編輯	曾双秀
美術設計	林韻怡
發 行 人	劉仲文
著作財產權人	東大圖書股份有限公司
發 行 所	東大圖書股份有限公司 地址　臺北市復興北路386號 電話　(02)25006600 郵撥帳號　0107175-0
門 市 部	(復北店) 臺北市復興北路386號 (重南店) 臺北市重慶南路一段61號
出版日期	初版一刷　2007年1月
編　　號	E410360
基本定價	陸元貳角

行政院新聞局登記證局版臺業字第○一九七號

有著作權・不准侵害

ISBN 957-19-2831-3 (平裝)

※本書如有缺頁、破損或裝訂錯誤，請寄回本公司更換。
http://www.sanmin.com.tw 三民網路書店

「養生方技叢書」總序

這是一套展現人類探索生命、維護身心以及尋求醫治的歷史書系。

中國早期的「醫學」稱之為「方技」。《漢書·藝文志》有關生命、醫藥之書有四支：醫經、經方、房中、神仙。西元第三世紀，漢魏之際世襲醫學與道教醫療傳統的陸續成形，表現在知識分類上有極明顯的變化。《隋書·經籍志》的醫方之學與諸子之學並列，而「道經部」相應道教的成立，其下有房中、經戒、服餌、符籙之書。醫學史整體的趨勢，是逐漸把神仙、房中之術排除於「醫」的範疇之外。

醫學雖與神仙、房中分家，但彼此間的交集是「養生」。中國醫學可以界說為一種「老人醫學」、一種帶有長生實用目的所發展出來的學說與技術。養生也是醫學與宗教、民間信仰共同的交集，它們在觀念或實踐有所區別，但也經常可以會通解釋。中醫經典《素問》的第一篇提出來的核心問題之一即是：「夫道者年皆百數，能有子乎?」養生得道之人能享天年百歲，能不能再擁有生育能力? 答案是肯定的。這不僅僅是信念與夢想，歷來無數的醫者、方士、道家等各逞己說、所得異同，逐漸累積經驗，匯集為養生的長河。

醫學史做為現代歷史學的一個分支時間很短。完成於五十年前的顧頡剛《當代中國史學》中只提到陳邦賢的《中國醫學史》一書。事實上，當時的醫學史作品大多是中、西醫學論戰的產物。反對或贊成中醫都拿歷史文獻作為論戰的工具。撰寫醫學史的都是醫生，歷史學者鮮少將為數龐大的醫學、養生文獻做為探索中國文化與社會的重要資源。余英時先生在追述錢賓四先生的治學格局時，有句意味深長的話：「錢先生常說，治中國學問，無論所專何業，都必須具有整體的眼光。他所謂整體眼光，據我多年的體會，主要是指中國文化的獨特系統。」今天我們發展醫學史，不能只重視醫學技術專業而忽略了文化整體的洞見。這段話無疑足以發人省思。

如今呈現在讀者面前的醫學史書系，除了有幾冊涉及傳統中國醫學之外，我們還規劃了印度、日本、韓國的醫學史。有些史料第一次被譯介，有些領域第一次被研究。我們也邀請西洋醫學史的學者加入，日後我們也將請臺灣醫學史、少數民族醫學史研究有成的學者貢獻他們最傑出的成果。

我們同時期待讀者通過這一套書系，參與各時代、各地域的人們對生命的探索與對養生的追求，進而反省自己的生活，並促進人類在疾病、醫療與文化之間共同的使命。

李建民

自 序

從幼承庭訓，耳提面命開始學習中醫時，便知道東瀛日本對此道亦有所研究。這是因為幫助父親整理書架時總會觸摸到那厚厚的一套《皇漢醫學叢書》，以及一些有關中藥成分科學研究的日人著作。然而在此後行醫、治學的幾十年中，雖然時常能夠聽到有人疾呼日本的「中醫」如何了得，正在或大有超過其原產地之勢，但卻從未產生過共鳴；即便是在「昭和」初逝、「平成」登基之際，有機會滯留古韻十足的京都時，也從未耐下性子去讀那些同樣可謂充棟的漢方醫學著作。究其原因，無非兩條。一是當時認為：從醫學作為一種學問與實用技藝的角度看，漢方，正像其名稱所顯示的那樣——不過是源於中國傳統醫學的「異邦之流」，沒有必要花費時間與精力去做捨本逐末之事。其二，從史學研究的角度講，考證、敘述、構建日本醫學發展的歷史，應該是日本醫史學家的事，何必要由外國人越俎代庖？

儘管上述兩條理由堂堂正正，無可厚非，但隨著學識的積累，卻覺察到這第一條理由不那麼站得住腳了。漢方與中醫發展到今日，誠可謂同源異流，但在發展的過程中，皆因文化之不同而各有相當大的變異。在此不談中醫如何發展變化，單就漢方而言，由於接受這一知識體系的土壤不同，勢必存在取捨選擇、改造發展的問題。那種視同不見異，或以為所有的新生事物都能在中國找到源頭母本的看法，實在只能說明觀察者的眼光不夠敏銳，或是自我中心的潛意識作祟。

至於第二條，我至今仍認為一國之歷史，還是首先要由本土的學者自己來研究。這首先是因為他們在資料的佔有與使用上具有得天獨厚的便利。其次，對於自身的歷史詳加考證、弄清其中的具體細節，對於作為這種歷史之載體、繼承者的本國文化建設來說，乃是不可或缺的責任所在。

如此說來，撰寫一本「日本醫學史」讀物之兩個基本要素——「醫學」與「歷史」的價值似乎都被極大程度地否定掉了。那麼作為外國人，又何必勞神費力撰寫、出版與閱讀這樣的著作呢？原因在於我們可以在一個更高的層面上——文化的層面上發現其價值所在。對於外國人來說，當社會安定、經濟繁榮時，理所當然應該對世界其他地區的歷史文化有盡可能多的瞭解，這就需要有人對域外的歷史文化加以介紹。在具備了這些文化的基本建設後，才有可能談得上比較、借鑑；也才有可能在比較的基礎上，對自身所處的社會及其歷史文化有更深刻的認識。然而如此說來，對於域外的歷史文化是否只需介紹而談不上研究了呢？其實不然。古人云「不識廬山真面目，只緣身在此山中」，站在一種文化的外部對其進行觀察與研究，自然會看到許多「身在其中」所無法看到的景象。這正是我近年來有興趣閱讀那些並不期待能從中找到什麼中醫不知的「治病良策」的漢方醫學著作，並希望通過這本小書將其介紹給讀者的原因所在。站在這樣一個立足點上，本書充分利用了日本學者的考證結果——儘管這在史學研究中，通常會被視為未能依據第一手的原始文獻而受到批評。同樣還是因為站在這一立足點上，本書並不糾纏諸如某人生卒之年、著作撰寫或出版年分的考證。這也正是我以「遠眺」作為書名的原因與用意所在——遠眺東方地平線上扶桑之國的傳統醫學，瞭解岐黃之術在異域獨立生活的方方面面。進而瞭解日本，瞭解日本的文化。

廖育群

遠眺皇漢醫學

——認識日本傳統醫學

目　次

緒　論

一、政治與醫學的歷史分期

當我們翻開一個國家的歷史長卷時，無論想瞭解哪一方面的事情，首先都會涉及「分期」問題。最為基本與必須瞭解的，無疑是以社會形態為標誌的政治史分期；然具體到某一學術領域，由於各種知識體系的成長變化，固然與社會形態具有密切的關係，但其關鍵性轉變的發生，又顯然不可能與政權的更迭完全吻合，所以又會有按照某種知識體系自身發展特徵進行分期的方法。就日本醫學發展演變的歷史而論，各種相關著作大多是採用上述兩種分期方法作為論說的結構框架——或徑以政治朝代為時間坐標，分述各個歷史時期醫學領域中的重要人物、著作、學術與制度等等；或以醫學發展的階段屬性為切入點，但也不離以政治朝代為時間坐標。然而由於本書沒有按照這兩種一般「通史」著作的習慣寫法，故在此先對兩種分期作一扼要介紹。

(一)政治史的分期

日本社會從古至今的發展過程，一般分為下述六個歷史時期：

1.原始社會

如果按照通常將「國家」產生之前稱之為原始社會的看法，在西元三世紀出現最古老的邪馬臺國之前，日本列島一直處於原始社會階段。在這一歷史階段前期（舊石器時代），以使用打製石器為特徵，生活形態是狩獵、捕魚。至稱之為「繩紋時代」（約西元前十世紀～前四世紀）的原始社會後期（新石器時代），出現了磨製石器和帶有繩紋圖案的黑褐色陶土器，基本生活形態轉變為漁獵、採集經濟。在稱之為「彌生時代」或「彌生文化」（約西元前三世紀～西元三世紀）的原始社會末期，伴隨著朝鮮半島大量移民的到來和被稱為「彌生時代人」之混血後裔的出現，逐漸形成了原始農業，並出現了金屬器具。

2.古　代

《三國志・魏書》記載當時的東夷之地，有女王卑彌呼統領的「邪馬臺國」轄管著眾多小國，並與中國有使臣往來、賜封之事等等❶。由於沒有關於此前日本列島上社會體制演進的確切記載，而見於記載的邪馬臺國在三世紀時已有相當規模，所以某些日本史書採取不對「原始」與「古代」進行斷代的作法。但無論是否將三世紀作為「古代」的起始，其下限均為十二世紀末。其間經歷了國家漸成統一的「大和時代」❷（四

---

❶ 《三國志》卷30，北京：中華書局點校本，1982年，第854–857頁。

❷ 此期因修建壯觀的高塚式古墳而有「古墳文化」之稱。移民傳入各種技藝，文

世紀～六世紀末)，即以初稱「王」，後稱「大王」者為中心的各豪族的聯合政權；律令政治確立並發展的「飛鳥時代」(593～710)、「奈良時代」(710～794)❸和「平安時代」(794～1192)。

這一歷史時期的日本文化，明顯是以模仿為主。在政治方面，直至七世紀初，日本仍處於以部民制為特徵的奴隸社會階段。「部」是皇室或貴族佔有的人民集團。奴隸主貴族和平民還組成稱作「氏」的社會集團。「氏」由族長的血緣家族和非血緣家族組成。「氏」的首領「氏上」是奴隸主貴族，「氏」的一般成員「氏人」則是平民。天皇授予「氏上」以「姓」(如中央豪族為臣、連，地方豪族為君、直，移民為忌寸、史、村主等)。著名的聖德太子在603～604年間推行了所謂「推古朝改革」，603年依德、仁、禮、信、義、智之大小制定了「冠位十二階」(官職不能世襲，依能力選拔)；次年又公佈了《十七條憲法》(實際上並非法律，只是道德訓誡)，但最終卻是在「世間虛假，唯佛是真」中度過的。這些理想在四十餘年後的「大化革新」中得以實現，成為日本進入封建社會的標誌。通過引入中國儒學的「天命」觀，使得天皇的權力有了兩個來源：一是來自傳統的皇祖神「天照大神」；一是「天」。這樣，「天皇」之所以為「天皇」，便有了兩個「奇理斯瑪」(chrisma)——神聖的天賦❹。

至平安後期，日本文化出現了從一味模仿轉向「獨立」與「庶民化」的重要變化。留學僧空海看到中國鄉學、私塾的普遍存在，對日本沒有私學感到十分遺憾，回國後開創綜藝種智院(828)積極培養人才。以家門

字、佛教等的廣泛傳入是其特徵。

❸ 元明女帝在和銅元年(708)正式決定從大和盆地的中央遷都至奈良山丘陵的南麓。在進入平安時代前，又有遷都長岡京的短暫十年(784～794)。

❹ 有關各時期日本政治、文化特點的介紹，主要參照了王家驊《儒家思想與日本文化》(杭州：浙江人民出版社，1990年)的論說。

相傳的私學，逐漸取代了官學，教育得以普及❺。

3.中　世

十二世紀末，關東武士首領源賴朝在關東地區的鎌倉建立武士的中央政權——幕府，日本封建社會進入新階段。在日本史家稱之為「中世」的這一時期，包括「鎌倉時代」(1192～1333) 和「室町時代」(1336～1573)；室町時代中又有各立朝廷的「南北朝時代」❻，以及大名割據的「戰國時代」❼。

武士興起，導致天皇、貴族式微，儒學影響變弱；宋學雖已興起，但未及日本，故缺乏外來思想、材料的刺激。博士們世襲家業，固守漢唐舊注，氣息奄奄。這一時期影響最大的是佛教，鎌倉建有建長、圓覺、壽福、淨智、淨妙等五大寺院，謂之鎌倉「五山」；京都建有南禪、天龍、相國、建仁、東福等五大寺院，謂之京都「五山」。因而史書中又常能見到將這一歷史時期稱為「五山時代」。佛教禪宗的興起與流行，一方面使得「生死如一，縱情聲色」成為武士的理念；一方面成為宋學得以在日本傳播的媒介。例如江戶儒學的開創者藤原惺窩 (1561～1619) 即出身相國寺；建仁寺的古澗慈稽 (1581～1670) 也專攻儒典，其弟子林羅山 (1583～1657) 為江戶朱子學派的開創者。

---

❺ 詳見鄭彭年：《日本中國文化攝取史》，杭州：杭州大學出版社，1999 年，第 91、120 頁。

❻ 1336 年自認為皇室正統的後醍醐天皇移居吉野，謂之南朝；與京都的北朝相對立。至 1392 年，南朝歷四代，北朝歷五代後復歸統一。

❼ 1467～1477 年間的權力爭鬥（史稱「應仁之亂」），導致朝廷、幕府將軍權力的喪失。此後的大約一個世紀間，各地大名割據，激烈的戰爭不斷發生，謂之戰國時代。

4.近　世

自 1568 年織田信長 (1534～1582) 進入京都，至其家臣豐臣秀吉 (1537～1598) 兵敗朝鮮、因病身亡的三十年間，織豐政權平息了綿延百年的戰國之亂，完成了統一大業。其後，德川家康 (1542～1616) 於 1603 年被任命為征夷大將軍，建立江戶幕府。至明治維新之前的這二百餘年，是日本史家稱為「近世」的封建社會晚期，包括「安土桃山時代」(1573～1603) 和「江戶時代」(1603～1867)。

在主君屍骨未寒之際，即消滅其寡妻弱子，奪取豐臣秀吉武力統一日本成果的德川家康，隨後公佈了《禁中並公家諸法度》，規定「天子以才藝和學問為第一」，迫使天皇完全脫離政治。正如宋太祖黃袍加身後，為防止「下克上」故伎重演，而強調現世的秩序、尊奉朱子學一樣，江戶幕府奉朱子學為官學正統。從而使得儒學脫離了對於佛教禪宗的依附，獨立發展，進入全盛時期。在發揮其強調封建倫理學功能的同時，一些注重朱子學合理內容的學者，表現出對自然科學和「經世致用」學問的興趣。社會中既非禪僧，又非博士公卿家，而以儒學為業之儒者的出現，促進了教育的興旺、知識的普及、學術思想的活躍和文化水準的總體提升。儘管江戶時代曾有鎖國之令，但西方科學技術還是有所傳入。諸多因素的總和，使得文化空前繁榮，並脫離單純模仿的窠臼，在許多方面開始體現出創造性。

據載，「十八世紀後期，江戶有一百萬人口，恐怕是當時世界上最大的城市了」；同時在「德川幕府後期，男性人口的 45%、女性的 15% 有文化，這個比率為當時其他亞洲國家所不及。」❽這些不僅僅是江戶時代

❽　〔美〕愛德華・麥克諾爾・伯恩斯、菲利普・李・拉爾夫：《世界文明史》第 2 卷，北京：商務印書館，1987 年中譯本，第 360、365 頁。

文化、經濟繁榮的表現，而且也是日本向近代化轉變的良好基礎。德川政權的二百六十五年，國內無戰事，是日本歷史上唯一的安定期。儘管在五代將軍綱吉時，因農村階級的分化、商業資本的擴張，已露出財政問題的破綻，但通過八代吉宗的享保改革、松平定信的寬政改革、水野忠邦的天保改革等都起到了重建中央財政的作用。

5.近　代

西方國家在十九世紀中葉前向日本擴大遠東貿易的幾次嘗試都失敗了。美國採取強硬手段，於 1853 年將艦隊駛進東京灣，迫使幕府於次年再次造訪時接受了其種種要求，鎖國政策由此崩潰。這為早就覬覦德川家族統治地位的西部諸大藩提供了機緣。在「尊王攘夷」的口號聲中，倒幕戰爭於 1868 年獲得勝利，德川家族被貶為平民，持續近七百年之久的幕府統治終被廢除。天皇遷至江戶，故稱東京。日本由此步入近代社會。這一階段包括廢除幕藩體制與等級制度、取消佛教的國教地位、減輕農民賦稅、制定憲法、全面維新的「明治時代」(1868～1912)，以及其後的「大正時代」(1912～1926) 和「昭和時代」前期 (1926～1945)。

6.現　代

自二次大戰結束至今，謂之「現代」。包括「昭和時代」中、後期 (1945～1989) 和「平成時代」(1989～)。

㈡醫學史的分期

為了克服醫學發展的階段性不可能與政權更迭完全吻合的問題，某些醫學史家採用了強調其自身內涵屬性的分期方法。例如日本醫學史的奠基者富士川遊早年撰寫《皇國醫事沿革小史》時，即是採用如下分期：

第一期，即使用本邦固有醫法之世；

第二期，即皇韓醫法折衷之世；

第三期，即海外醫學傳入之世；

第四期，即醫學衰退之世；

第五期，即醫學復興之世；

第六期，即從西洋醫學傳來，至醫學勃興之期。

而在他撰寫《日本醫學史》的「決定版」時，卻認為：「既然視醫學其物為文化之一部分，醫學史屬於文化史的領域，兩者為互不相離之事物，則醫學史中的時代區分，亦不可不按照文化之變遷。筆者今從一般史家之分期」；而僅僅是在某一時期當中再加細分時，「又必須斟酌科學性。」❾

其後有石原明氏所著《日本的醫學》，在〈前言〉中，他特別強調：「從醫家的立場出發，排除迄今的政治史性時代分期，追尋日本醫學的發展，舉出各時代的代表性醫書，努力使該時代的醫療實際浮現出來。」❿該書雖然很薄，主題鮮明的各章節雖然大致也是按照歷史進程排列，如〈第四章貴族獨佔的醫學〉、〈第十章新舊醫學的對決〉，但明顯比一般通史性著作更能吸引讀者的注意力，並留下深刻的印象。

總之，依時代編排史料，既是史學著作不可或缺的坐標，又是作者述說歷史發展、讀者獲得條理脈絡的重要工具，但也是令非專業研究者最易感到味同嚼蠟、不得重點的編寫方式。筆者作為專業的醫史研究者，當然要耐著性子每天「嚼蠟」，但卻沒有必要，也不應該將這種痛苦加之於一般讀者身上。故在〈緒論〉中對一些基本問題略作交代後，其他各

---

❾ 富士川遊：《日本醫學史》，〈緒論〉，第11–13頁。

❿ 石原明：《日本の醫學——その流れと發展》，〈前言〉。

章節的「細說」，基本上都是聚焦在近世漢方歷史中的風雲人物、有趣之事、垂世之說上。其原因正是在於：就日本近代全盤西化之前的醫學歷史而言，最重要的分期不外是：中世之前，以模仿為主——無論是韓醫方、佛醫方、漢醫方，無非都是外來的醫學知識；近世以降，雖然同樣有代表中國最新水平的宋明醫學知識，以及西方醫學知識的傳入，但其特點卻是在消化吸收、批評創新方面。換言之，這也就是我心目中的「日本醫學史分期」。大塚敬節《東洋醫學史》全書分為前期與後期，或許也是基於同樣的考慮——前期：單純模仿，後期：學習與批評、改造與創新並存。

二、日本文化的內源性與外源性

關於自身文化的起源、系統和發展諸問題，在日本向來有兩種學說。一種認為至少自繩紋文化（新石器時代）以來日本人就已經居住在日本列島而創造出自己的固有文化；另一種觀點則認為自繩紋文化以來，有各種異質文化的種族渡海來到日本而形成重疊的混合文化。前者主張新文化的出現是由於內在力量發展的結果，後者除認定內在因素和作用外，還強調了外來因素的重要性⓫。

縱觀日本文化的發展歷史，學習與引進域外文明，無疑是其特點之一。但這絕不等於說日本沒有自己的固有文化。即便是在以「引進」為主要特徵的、完全異質的發展階段來臨時，一個民族的固有文化也絕不會徹底消失。這種民族的固有文化，往往不是通過「物化」的形式來體現其存在，而是以某種精神特徵傳承不息。這就是通常所說的「民族性」。

⓫ 鄭彭年：《日本中國文化攝取史》，第1頁。

㈠本土文化與民族性格

就醫學而言，任何一個民族的固有文化中都會包含有對生命、身體、疾病等自然現象的認識，並存在著有關本民族如何創造、獲得健康知識的神話、傳說。然而在既承認本土文化、知識必然存在的前提下，又不能確知這些傳說、記載究竟產生於何時的情況下，恐怕只能在巫術(magic)和據此衍生的民俗中尋找一些蛛絲馬跡。這是因為「巫術」所依據的乃是人類共有的一些基本思維方式（例如「類比」），並不需要借助外來文化的學習。而也正因如此，不同的巫術表現形式，才能夠體現各民族固有文化的特點。例如對於胎盤的處理，就是一個非常典型的例子。

按照英國人類學家弗雷澤的觀察，在原始思維方式中，普遍認為曾經有過聯繫的物體，會將這種「關係」永久保存下去，這就是他稱之為「接觸律」的巫術法則之一。其表現形式之一，是認為胎盤與本人之間永遠存在著某種聯繫。在中國現存最早的醫學著作——馬王堆出土醫學著作（墓葬年代為前168年），就保存有教導人們應該如何埋「胞衣」的內容。

在日本，胎盤基本都是埋入土中，但卻有將臍帶另外處理的習俗。人們將臍帶風乾保存，一是認為此物具有「藥」的作用——垂危時，服用自己的臍帶可再獲一命；又可治療腹痛和精神疾患等。某人失蹤時，將其臍帶置於水中可指示行蹤，並據其沈浮判斷死生。女子出嫁時，要攜帶自己的臍帶至夫家；男子出征時，可攜帶臍帶作為避彈的護身符。若保存不當，被蟲、鼠所食，則將對本人一生產生不良影響[12]。

---

[12] 松田智弘：《古代日本道教受容史研究》，奈良：人間生態學談話會，1988年，第30頁。

日本人又對「水療」情有獨鍾。據中島陽一郎的介紹，「眾所周知，自古以來日本人為了躲避死亡，常行『禊』」；「日本自古還有給予死者『死水』⓭的習俗。這個習慣，是日本的傳統信仰，源於神道，而不見於佛教。平安時代盛行冷水浴及冷水灌溉法等」；「洗溫泉治療疾病，見於古代史書的記載。故可知『湯治』自古被用作治療疾病的方法」；以及相關的熱砂浴：「薩摩的醫官田宮尚施在《施治攬要》中記載：『病客皆赤體，或絺綌單衣坐臥熱砂中，傍人以大飯匙頻埋砂，唯置頭於土外，蒸盦使至一身溫暖，汗出漐漐，通體和暢，疾痛頓癒，比溫泉柔淳甚佳也。一切冷疾、痿躄、婦人血枯、不月、帶下、絕孕諸症有大效』。」⓮

所謂「禊」，《辭源》有釋：「古代民俗，於三月上旬巳日於水濱洗濯，祓除不祥，清去宿垢，稱為禊。……自三國魏後，但用三月三日，不用上巳。」所以很難判斷日本的這一「民俗」是否受到外來文化的影響。至於「湯治」，由於日本溫泉遍地，所以自然會有洗溫泉的習俗。然在醫學中正式作為一種治療方法，乃始於江戶時代的醫生後藤艮山⓯。他五十一歲時 (1709) 遊但馬⓰的城崎，在清新的溫泉中洗浴，認識到此溫泉的效能而提倡應該將其用於治療。由此而開研究洗浴方法之端倪。而在以注重民間療法、愛用「熊膽」的後藤艮山身上，似乎又流露著原始神道的身影——因為「原始的神道不過是對森林樹木、熊等精靈、靈魂的尊敬。」⓱

⓭ 用筆或羽毛將水塗在臨終之人的唇上。

⓮ 中島陽一郎：《病氣日本史》，第 262–264 頁。

⓯ 後藤艮山 (1659～1733)，著名古方派醫家，以倡疾病皆因「一氣留滯」而生，慣用灸、湯、熊膽等聞名。

⓰ 舊國名，現兵庫縣北部。

⓱ 梅原猛：《森林思想——日本文化的原點》，北京：中國國際廣播出版社，1993

其後香川修德 (1682～1754) 繼承後藤艮山的遺志，對溫泉的治療效能大加闡發，盛讚其益氣、暖體、破瘀血的作用。後藤艮山的弟子山村通庵 (1671～1751) 生於伊勢國的松阪，立志親身體驗溫泉的治療效用，於是遊歷四方，調查各處溫泉的氣味和效能。後又創制在潮水和鹽水中加入糖和硫磺等，以便輕鬆獲得人造溫泉之法。但同時也有人指出溫泉洗浴的禁忌症：「擾亂鬱熱，內陷瘡瘍，動血耗液，積毒竟薰騰於眼目，全使之不得救焉。嘗聞北越、鐘懸、信州、諏訪、西肥、雲仙，其溫泉專治眼疾云。是以四方患者競赴其地。去時尚是小恙，歸時已成不治之盲。可不悲歎哉?!」[18]或指出雖然一般認為皮膚疾患最宜溫泉洗浴治療，但梅毒、痲瘋卻斷然不可：「患此證者，必不可浴溫泉。……若一浴之者，其毒蔓延，終成不治證也。」[19]

水療的另一種形式是「瀑布泉」，即置身湧流而下的水流之中，或以冷水從頭灌下，故亦稱灌水療法：「其法應浣冷水於頂。如打撲損傷之眼目，出血不止者，宜在其部淋滴冷水。」[20]又有記載說某軍吏患冷疾，夏日常復衣圍爐三年，一位號「見宜堂」的醫者反以冷水灌之而癒[21]。此外，延至近代，日本醫生仍時常採用此種方法治療精神疾患（圖一[22]）。

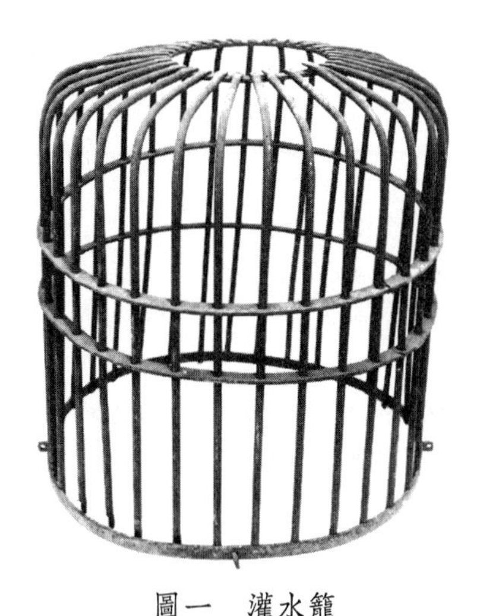

圖一 灌水籠

應該看到，許多醫療衛生習俗的形

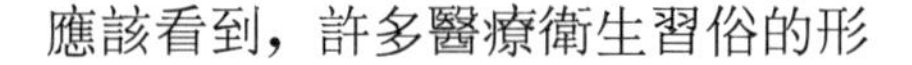

年中譯本，第 8 頁。

[18] 俊篤士雅：《眼科錦囊》卷 1，〈溫泉害目〉。見陳存仁編：《皇漢醫學叢書》，第 11 冊。

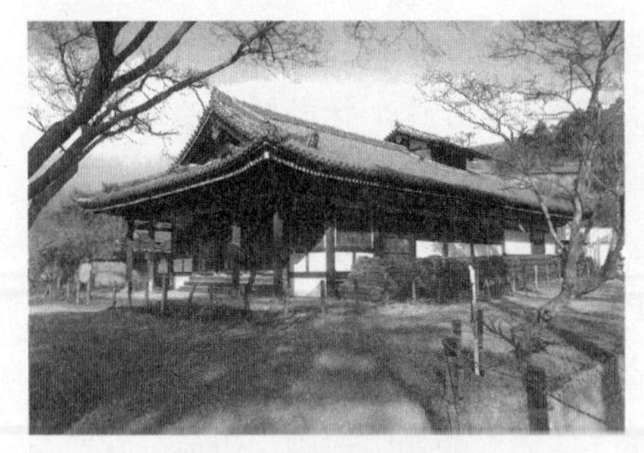

圖二　東大寺大湯屋

成乃是因外來知識影響、自身特定環境等因素綜合作用形成的。例如洗浴療病一事，就很難說與佛教文化沒有一點關係，甚至應該說具有密切關係（圖二[23]）。又如葡萄牙的耶穌會士 Luis Frois (1532～1597) 於永祿六年 (1563) 到日本。在其所著《日歐文化比較》中驚歎治療方法的差異：

> 在我們那裏，用火燒膿瘍。日本人認為與其接受我們的外科的殘酷治療，還不如選擇死！但日本人並非懼怕「火」呀：我們採用放血療法。在日本用以草燃燒的火塊[24]。

---

[19] 片倉元周：《黴癘新書・理癘》。見陳存仁編：《皇漢醫學叢書》，第 11 冊。

[20] 俊篤士雅：《眼科錦囊》卷 1，〈放血灌水〉。見陳存仁編：《皇漢醫學叢書》，第 11 冊。

[21] 狩野文庫藏：《見宜翁醫按》（編號：9–21766，題簽〈見宜翁傳〉，門人松下見林撰，寶曆九年大阪河內屋源七郎印）。

[22] 灌水籠：鐵製，高七十三公分，底的內徑七十公分，頂端孔的內徑二十六公分，重十八公斤。舊東京府癲狂院自明治十九年 (1886) 使用數年。置患者於其中，從上面如下雨般將水淋下。（日本醫史學會編：《圖錄日本醫事文化史料集成》第 4 卷，東京：三一書房，1978 年，第 123 頁）

[23] 東大寺大湯屋：鎌倉時代延應元年 (1239) 重建，後又屢加修繕。位於大佛殿東方的山谷間。

[24] 中島陽一郎：《病氣日本史》，第 267、268 頁。

所謂「以草燃燒的火塊」，應該是指「艾灸」療法。灸法的使用固然應與中國醫學的傳入有所關聯，但臻於「酷愛」，則透露著其內在因素的蹤影。因而與其蠅營狗苟於甄別究竟哪些是日本固有的醫療衛生知識，毋如多關注些民族性格在其文明成長過程中的潛在影響。

幾乎所有研究日本文化的學者都會提到，「好學」，是日本民族的性格特點——所以他們才能在不同的歷史時期不畏艱辛地通過各種渠道努力學習代表當時最先進水準的域外文明；其次，「務實」，也是日本民族的性格特徵——所以他們才會在學習中國醫學的基礎上，通過批判與改造，建立起與中國醫學「同源異流」的日本漢方醫學㉕。儘管中國的儒學、印度的佛教，都曾對日本文化的發展起到至關重要的影響，並至今隨處可見其蹤影，但正如著名的文化人類學研究者本尼迪克特所說：「他們（指日本）的體系是獨特的，既不是佛教的，也不是儒教的，而是日本式的——包括日本的長處和缺點。」㉖

事實上，日本人對從國外引進的東西都異常敏感和警惕。儘管日本人被普遍認為是一個善借用的民族，但由於所處的與世隔絕的位置，他們較之其他任何人數和發展水平與其大致相等的民族，獨立地發展起一個更大部分是屬於他們自己的文化㉗。

㉕ 例如在廖正衡、島原健三等主編的《中日科技發展比較研究》（瀋陽：遼寧教育出版社，1992 年）所收錄的論文中，普遍談到以下三點：⑴日本民族有吸收異文化的傳統，或稱善於學習；⑵重實用——技術優先；⑶相應地，哲學貧困——不尚虛學。

㉖ 〔美〕魯思・本尼迪克特：《菊與刀》，北京：商務印書館，1990 年中譯本，第 14 頁。

㉗ 〔美〕斯塔夫里阿諾斯：《全球通史》，上海：上海社會科學院出版社，1988 年中譯本，第 445 頁。

(二)外來文化的接受、選擇與改造

日本是位於亞洲大陸東方的列島之國,「根據近來非常發達的考古學方面的研究，有關海流的調查和日本神話傳說等，可以設想，早在遠古時代，日本同朝鮮之間，不但顯然有了航路，往來相當頻繁，而且中國的文化也遠遠經由這些航路傳到了日本」㉘。

無論是學術界，還是一般日本民眾，均承認在不同的歷史階段、不同的外來文化對日本的社會形態、思想文化等各個方面產生過重要的影響。然無論是作為在近代以前對其影響最大之文化母體的中國學者，還是來自茲後新影響源的西方學者，在研究方方面面存在之影響的同時，大都會像前面業已談到的那樣充分肯定日本文化的特殊性。反而是在日本人中間，在其言談話語或學術著作中，卻能見到似乎並不注重自身文化特點，著力強調外來文化作用的現象。例如《法律家眼中的日本古代一千五百年史》的作者便是站在「渡來人史觀」㉙的立場論說日本文明體系的形成，以為:「凡是正視歷史事實的人，無疑都會承認渡來人史觀的正確。」㉚該書作者對於「渡來人移居日本的四次高潮」大致是這樣敘述的㉛:

㉘ 木宮泰彥:《日中文化交流史》，北京：商務印書館，1980年中譯本，第1頁。

㉙ 在如何看待彌生文化以及後來的文化所產生的問題上，存在著所謂「繩紋人史觀」和「渡來人史觀」兩種尖銳的對立。前者認為：彌生文化以及後來的文化，是由日本列島上的原住民族，即繩紋人及其子孫，吸收和消化了由渡來人從亞洲大陸和朝鮮半島帶來的文化後創造的。後者與此相反，認為彌生文化以及後來的文化，主要是由渡來人創造的。

㉚ 山忠順雅:《法律家眼中的日本古代一千五百年史》，北京：中國社會科學出版社，1994年中譯本，第14頁。

第一次：前 300 年～後 300 年間，從亞洲大陸和朝鮮半島移居日本。當時日本列島上的原住民族，大都是五十戶左右群居在一起，每個聚落的人口大約有二百五十人。據考，這種二百五十人左右的聚落，東日本有九百六十個，西日本有八十個左右。因此當時日本列島的總人口大約有二十六萬人。二十世紀末，日本人口為一點二十四億。對比而言，當時日本列島近乎無人島，並非信口開河的誇張。

第二次：四～五世紀間，大量朝鮮人遷徙來到當時日本列島上的河內王朝。其實這些渡來人把這種移民看作是移居自己國家的分國而已。這些攜帶新技術而來的渡來人，稱作「今來才伎」。

第三次：六世紀後半葉～七世紀中葉，主要成員來自朝鮮半島。百濟和新羅分別於 607 和 608 年向隋朝求援，要求隋朝出兵高句麗，614 年隋朝對高句麗的干涉失敗。不少百濟和新羅人出逃至日本列島。這些人中的知識分子和技術人員，成了稍晚時候飛鳥文化的骨幹力量。

第四次：七世紀中葉～八世紀初，主要來自朝鮮半島。660 年唐新（羅）聯軍消滅了百濟，百濟逃亡者中的知識分子和技術人員，後來開創出白鳳文化㉜。663 年白村江之戰後，來自朝鮮半島的大規模移民始告一段落。

據稱，奈良時代（八世紀）日本的總人口約六百至七百萬人。國立民族學博物館的小山修三博士認為，當時繩紋人直系子孫與渡來人的比例為 1：9.6。而東京大學理學部人類學教研室的埴原和郎教授則認為其

㉛ 山忠順雅：《法律家眼中的日本古代一千五百年史》，第 39、41–42、72、299、300 頁。

㉜ 白鳳文化：七世紀後半期，介於飛鳥文化和天平文化之間的文化時代。前期受中國北齊和北周文化的影響，後期受中國隋唐文化的影響。同時還受到經由中國傳來的印度文化的影響。

比例是 1 : 4.6。

作者還引用了兩位韓國學者有關語音學研究的結果，以證明渡來人的文化影響:「李寧熙認為,《萬葉集》中的詩歌都可以用古代韓國語（吏讀❸）朗讀」;「朴炳植認為，用『音韻變化法則』可以證明日語的祖先是古代朝鮮語。」

然而這種極力強調外來人種在文明成長過程中作用的觀點，即便確屬「正視歷史」，但在情感上恐怕也不易被日本人普遍接受。客觀地講，既然承認務實、抽象思維較弱等是日本人的民族性格，就不能忽略這些性格特點在造就了其虛心好學之一面的同時，也規定了其在吸收外來知識時的選擇性；再者，即便是外來人種，在環境改變和世代使用日語後，其思維方式也會發生某種改變❹。正因如此，始終是在引進吸收不同時代最新中國醫學成就基礎上形成的「漢方」，才不會是原封不動的複製品，也才成為值得我們去瞭解的學問——探究其如何選擇、改造、創新。而在這一過程中，值得注意的是所謂「文化傳播中的落差問題」。

「後進性」是日本文化發展的特點之一。所謂「後進性」，是指某一事情、制度，或某一種思想、學說，往往會晚於其原發生地點一段時間在日本出現。這一現象的產生，是由於日本民族具有積極學習先進的傳統與性格。在不同歷史時期，或通過移民、遣使、迎請、留學等以人為知識載體的方式；或借助宗教傳播、商貿往來的渠道，使得日本可以直接獲得代表傳播源地最新的文化。同時，這又決定了日本文化與其他先

---

❸ 古代朝鮮半島借用漢字的音、訓，以標記和記錄語言的方法，相當於日本的萬葉假名。

❹ 例如魯興啟〈日本民族的科學思維透視〉（載廖正衡、島原健三等主編:《中日科技發展比較研究》，第 759–769 頁）一文中，即以「日本人理性與感性的認識機能，都共存於左邊的語言半球內」這一生理基礎，來言說其思維特點。

進民族文明成長過程的不同之點——沒有獨立成長所必須經歷的循序漸進的過程。就醫學領域而言，可以說在任何一個歷史時期，日本醫家所熱衷學習與使用的，都是代表著當時最新醫學水準的知識。

由於當代的醫學史家，自覺或不自覺地受到「科學觀」潛移默化的普遍影響，因而在研究與論說中，難免會有以現代科學標準為規矩準繩的表現。明顯者，謂之「成就派」——專事發現古人有哪些符合科學的觀點與成就；進而以其為時之早，來盛讚其「偉大」。而更多潛在、不易被察覺的表現，則是抓住某一針對陰陽、五行、運氣等無法被當代科學所「實證」的古代理論的批評言論，或某一符合科學的治療方法，甚至僅僅是簡單的經驗療法，便大言時代特徵，全然不顧其在當時社會中究屬少數、個例，還是普遍現象。例如日本近世確有一些醫家猛烈抨擊宋明醫學充斥虛幻性內容，甚至全面否定臟腑、經絡、脈診等中醫基礎理論，但以此言說流派之興則可，謂整個醫界如此則謬。又如對於日本醫家愛用的「腹診」方法，言其屬於獨立創新並不為過，但以為其純屬依據臨床實證則未必。細讀本書中有關腹診形成與發展的論說，則不難看出最早分別創立這種診法的幾位醫家，並非像日本醫學史家所說的那樣——是手技嫻熟的按摩、針灸師，而是將宋代以來走俏的「太極—元氣—陰陽」體系化理論運用到「腹」上，才構建起腹診的理論基礎與實際診斷方法。

而當西方文明傳入之後，一種全新的「實學」以其獨有的魅力引領社會思潮與價值取向。卞崇道〈日本現代化與日本哲學〉[35]一文，在引用明治革新思想家津田真道「所有學問大別之有兩種，高談空洞理論的虛無寂滅，五行性理，或良知良能等說的，是虛學；根據實象，專論實理，如近代西洋的物理、化學、醫學、經濟、哲學等的是實學。這種實

[35] 載《文化：中國與世界》(一)，北京：三聯書店，1987年，第231–258頁。

學如能普遍流傳國內，明達各種道理，就可以說是真正文明。」以及福澤諭吉《勸學篇》「我們應該把遠離實際的學問視為次要，而專心致力於接近人生日用的實際學問。」後評價說：「從虛學到實學的革命，首先是一場觀念形態的革命，它使人們擺脫了封建的道德教義的束縛，樹立了嶄新的學問觀，認識到只有科學知識才是真正的學問，只有依靠科學的力量才能實現現代化。擯棄虛學，發展實學所帶來的直接後果是包括武士在內的人們紛紛投身於工商業，從事實業活動，從而大大推動了『殖產興業』，加快了經濟改革的步伐」；「因此說，日本科技發展史，也就是日本積極引進東西方文化、並善於與自己固有的文化結合、消化、發展的歷史。」

然而，實際上只有當西方科學傳入後，才可以說「所謂實學，就是西方的自然科學知識」。在此之前，儒教也好，中國醫學也罷，都是當時的實學——有用之學。因而留學僧人目睹了中國「經濟繁榮、政治穩定、文化燦爛、軍事強大的盛況」，「歸國後，大都不再從事佛教研究，而是傳播儒學的政治思想，介紹隋唐的政治制度，大力推動政治改革，以使日本也能建成強盛國家。」[36]不同時代有不同的實學，正像日本當代著名學者源了圓所說：「在實學思想的展開中可以看到作為實學受提倡的東西，被他人或其後的時代否定為虛學、偽學，而新的實學又受到提倡。」[37]

(三)汲取中國文化的途徑

漢文化東傳日本，在不同的歷史時期各有特點，嚴紹璗先生將其概

[36] 王家驊：《儒家思想與日本文化》，杭州：浙江人民出版社，1990年，第212頁。
[37] 源了圓：《從開明思想言實學》。載葛榮晉主編：《中日實學史研究》，北京：中國社會科學出版社，1992年，第205頁。

括為以下四個階段：

1. 以人種交流為自然通道的傳播形式（飛鳥奈良時代，六～八世紀）。
2. 以貴族知識分子為主體的傳播形式（平安時代，八世紀末～十二世紀）。
3. 以禪宗僧侶為主體的傳播形式（五山時代，十三～十六世紀）。
4. 以商業為主要通道的傳播形式（江戶時代，十七～十九世紀）[38]。

就以人種交流方式為自然通道的第一階段而言，首先，其出現的時間顯然要比飛鳥奈良時代早得多。據說在很早以前，就不斷有大陸之民因各種原因移住彼邦。例如秦始皇時，為求仙藥，曾派徐市（音同福，現多寫作福）攜童男童女東渡，卻去而不返，日本土地上至今仍保留著徐市之墓。日本先民由採集、漁獵為主的「繩紋文化」發展到以農耕為主的農業生產時代，一般認為其直接原因固然是來自朝鮮半島的移民，但這些移民中是否包含中國人；以及移民所攜帶的文化、先進技術中是否含有源自中國的成分？其答案自然是肯定的。其二，雖然在某一階段，會有某種特別值得強調的傳播方式，但其他方式也可能並存。尤其是以人為載體的文化傳播方式，在任何時代都是始終存在的。

而以貴族知識分子為主體的傳播方式，則具有承前啟後的性質。「遣隋使的主要成員乃中國人的後裔；遣唐使團中亦重用中國人；大和朝廷中統治階級主要是臣、連、公、直、造、首、史、村主等八族，這八族都是中國人血統。」[39]在日本醫學發展史上最為知名的丹波世家亦是漢人

[38] 嚴紹璗：《漢籍在日本的流布研究》，南京：江蘇古籍出版社，1992年，第3–65頁。

[39] 參見顏錫雄：《從若干史實看中、朝、日交流的深遠影響》。載王勇、王寶平主編：《日本文化的歷史蹤跡》，杭州：杭州大學出版社，1991年，第1–12頁。

後裔。

雖然人與書始終是文化傳播的主要媒介，但當人的身分不同，傳播的文化內容自然也就不同。在僧侶充當文化傳播媒介的時代，帶回日本的書籍主要是佛經（稱之為「內典」），而涉及政治、歷史、文學、自然科學等其他方面的「外典」十分有限。在《大正新修大藏經》卷五十五〈目錄部〉中有《常曉和尚請來書目》、《惠運律師書目錄》、《新書寫請來法門等目錄》、《福州溫州臺州求得經律論疏記外書等目錄》等，但其中所見與科技有關的書籍極少，僅可見《五臟六腑圖》、《七曜歷》、《秘錄藥方》等數種。據鄭彭年統計，天平時代 (729～748) 二十年間流入日本的「外典」不過四十三種：

《經典釋文》、《新修本草》、《太宗皇帝集》、《天官目錄中外官簿分》、《許敬宗集》、《君臣機要抄》、《石氏星官簿贊》、《藥方》、《文軌》、《政論》、《帝德錄》、《十二戒》、《安國兵法》、《讓官表》、《內宮上占》、《要覽》、《治癰疽方》、《彗孛占》、《軍論鬥中記》、《帝曆並史記目錄》、《群眾集》、《明皇論》、《帝德頌》、《職官要錄》、《天文要集歲星占》、《瑞表錄》、《慶瑞表》、《遁甲要》、《鈞天之樂》、《上金海表》、《簿贊》、《聖賢》、《太一決》、《玉曆》、《石論》、《庾信集》、《古今冠冕圖》、《冬林》、《傳贊星經》、《九宮》、《推九宮法》、《黃帝太一天目經》、《天文要集》。

而其中的醫學著作只有三種[40]，即《新修本草》、《藥方》、《治癰疽方》。

然而到了以商貿為主要通道的江戶時代則情況大異，大量關係民生的實用著作迅速傳入日本。據真柳誠的調查，江戶時期傳到日本的中國醫籍多達九百八十種[41]。以享保四年 (1719) 第二十九號南京船的〈齎來

---

[40] 鄭彭年：《日本中國文化攝取史》，第 58–59 頁。

[41] 真柳誠、友部和弘：《中國醫籍渡來年代總目錄（江戶期）》，《日本研究》第 7 輯，1989 年，第 151–183 頁。

書目〉㊷為例，一船一次帶到日本的書籍就多達五十二種、一百九十八部。而其中三分之一是醫書，計十八種、七十部（書名後的數字為該書的部數）：

《本草彙言》5、《本草備要》3、《景嶽全書》6、《傷寒直解》2、《素問靈樞》2、《錦囊秘錄》3、《本草會纂》5、《石室秘錄》5、《醫方集解》10、《證治大還》3、《張氏醫通》1、《薛氏醫案》1、《金匱要略》5、《醫宗必讀》10、《本草綱目》5、《千金方》1、《本草增備要》1、《素問靈樞類纂約》2。

三、儒・釋・道・神道

㈠儒

嚴格地說，「儒」並不屬於宗教範疇，但中日辭典中皆有「儒教」的條目。因而仔細推敲一下「儒教」與「儒學」意思的微細區別，倒也很有啟發。中國現代第一部辭書《辭源》在解釋「儒教」時，首先注意的是《史記・游俠列傳》中「魯人皆以儒教」的用法——「指以儒家學說教人」；其後雖然引《晉書・宣帝紀》「伏膺儒教」，並解釋說：「後稱孔孟之道為儒教，也叫孔教」，但不難看出作者並無意將「儒教」定義為宗教。對於「儒學」的解釋則為「儒家之學」和元代之後的學官職名「儒

㊷ 江戶時代，為嚴防天主教書物傳入和商貿業務的自身需要，入港船隻需將所載書籍詳列目錄呈上，由此留下了可謂第一手原始文獻的〈齎來書目〉。經大庭修整理，收入《關西大學東西學術研究所研究叢刊》㈠（1967年，非賣品）。

學教授」。而在《辭海》的「儒教」與「孔教」互見的解說中，則謂：「把孔子學說當成宗教，和佛教、道教並列。歷來封建統治者都企圖把孔子神聖化，儒家中的今文經學派，從董仲舒到康有為，都曾看待孔子如同宗教之教主，但『孔子創教』的說法，則始於康有為的《孔子改制考》。」

在昭和時代出版的日本《廣辭苑》中，釋「儒教」為「以孔子為祖的教學」，可以說與中國《辭源》的解釋基本一致；而在「儒學」的解釋中，則首先指出其為「中國古代的政教合一之學」。在另外一部初版於1989年的大型辭書《日本語大辭典》中，對於「儒教」的解釋則與中國的《辭海》有類同之處，強調其在中國漢代為「國教」、江戶時代為幕府「官許」之學的性質。而對於「儒學」的解釋則為「基於孔子之教的學問」。

透過中日兩方、各自先後問世的兩種代表性辭書對於「儒教」的解釋，似乎可以看出在現代化的進程中，人們對於孔孟之道價值判斷的改變——從「教化」向「精神統治」的褒貶移行，或者說認同其具有一定的宗教屬性。而在韓國首任駐中國大使黃秉泰研究中、日、韓三國儒學問題之專著的結尾處，則明確指出儒學妨礙民主政治、科學運動等現代化所需條件的產生，所以「最佳的忠告是：儒學這個潘多拉的魔盒在現代化尚在進行時必須被牢牢封住。」[43]體現了另一個同樣深受儒學長期教化之國度的當代學者，對於其有悖現代科學、民主精神屬性的批評立場。

然而正所謂仁智之見總有不同，專事日本儒學史研究的王家驊教授便認為：「實現現代化，需要一種開放的心態。所謂開放，是既對外來文化開放，也對本民族固有傳統開放。」[44]因為儒學不僅在近代以前對日本

[43] 黃秉泰：《儒學與現代化》，北京：社會科學文獻出版社，1995年中譯本，第506頁。

[44] 王家驊：《儒家思想與日本文化》，〈自序〉，第3頁。

社會進步、知識增長、醫學發展，產生過極為重要的作用，即便是在維新後，澀澤榮一所創「論語加算盤」之說，也在引導過去的封建武士轉事資本主義工商業中發揮了重要的作用。而且可以也應當作為當今市場經濟社會中，在法律制約之外，制約商人物欲橫流而謀取不義之財的精神制約手段。

就儒學與醫學的關係而言，有以下幾點是值得特別關注的。讀過本書之後便會知道：

1. 近世以來，復古、折衷、考證等醫學流派的產生，理論學說的形成，均與相關醫家具有深厚的儒學功底（文化素養），以及引領時代風尚的儒學思潮具有密切的聯繫。
2. 近世以來的日本「儒醫」，較中國的同類醫家更關心政治，這是因為他們普遍持有「儒志醫業」的理念，因而許多醫家不僅有醫學著作，而且有政治論的著作。甚至有像山縣大弍㊺那樣，因心懷尊王倒幕之志，於是便在教授生徒時以如何攻打江戶城為例，而遭幕府殺害的極端人物。
3. 近世以來的碩儒、名醫門下，常見懷有學儒或學醫不同目的之生徒並存的現象。甚至有為滿足生徒學醫之要求，而自修醫道、編著教本的儒師。這與隱居浙江八華山腳下的朱熹四傳弟子許謙，因自己有病而要求弟子朱丹溪「遊藝於醫」，以便能在學成之後回來為自己治病，可謂鮮明對照。

㊺ 山縣大弍（1725～1767），名昌貞，字公勝，號柳莊。儒學政論之作有《柳子新論》，論幕政之非；醫學之作為《醫事撥亂》。

㈡釋

佛教亦通過漢文經典、僧侶往來的形式傳到了日本。六世紀中葉，由於聖德太子 (574～622) 的倡導，佛教才在日本紮根，並成為日本的國教。他的理想是將不分大、小的「一乘佛教」——平等與統一的佛教作為律令制國家的基本埋念，量才施用，廢除以姓氏定貴賤與職業的舊制度。

中國佛教未日本化之前，以「南都（奈良）六宗」（華嚴、法相、三論、律、俱舍、成實）的形式興盛一時。至平安時代，「與痛感奈良時代佛教之弊風而遷都平安、欲使人心一新之桓武天皇相呼應，開創新興佛教、致力於佛教廓清的是最澄、空海。他們皆認為佛教的根本之處在密教，創設了脫離大陸、融合自身國民性之獨立的佛教，以鎮護國家為本旨。」[46]最澄與空海直逼佛教經典，而不是像奈良佛教那樣依據註釋之書。出身於渡來人家族的最澄是一位「日本罕見類型之人」的辯論家，他在京都的比叡山建天台宗，並使其發展成比奈良佛教更具力量的日本佛教。而空海傳承的真言密教，與釋迦佛教尊奉人和神格化之人的「釋迦如來」不同，他們尊奉的是神格化的太陽「大日如來」。與天台宗的最澄主張要不斷修行、多次託生才能成佛，因而總是憂鬱的另一不同之點在於，空海的思想是「破顏大笑、即身成佛」。二者結合的平安佛教，被稱之為「天台本覺論」——山川草木悉皆成佛。這種類似萬物有靈論 (animism) 的思想，被認為滲入了日本的土著信仰，或者說是繩紋時代以來的土著信仰使得佛教也變質為萬物有靈論了。

儘管新興佛教力圖遠離世俗、不問政治，所以將寺院建在山上，以

[46] 服部敏良：《平安時代醫學史の研究》，第 35 頁。

便專心修道，但最終還是要為權貴服務，並與其結成了新的聯盟。

五山時代的鎌倉佛教，明顯變為日本式。淨土、禪、日蓮三大流派中，淨土一宗被認為最具日本特色——可以娶妻。在既成秩序崩潰的「末法之世」❹❼，艱深的理論已然不能濟世救人，所以持法華信仰的日蓮宗認為：只要口誦一聲「南無妙法蓮華經」，即可獲得與拜讀全書同樣的功德❹❽。

而禪宗在十二～十三世紀傳入日本後，更是「受到武家政權的支持與保護，獲得了巨大的發展，深入日本人的日常生活和社會文化的方方面面……比如不重形式重精神、不重人工重自然、不重現實重想像、不重理性重悟性、不重繁雜重簡素、不重熱烈重閑寂等等，形成日本文化的中核。」❹❾在閱讀本書中有關禪宗僧侶榮西《吃茶養生記》的宗教醫學屬性，以及禪宗的思想如何以茶為「道具」而從寺院轉向露地草庵、滲透到民眾生活之中的述說後，自然會對此有深刻的瞭解。

儘管日本的醫學史著作在古代部分總要強調「佛教醫學」的傳入與影響，但實際上在日本各時期的醫學知識體系中，並看不到稱之為「阿輸吠陀」（生命之學）的印度傳統醫學的真正內容。依託佛經的所謂「醫學知識」，除了「禳災儀式」外，無非就是認為食物也是藥物，「病從口

---

❹❼ 末法之世：認為釋迦死後五百年為「正法之世」，之後一千年為「像法之世」，其後則為道德、秩序崩壞的「末法之世」。

❹❽ 以上有關日本各時代佛教特點的介紹，主要參考梅原猛《森林思想——日本文化的原點》。作為「國際日本文化研究中心」的創立者，其基本立場是站在凸顯「日本文化」的基點上，論說佛教對於日本文化的積極影響。如在該書第81頁談到：「日本人中最優秀之人的道德，是淵源於大乘佛教的菩薩行，我認為這是不可否認的。」

❹❾ 葉渭渠：《日本古代文學思潮史》，北京：中國社會科學出版社，1996年，第20頁。

入」而戒飽食，洗浴之效及精神修養等內容；或如出自僧生西之手的《五體身分集》，不過是在書名與疾病排列上體現與採用了佛教的「五體」概念而已。「佛教與醫學」主題下，值得介紹的有二：一是如同中國六朝以來，慈悲觀念導致的福祉設施的建立；一是與中國不同的醫官僧階制度。

滿懷宗教熱情的聖德太子在建四天王寺時，創立了敬田院、悲田院、療病院、施藥院。此後各地仿效之。其中，唯敬田院為僧侶之舍，餘三院多為惡疾、穢多[50]聚集之處。「悲田院」係為救治貧窮、疾患、孤兒而設的屋舍，以 593 年聖德太子於難波（大阪）所設為最早；730 年聖武天皇時，篤信佛教的光明皇后於京都設悲田、施藥兩院，並新設「施藥院使」的官職，由丹波、和氣兩大醫博士家族交替任其職。至室町時代，唯存此官職名，施藥院的實體已然不復存在。

鎌倉時代的僧忍性（?～1303），於寛永 (1243～1246) 初，在奈良設「癩人院」，後在鎌倉建「療病院」等，使貧苦病人得以入院治療——二十年間恢復健康者 46800 人，死亡 10450 人——成為救治窮苦病人的名僧。他的名言是：「醫生不可以窮富區別病人。」被認為是窮人的摯友，是不媚富貴、始終袒護窮人的真正宗教家，是通過身體力行教誨「醫者大道」的典型人物。

天文十二年 (1543) 葡萄牙人來日後，在天主教徒聚集之處建立起西式醫院和慈善機構。這又是另一種宗教體系下的救治設施。但因為耶穌會制定了禁止聖職人員行醫的規定，所以最早在日本建立西式醫院、進行治療活動的葡萄牙人 Luis Almeida 只能離開醫院，在九州各地傳教。翌年，豐臣秀吉禁教令出，各地傳教士的救治設施迅速衰亡。

豐臣秀吉統一天下後，又復興了施藥院的舊制。天正年間 (1573～1595)，在京都御所南門設施藥院，繼續任命丹波家族為施藥院使。丹波

[50] 日本特有的「賤民」。詳見後述。

全宗、宗伯父子先後任此官職後，其子孫乃以「施藥院」為姓。

德川中興的名君——德川吉宗 (1684～1751)，於享保元年就任八代將軍後，在銳意政治改革的同時，計劃建施藥院救治老人與貧窮者患病而無錢延醫之人。恰當此時，有江戶小石川的醫師小川笙船，呈上陳述時政十九條的《意見書》，其中有應該設置施藥局一項。於是幕府採用了此項建議，於享保七年在小石川藥園中建設施藥局，命名為「施藥園小石川養生所」。初建之時僅可容納四十人，七年後增至一百五十人。醫務人員多為住在附近者，包括內、外、眼科。其經費初為年額七百兩，後增至八百四十兩。

關於醫家的僧階：大約從八世紀初的奈良時代始，伴隨著律令制的建立與實施，在政府中形成了職官制；貞觀六年 (864)，又為僧侶制定了法印、法眼、法橋的三階位[51]。本來，官醫有官階，僧侶有僧階，在官職與僧階中並無任何聯繫。但在室町幕府建立後，基於自身安全的考慮，開始選用民間醫的優秀者為幕府御用醫師。針對當時官醫之典藥頭為醫道之最高位的情況，為使這些民間醫能與官醫抗衡，便賦予其比典藥頭地位更高的僧階「法印」。這一方面是作為優待民間醫的政策，一方面是為了保持幕府的尊嚴[52]。故凡醫家傳記中、著作署名處，見有「某某院」之稱號者，必是獲得了這一最高的僧階。

江戶時代一旦成為負責診療將軍之疾的奧醫師，便先授法眼之位；積年功可升為法印，並賜予院號。因而在同為奧醫師者中，又因僧階不同而有「表法印醫師」與「表法眼醫師」兩種稱謂。

[51] 此係據服部敏良《平安時代醫學史の研究》第 282 頁所言僧階制定的時間，但在其他一些著作中可見與此不同的說法。

[52] 詳見服部敏良：《室町安土桃山時代醫學史の研究》，第 357 頁。謂其制始於後宇多天皇弘安八年 (1285)。

奧醫師通常為二十人左右，除世襲外，則為從技藝優良之藩醫、市井醫中選拔者。其中實際在將軍身旁負責診治者，極有權勢；為首者如同皇宮中為天皇治病的典藥頭一樣，亦稱「禦匙」。

最後說說「楊枝」，作為佛醫關係的結尾。當代國人如果在日文書中見到「楊枝」二字，恐怕大多是識得其字而不知其意，或在商品包裝上看到這樣的名稱，也仍然不知何以日本稱牙籤為「楊枝」。在印度最古老的醫學著作《闍羅迦集》中就載有用某種前端壓碎（裂）、具澀、辛、苦之味的工具，「一日兩次，不弄痛齒齦地拭磨。可以除去口臭與污物，治療味覺、食欲障礙」；又說飯後當用這種工具「將夾在齒縫間的食物剔出。因為若不加剔除，口內必生不應有的惡臭云云。」中國文獻中稱這種具有牙籤或牙刷功能的「印度衛生保健工具」為楊枝，但當代漢語中並不如此使用。

從江戶時代的書和浮世繪中可以看到作為刷牙用具的「楊枝」，一般庶民通常使用的是「房楊枝」。其長度令當時來日的「紅毛人」（荷蘭人）、「南蠻人」（西班牙人）震驚，長約二十公分。一端呈毛束狀；另一端削尖，用於剔齒縫，可謂牙刷與牙籤的合一之具。

當時的「川柳」[53]中也有許多辛辣的語句，諷刺少爺和遊手好閒之人等當時的花花公子，用這種長長的「房楊枝」沾鹽等進行牙齒的化妝。

另一方面，女用楊枝較男用柔軟。即女用楊枝，是用楊柳的枝製做；而男用楊枝是用樹幹的部分。女用楊枝柔軟的原因，是為了不要將已為人妻的標誌——牙齒上的黑顏色弄掉。

為了牙齒的健康和美容，「江戶人」在早上洗臉時，把這長長的「房楊枝」弄濕後沾上專用的鹽等拼命地刷，以保護「天然之齒」[54]。

---

[53] 由十七個假名組成的詼諧、諷刺的短詩。

[54] 中島陽一郎：《病氣日本史》，第 268–269 頁。

㈢道

日本在很長一段歷史時期中，雖然在文化的方方面面都曾受到中國的深刻影響，但在道家思想與道教方面卻十分特殊，致使努力研究在中國具有悠久歷史與廣泛社會基礎的「道教」對日本文化有怎樣影響的學者，感到資料匱乏困難重重。有關學者的研究結論是：「與佛教不同，在日本從來沒有真正的道士從事宗教活動」；「也沒有道教信仰、道士和天尊像傳入的明確記載。」究其原因，這一結果與政府對於宗教的態度有直接關係，即：「如《僧尼令》中所規定的那樣，作為國家，對於志在脫離俗世、居住山林、服用仙藥者有必要加以控制。天平四年的敕令認定：山林多有自由說教、不服從國家者，將給予人心壞的影響。」下述之例，可以視為政府控制的典型表現。根據史書記載，道教傳向日本，並非沒有蛛絲馬跡可尋。例如《冊府元龜》中記載：

> 玄宗開元二十三年閏十一月，日本國遣其臣名代來朝獻表。懇求老子經本及天尊像，以歸於國發揚聖教，許之。

這一年為日本天平七年 (735)。《續日本紀》於翌年八月二十三日庚午條中，對名代歸國一事有所記述：

> 入唐副使從五位上中臣朝臣名代等，率唐人三人、波斯人一人拜朝。

根據《冊府元龜》的記述，可以認為名代必然攜帶了《老子經》和「天尊像」回國，甚至有人推測其所率三名「唐人」都有可能是道士。但《續日本紀》卻對此絲毫沒有言及[55]。

---

[55] 以上引文分見松田智弘：《古代日本道教受容史研究》，第1–2、134、140頁。

此外，在我有限的閱讀範圍內，也還能檢出一些與道教有關的記述，例如：

淳和上皇與仁明天皇都喜愛「金液丹」(《續後記》)。據《倭名抄》記載「金液丹，一名玉液丹，一名靈花丹，一名靈景丹，一名神化丹，一名玄麗丹，一名不老不死丹。」據《和劑局方》載，金液丹的主要成分是雄黃[56]。

《實隆公記》永正八年 (1511) 七月二十三日條曰：「良秀大德人來，易產符被持來之，葉上僧正將來秘符云云。」即榮西將帶回的易產符送給三條西實隆[57]。

德本其初為出羽國殘夢之弟子，故又多仙方神術[58]。

「德本」即永田德本 (1513～1603)，初學李朱醫學，與同時代的曲直瀨道三齊名。以好用薰藥和烈性丹藥，屢有奇效而知名。然不知何故，日本醫學史家對德本格外褒譽，謂愛用薰藥是「氣體吸入療法」，烈性丹藥為「無機物製劑」，以仙方神術而收奇效是「僅以切實的治療效果為目標」，「作為江戶時代古方派的先驅具有重要的意義。」[59]或讚賞其厭世出遊，頭戴藥籠，橫跨在牛背上，邊走邊喊：「甲斐的德本，一服十八文（錢）」的飄然形象，不愛錢財的高尚人格[60]。全然沒有從道家精神、道教方術的角度觀察其人、其術的意思。

然而從總體上講，這些雞毛蒜皮之事，的確根本沒有影響日本傳統醫學的基本性格特徵。基於「有意思」和多方面瞭解日本文化之目的，

---

[56] 中島陽一郎：《病氣日本史》，第 339 頁。

[57] 新村拓：《日本醫療社會史の研究——古代中世の民眾生活と醫療》，第 388 頁。

[58] 安西安周：《日本儒醫研究》，第 75 頁。

[59] 石原明：《日本の醫學——その流れと發展》，第 84 頁。

[60] 中島陽一郎：《病氣日本史》，第 287–288 頁。

倒是值得解釋一下「穢多」:

我在日本工作時，時而看到一些有關不許歧視「部落民」的宣傳。經詢問日本朋友得知:「部落民」是指出身於某些特定地方的人。如果在履歷表的「籍貫」一欄中填寫的是這些地方，將會影響其人就業，甚至是難結婚約等等。為了避免這種歧視，所以在政府的鼓勵與支持下，凡事都講認真和誠實的日本民眾卻可以「隨便」填寫籍貫。

然而日本朋友卻沒有向我解釋這種無端歧視的原因。近日偶然翻閱舊藏山忠順雅所著《法律家眼中的日本古代一千五百年史》，方知其由來竟然與中國的道教有直接關係。

七世紀末葉，天武天皇崇奉道教，熱衷於道教的方術。據說在這一歷史時期，道教經典《抱朴子》以及講究神仙方術的《神農本草經》曾廣為流傳。681 年天武天皇敕令諸國（相當於現在的各縣）各出「祓柱奴婢一口」，以進行規模空前的禳災活動。

「祓柱」本是在巫術儀式過程中，讓罪孽、污穢、災害附著其上然後丟棄的道具。而此時卻是以奴婢為祓柱，目的是要把天皇身上的罪、穢、災轉移到他們身上——以使天皇的生命變得清淨和神聖。在此之前，奴婢僅屬於賤民，不過是奴隸。而此後，奴婢被稱為「穢多」，受到所有人的歧視，完全被排斥在社會生活圈外，只能幹一些最髒最賤的工作，如處理死牛馬和屍體，從事屠宰、喪葬、皮革製造以及清掃等工作。到了十至十一世紀，痲瘋病患者、盲人、聾啞人等殘疾人和乞丐都被列入穢多行列。他們集中居住的地區，現在稱為「被差別部落」或「同和」地區。據說目前日本共有 5500 個同和地區，在毫無根據的成見下，出身於此類地區者，仍無端受到歧視。明治維新之後的《解放令》雖然廢除了歧視，但「這種偏見和歧視，今天仍然通過各種血緣和地緣，或明或暗地頑固地紮根在日本人的心靈之中。所謂的同和教育，就是為消滅這種『賤視』所作的努力。」[61]

㈣神　道

日本的神道教（簡稱神道），是在日本民族固有信仰的基礎上發展起來的宗教。在兩千多年的歷史中，大致經歷了原始神道、神社神道、國家神道、神社神道與教派神道並存的幾個階段。作為一種本土宗教，固然與外來的儒、釋、道教相對立，但其間又存在著相互影響的關係。正如前面業已談到的那樣，神道歷來有八百萬神、一千六百萬神的說法，從而使得平安佛教滲入了類似萬物有靈的觀念；江戶時代儒學盛行，但在許多儒學家那裏，如貝原益軒、山鹿素行、中江藤樹、熊澤蕃山、淺見絅齋等，或多或少地在道德倫理與政治思想方面，有神道的影響。同時，外來宗教又促進了神道的發展。

七世紀後，出現了具有一定規模、專供祭祀的建築物——神社，形成了神社神道。據 1950 年代的統計，全日本有一萬多個神社，而在 1980 年代則多達八萬個。足見其作為本土宗教所具有的強大生命力。

明治維新時，神佛分離，建立了「祭政一致」的國家神道，並被定為國教。在軍國主義擴張中，國家神道成為最重要的精神統治工具。1945 年 12 月，通過《宗教法人令》實行政教分離，廢止了國家神道的特殊地位，停止了國家對於神道的監督、保護和財政援助。神道又恢復了一般宗教的地位，並派生出一些分支[62]。

神道中為防止疫病發生的神事叫「鎮花祭」（圖三），於陰曆 3 月櫻

---

[61] 詳見山忠順雅著：《法律家眼中的日本古代一千五百年史》，第 220–223 頁。

[62] 以上有關神道的介紹，主要參考黃心川主編：《世界十大宗教》，北京：東方出版社，1988 年，第 207–229 頁。

花散落時舉行。這一活動原本產生於農耕稻作豐穰的祈求，以櫻花能夠圓滿開放預祝稻花也同樣，後來關係到健康問題。櫻花飛散時，認為疫病的精靈乘其花瓣散落而流行，故亦成為驅退疫病流行的祭祀。其立意，顯然是將疫病流行與花瓣飄落加以類比。又有為驅散疝氣、腹痛、急病、風病、咳、瘡、疔、癰、傳屍病等數十種病魔，在京都廣隆寺舉行的「牛祭」(圖四)，而現在使用的仍是 1412 年祭文的抄本[63]。

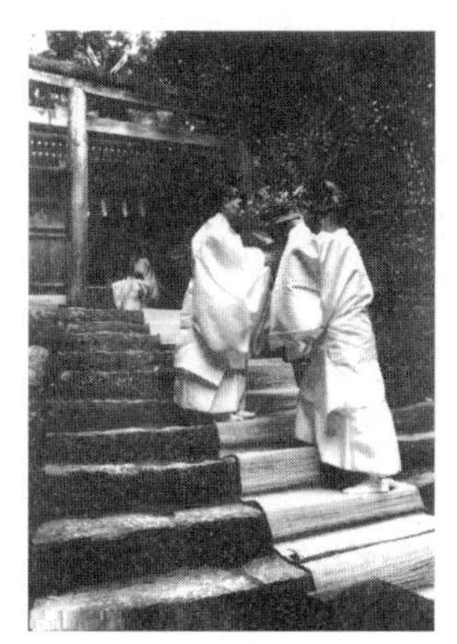

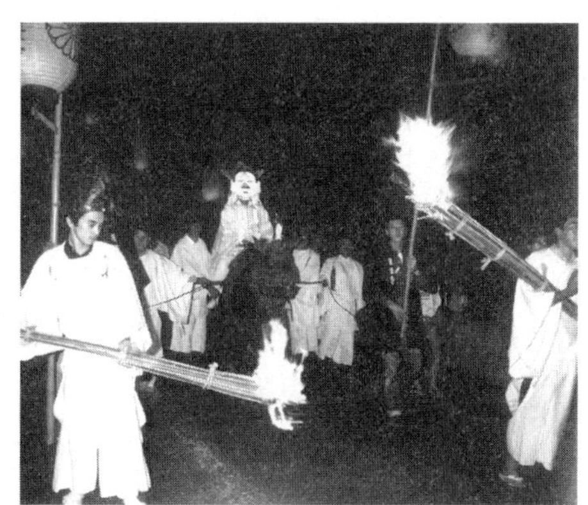

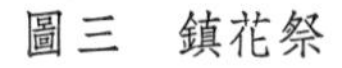

圖三　鎮花祭

圖四　牛祭

四、各時期的醫學特徵

正因本書沒有採用通史體例，故有必要對各時代醫學的概貌，做一扼要介紹。

[63] 日本醫史學會編：《圖錄日本醫事文化史料集成》第 4 卷，東京：三一書房，1978 年，第 9、16 頁。

㈠原始社會

世界各地早期社會中的醫學，同多於異。基本都會涉及到本能性的醫療行為、根據日常經驗所獲得的經驗醫療、巫術療法，以及本民族醫藥之神的傳說等等。近代以來的一些日本醫學史家，於客觀介紹外來文化的種種影響之前，往往會泛泛說上一句：在古代日本，存在著固有的醫術[64]。

1.醫療之神

傳說中的日本醫藥鼻祖（醫藥之神）為大己貴命和少彥名命，或稱大國主神、少彥名神等。《日本書紀》謂：「夫大己貴命、少彥名命戮力一心經營天下。復為顯見蒼生及畜產，則定療其病方；又為攘鳥獸昆蟲災異，則定其禁厭之法。是以百姓至今咸蒙恩賴。」[65]

2.巫術療法

史學家通常是將考古資料、文獻記載及人類文化學田野調查的結果，視為一種具有普遍共性、可以適用於各原始社會的規律，來言說各早期社會必定存在巫術性治病行為。這種推論的合理性在於巫術產生的基礎，不過是人類普遍具有的類比思維方式。就此種治療疾病的方法而言，有幾點值得注意：首先，與本能行為、經驗知識相比，巫術無疑是人類理性思維的嚆矢，是可以稱之為「知識分子前身」之巫師的創造發明，也是他們賴以獲得權力、地位與受人尊重的重要原因之一。其二，「疾病」

---

[64] 長濱善夫：《東洋醫學概說》，第 51 頁。

[65] 新村拓：《古代醫療官人製の研究》，第 2 頁。

只是所有需要解決、處理的問題之一，既沒有像今人所持有的特定概念，也沒有特定、專用的處理辦法，因而很難、也無需分辨其法術究竟是為了何目的。例如史稱統領邪馬臺國的女王卑彌呼便是一位能夠使用法術解決包括疾病在內各種問題的首領。其三，基於類比思維的治療方法，即所謂巫術式的治療方法並不僅僅存在於人類早期社會，不僅存在於其後的各歷史時期，而且是構成傳統醫學某些治療方法的基礎。由此構成了巫術、宗教、科學三者間的某種聯繫。

3.經驗療法

早期社會究竟有哪些源於生活常識的治療方法，也缺乏記載。有意思的是，到了江戶時代中後期，在「國學」思潮的影響下，卻出現了一些致力於發掘日本民族固有治療方法者，鼓吹「日本的醫學始於神代，存在著日本固有的醫學」[66]，成為「在學問上雖然無可取之處，但反映世相，鼓吹皇國醫學的和方派」[67]。如終身以吉益東洞為師的古方派醫家村井琴山(1733～1815)，編輯了《和方一萬方》[68]。「國學」之興，以名儒本居宣長(1730～1801)為首，但他也是一位醫生，其家傳的成藥「小兒胎毒丸」、「むしおさえ」、「あめぐすり」等，至今仍在出售[69]。但從總體上講，宣長與其他「和方派」醫家並不相同，他雖然知道醫學為外來文化但卻不加排斥，而是從中國醫學與日本醫學沒有什麼區別的角度避免矛盾。同時，他主要是以醫學作為自己的生計而從事國學研究。

---

[66] 服部敏良：《江户時代醫學史の研究》，第 2 頁。

[67] 石原明：《日本の醫學——その流れと發展》，第 172 頁。

[68] 見《近世漢方醫學書集成》第 31 卷。

[69] 宗田一：《圖説日本醫療文化史》，第 153 頁。

㈡古 代

按照日本史學通常所採用的歷史分期，其古代社會始於《三國志·魏書》有所記載的、以女王卑彌呼統領的「邪馬臺國」業已建立的三世紀，終於十二世紀末平安時代結束。

以僧侶和貴族知識分子為主要媒介的傳播方式，使得這一時期的日本醫學顯示出宗教醫學和貴族醫學兩種特點。言其具有宗教醫學特點，主要是指僧侶兼醫的現象較為普遍，並在疾病的治療中廣泛採用加持祈禱之法，據說奈良朝聖武天皇患病時，看病的禪師達一百二十六人(70)；同時在佛教博愛精神的指導下，建立了眾多施藥院等宗教醫療設施。言其具有貴族醫學的特點，是因傳入的醫學著作與知識，主要是控制在貴族知識分子手中。

1.大陸醫學知識的傳入

在這一歷史階段，日本首先是通過朝鮮半島獲得了源自大陸的醫藥知識，即日本醫學史著作所謂的「韓醫方」。五世紀前後，日本皇室有病，多是向當時朝鮮半島的新羅、百濟等國求醫，如414年，新羅的金波鎮漢紀武被請到日本為允恭天皇治病；此後又有百濟的德來、王有稜陀、潘量豐、丁有陀等人先後到日本行醫(71)。「韓醫方」的傳入，使日本列島的居民得以用一種全新的眼光看待疾病與治療行為——認識到疾病可由居住飲食、喜怒哀樂等內因和基於四季變化的外因引起；其療法亦變為食餌、藥物等，邁出了作為科學之醫學的第一步。

---

(70) 富士川遊：《日本醫學史綱要》，第25頁。

(71) 富士川遊：《日本醫學史》，第17頁。

中國醫學直接傳到日本，一般認為始於吳人知聰於 562 年攜中國古代醫方、《本草》和針灸書一百六十卷赴日。日本醫學史著作多以此作為外國醫書，特別是針灸典籍傳入日本之嚆矢。實際上，此前梁文帝曾於 552 年贈給日本天皇《針經》一套。此書後賜與紀河邊多兔麿，並派遣他到新羅專門學習針術，於皇極天皇元年 (642) 學成歸國，成為日本最早的「針博士」[72]。隋唐時期，日本官人、僧侶不避辛苦，冒生命之險渡海來學習先進的政治國策與科技文化。608 年，日人小野妹子使隋，隨行有藥師惠日和倭漢直福因。惠日在中國學醫十五年，始返回日本；倭漢直福因滯留中國學醫的時間更是長達三十一年[73]。此後，惠日於 630 年和 654 年又曾兩次來華。同時，也有以鑑真為代表的中國赴日僧侶兼傳醫藥知識。宇多天皇寬平年間，藤原佐世奉敕編撰的《日本國見在書目錄》中，著錄當時宮廷所存中國醫書達一千三百零九卷[74]。醫學博士丹波康賴，正是根據這些醫書於 984 年編輯成當時最重要的醫學著作《醫心方》(圖五) 三十卷[75]。

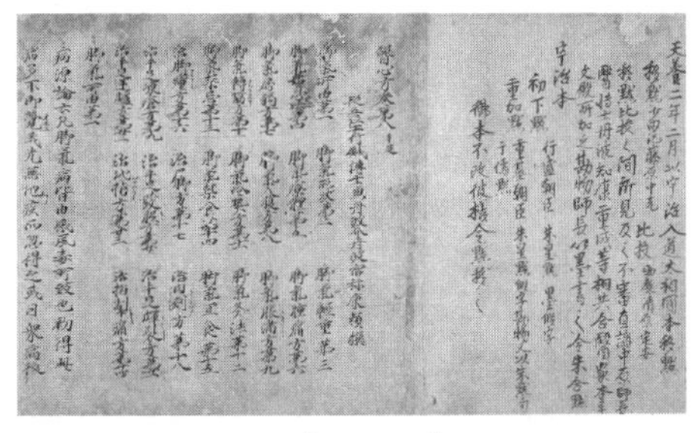

圖五　《醫心方》書影

[72] 藤井尚久：《醫學文化年表》，第 14、17 頁。

[73] 吳粵昌等：《中日醫學交流史略》，《福建中醫藥》，1982，(1)：44。

[74] 服部敏良：《平安時代醫學史の研究》，第 129 頁。

[75] 《醫心方》中引用中國醫籍八十一種。然以其中沒有任何康賴個人的經驗、看法，便認為該書純屬「模仿」的史學觀已然過時。蓋因透過該書選擇了哪些內容，以及與中國同類醫書編撰體例之不同（例如「針灸」列於內、外、婦、兒諸科之前），可窺同中有異。

2.醫事制度的建立

701 年頒行的《大寶令》，是日本仿照中國制定的律令制度。元正天皇養老二年 (718) 在此基礎上予以修訂，謂之《養老令》。其中的〈醫疾令〉一篇，計二十七條，對於醫師選用，特別是醫學教育與考試等都有明確的規定。如：

> 第一條：醫博士，取醫人內法術優長為之，按摩、咒禁博士亦準之。
>
> 第三條：醫、針生，各分經受業。醫生習《甲乙》、《脈經》、《本草》，兼習《小品》、《集驗》等方；針生習《素問》、《黃帝針經》、《明堂》、《脈訣》，兼習「流注」、「偃側」等圖，《赤烏神針》等經。
>
> 第七條：醫、針生，博士月一試，典藥頭助一季一試，宮內卿輔年終惣試。其考試方式，一準大學例，若學術灼然，過於見任官者，即聽補替。其在學九年無成者，退從本色。
>
> 第九條：有私自學習解醫療者，投名典藥、試驗堪者，聽準醫針生例考試。

掌管醫事的中央政府部門為隸屬宮內省的「典藥寮」，其構成包括典藥頭、助等官員；醫、針、按摩、咒禁等各科博士、醫師、學生；藥園師、藥園生，計一百二十餘人[76]。並有所屬的藥戶、乳戶。服務皇室者有隸屬於中務省的「內藥司」，包括內藥正、佑、令使、侍醫、藥生等職

[76] 然而據新村拓之考證，日本「並沒有作為醫官的咒禁師」；「歷史上實際未見按摩師之名，亦無治療例。」見氏著《古代醫療官人製の研究》，第 115、120 頁。

位，計二十八人。但實際上負責診天皇之脈、掌進藥的醫師，乃是典藥頭，俗稱「禦匙醫」。這個體制一直延續到明治維新[77]。

3. 平安時代的醫學特點

服部敏良總結日本古代社會最後一個時期醫學發展的概觀，以為有以下四個特點：

⑴高度日本化——在閱讀涉獵大量中國醫籍的基礎上，構建框架，根據日本的實情，選擇必要的疾病，嘗試體系化的編撰。

⑵分科的發達——出現了各類專科醫生。

⑶一般人對醫學的關心增長——普遍希望能夠長壽。

⑷醫事制度的改革——冷泉天皇康保四年 (967) 頒佈的《延喜式》，與前代相較有些變化[78]。

這四項的重要性，可以說是依次降低。發展、變化，往往不是以革命——突變的形式出現，而是逐漸出現的。能夠根據日本的實際情況，採擷中國醫籍的內容，的確是「日本化」的一環，但謂其依然達到「高度」的層面，則不免言過其實。而醫事制度的改革，更是不足稱道，正如服部氏自己所言，這一時期的醫事制度，「仍是承襲《大寶令》所定舊制。改變之處為《延喜式》在醫師的選考、任用、諸國醫師的勤務年限等細節上有所改變。」[79]

[77] 山田重正：《典醫の歷史》，第 1 頁。

[78] 服部敏良：《平安時代醫學史の研究》，第 264–265 頁。

[79] 服部敏良：《平安時代醫學史の研究》，第 106 頁。

㈢中　世

1. 僧醫與民間醫

始於十二世紀末、終於十六世紀末葉的鎌倉與室町時代，僧侶與醫學仍然保持著密切的關係。一般醫史著作大多強調這一階段的特點是僧侶兼醫，或欲為醫者必作僧侶。但服部敏良對此卻有不同看法。他在承認僧醫「儘管未必採用佛教的醫說，然以佛教醫學的一部分作為醫論加以介紹卻是事實」的基礎上，又特別強調：

> 以為前代之民間醫為僧醫，故視他們固守佛教醫說、在佛教思想的支配下進行醫療，乃是謬見。儘管不能否認從佛教醫學獲得啟發，但成為醫生最大的要素，是長於漢學、有讀懂中國醫書的能力。因而即便是僧醫，為掌握醫學的必讀之書，需要學習的是萬卷的中國醫書；佛教經典記載的醫學是極為零散的知識，自然不可能僅靠這些弄懂醫學、行醫治病。

進而指出在該時代：

> 眾多的民間醫不是僧侶，有教養的一般民眾習得醫術、成為醫生的人增加了。僧侶兼醫為少數。故與前代不同，毋寧說是儒教的色彩逐漸增多。
>
> 伴隨社會的變化、文化的發展，上層人士對醫學持關心態度，懂得醫療，不僅是為了進行自我之健康管理的自我防衛手段，而且

是以此體現知識分子教養程度[80]。

2. 宋醫方的傳入

宋代醫學知識傳入之後，日本醫家在折衷選擇漢至宋醫方的基礎上，加上自己的經驗，編成了《頓醫抄》、《萬安方》等著作。在金元醫學傳入之前，一直是以使用宋代《合劑局方》的處方為主。

3. 金元明代醫學的傳入

田代三喜從明歸來，引入李朱醫學，打破了使用《合劑局方》之成方的舊模式，使得日本醫家學到了根據陰陽、虛實、氣血、寒熱等抽象概念進行辨證施治的新方法。同時，赴明歸來的坂淨運帶回《傷寒論》，成為其後「古方派」興起的契機。

(四)近　世

這是漢方醫學最為輝煌的歷史階段。

1. 醫學流派的產生

首先，因曲直瀨道三興辦「啟迪院」、編著《啟迪集》，使得其師田代三喜傳入的代表當時最新水準的醫學知識得以普及。因其使用與依據的是中國金元明時期的醫學知識，所以被稱之為「後世派」。同時，以道三為首的脫離僧籍的醫家也逐漸增多，從而在社會中形成了謂之「儒醫」的新醫家群體。其後，伴隨著復古思潮的興起，醫學陣營中又出現了力

[80] 以上均見服部敏良：《室町安土桃山時代醫學史の研究》，第262–263頁。

主專用《傷寒論》之方、反對陰陽五行、臟腑經脈之說，矛頭直指宋明醫學的「古方派」，以及兼收並蓄二家之長的「折衷派」；又有以注重文獻研究為特徵的「考證派」；後世派中因重劉（完素）、張（從正）勝於李（杲）、朱（震亨）而得名的「後世別派」；率先接受西方醫學知識的「漢蘭折衷派」等等。

2 西方醫學的傳入

自天文十八年 (1549) 開始，先是有葡萄牙人到日本從事佈道活動；大約五十年後，西班牙人於文祿 (1592～1595) 末年來日。其後又有荷蘭人到日本。日本人稱葡萄牙、西班牙人帶入的醫學知識為南蠻流；稱荷蘭人的醫學知識為紅毛流、蘭醫。南蠻流以外科見長，而蘭醫則在解剖、生理學等方面為日本醫學注入了新的知識。

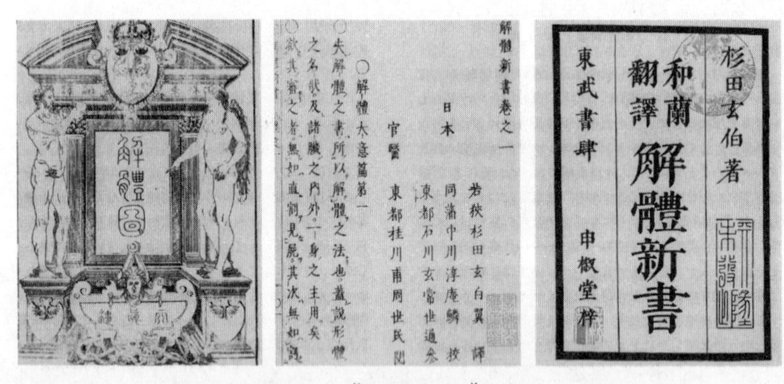

圖六　《解體新書》書影

由於在開始的階段，荷蘭醫學是以「通詞」為媒介而口耳相傳，所以不能觸其真髓。隨著蘭語學習之風的迅速進展，終於在日本的醫師中出現了能夠通過原著直接學習其醫學知識者[81]。導致蘭學勃興的一個重

[81] 服部敏良：《江戶時代醫學史の研究》，第 2 頁。

要原因，是出自杉田玄白、前野良澤等之手的《解體新書》(圖六) 的刊行。明和八年 (1771)，兩人在江戶小塚原刑場，實地調查死刑犯的屍體解剖，其身體結構與荷蘭人體解剖圖完全一致，於是決定翻譯此書。當時，玄白雖然是外科醫師，但對蘭語卻一竅不通；良澤亦不過略知一二。故不難想見其翻譯是何等困難，然三年後終於完成此業。此書面世後，造訪者漸增，於是玄白乃建「天真樓」以教授生徒。曾隨良澤學習的大槻茂質，亦建「芝蘭堂」，弟子逾百人。其中有完成第一部《蘭日辭典》的醫師稻村三伯 (後改名海上隨鷗)，以及後來成為各地蘭學之祖的知名人物。此外各地還有許多類似的蘭學塾，緒方洪庵在大阪開設的「適適齋堂」，自天保十五年 (1844) 至元治元年 (1864)，入門者達六百三十七人，福澤諭吉亦在其中[82]。

當代日本科學史家在討論通過江戶中期開始進行的解剖學研究，產生了怎樣的思想革命之問題時，對《解體新書》的歷史作用是這樣評價的：「江戶時代，尤其是其中期，在中國系的學問基礎之上傳入了西方的知識。何方正確？孰者為優？這樣的問題意識強烈縈繞在日本的知識分子中間。在醫學方面，就治療水平而言，至少在十八世紀時，並不足以觀中西之優劣。但解剖圖的優劣正否，則一看實際解剖，即可得到明白的結論」；「《解體新書》具有兩方面的意義，首先引發了西洋比東洋優勢的認識；其二，造就了新的日本的科學範式。」[83]

(五)近代以來

明治政府為了能與歐美文明之國看齊，從當時的國情出發，選擇了

[82] 詳見服部敏良：《日本醫學史研究餘話》，第 153–162 頁。

[83] 中山茂：《日本人の科學觀》，大阪：創元社，1977 年，第 71–72、93 頁。

德國的醫學知識體系[84]。並以法律形式限制了漢方醫學的獨立存在，以期實現令其逐步消亡的目的。從此漢方醫學蹣跚於衰亡之路，僅靠少數志向堅定的學者維繫其不絕如縷的一絲命脈。

自明治七年 (1874)，由當時負責醫藥衛生的文部省將強調醫業許可制的《醫制》送達東京、大阪、京都三府，並於次年通知三府實施醫師開業考試開始，至明治十六年 (1883) 由太政官以法律形式發佈《醫師免許規則》，並於次年一月一日開始實行之間，針對政府要求新開業者，需通過物理、化學、解剖、生理、病理、藥劑、內科、外科的考試；專修產科、眼科、口腔等某一專科者，亦分別考試有關的解剖、生理、病理知識，然後發給執照的規定，漢方醫界展開了圍繞著改變考試科目的「漢方存續運動」。被稱為漢方界「六賢人」的淺田宗伯、岡田滄海、清川玄道、高島祐啟、桐淵道齋、河內全節，提出針對洋方六科的漢方六科，以示對抗之姿態。即：物理學一窮理盡性，化學一開物變理，解剖生理學一臟腑經絡，病理生理學一眾病源機，藥劑學一藥性體用，以及脈診的脈病證治。

其後，當內務省於 1879 年為將各府縣出題的醫師考試加以統一，發佈含有內務省所出七科試題的「醫師考試規則」時，漢方界也打出了「漢方七科」以示對抗。並於同年 3 月 11 日，以江戶醫學館成員為核心，在東京結成溫知社，發行機關刊物《溫知醫談》，以期糾合同志，展開了動員全國的漢方存續運動。另外，在名古屋有以舊尾張藩醫淺井樺園 (1828～1883)、國幹 (1848～1903) 父子為中心結成的博愛社；並於翌年 (1880) 11 月得官方許可，開辦皇漢醫學校。國幹的政治才幹，得到東京方面的讚賞，成為溫知社的第三代社首。漢方醫家又於 1880 年在京都結成贊育社，出版《贊育醫談》；1881 年在熊本結成春雨社，發行《春雨

[84] 參見本書最後一章〈麥飯男爵〉，有關高木兼寬介紹中的內容。

醫談輯要》。這三大漢方醫團體，於 1882 年 11 月召開聯合大會，形成了各派聯合的態勢。然也有同年 5 月從溫知社中退出，單獨結成回天醫會、發行機關誌《回天醫談》的分裂派存在。

在抗爭的過程中，明治政府亦曾一度有所妥協讓步，例如在三次駁回設立漢方醫養成機構（共立和漢醫學院），及其畢業生可獲得開業資格之請願後，卻就 1882 年的第三次請願書文本提出：

> 至大學畢業之正規醫遍佈全國之前，希望承認補此缺之漢方醫這一點，限同年六月滿二十五歲以上的漢方醫學之子弟，視為與以往之開業醫資格相同，准許不經考試而開業。

作為懷柔之策，還奏請授予漢方醫學大本營之溫知社督學淺田宗伯正七位，任用都講今村了庵為大學講師（和漢醫史教導）。在這種形式下，次年和漢醫學講習所（後改名東京溫知學校，館主為淺井國幹）新築落成、開學授課，期待著其畢業生能夠獲得開業資格。

然而，當年 10 月 23 日的太政官佈告宣佈：此前的「醫師考試規則」廢止，自十七年一月一日開始施行法律化的《醫術開業考試規則》和《醫師執照規則》，僅僅是在第一條中規定：「醫師需通過醫術開業考試，獲得內務卿頒發的開業執照。但此規則實施之前業已獲得的開業證，仍然有效。」明治二十年 (1887) 一月二十日，溫知社最終因元老相繼去世，會費難徵而解散。

明治二十三年 (1890) 召開的第一屆帝國議會，為受壓制者提供了一次抗爭的機會。自維新以來雖盡力抵抗但仍無法遏止其衰退之勢的漢方醫們，懷著對議會的極大期望，以淺井國幹為首組織了帝國皇漢醫會，提出有關漢方存續的請願書，從此進入了所謂「議會鬥爭」的階段。但因種種原因直到明治二十八年 (1895)，第八次議會時才得以付諸表決，而結果卻是被否決。五年後淺井國幹回歸故里名古屋，在宗族的墓前奉上〈謝醫系斷絕之長恨〉的〈告墓文〉，歷時多年的漢方存續運動，至此宣告徹底結束[85]。

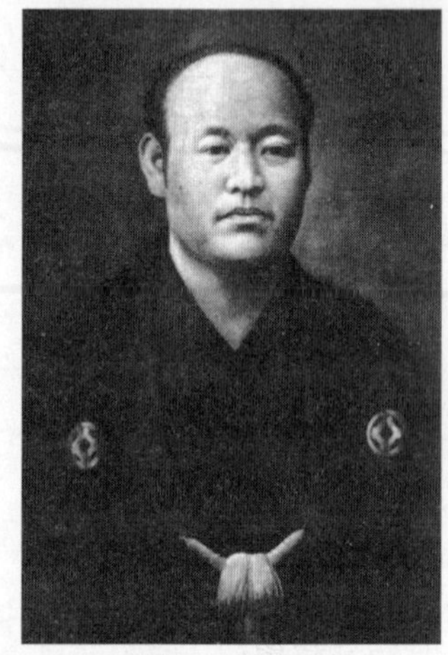

圖七　淺井國幹

昭和之初，乘復古思想之波，曾有復興漢方醫學的呼聲。二戰之後，來自美國的醫學知識，使得醫學界出現了注重身心醫學的轉變。因而社會上亦有以此為由，提出應當重新審視「東方醫學」所具有的種種特點，以建立最新醫學的言論。據統計，昭和三十三年 (1958) 後，漢方醫學著作的出版顯現出陡然增多的明顯趨勢（參見表一）[86]。

---

[85] 詳見日本科學史學會編：《日本科學技術史大系》第 24 卷(1)，第 311 頁；宗田一：《圖說日本醫療文化史》，第 417–422 頁；山田重正：《典醫の歷史》，第 510 頁。

[86] 矢數道明：《明治 110 年漢方醫書および雜誌出版の消長》，第 126 頁。

表一　明治維新以來 110 年漢方醫書及雜誌出版的消長

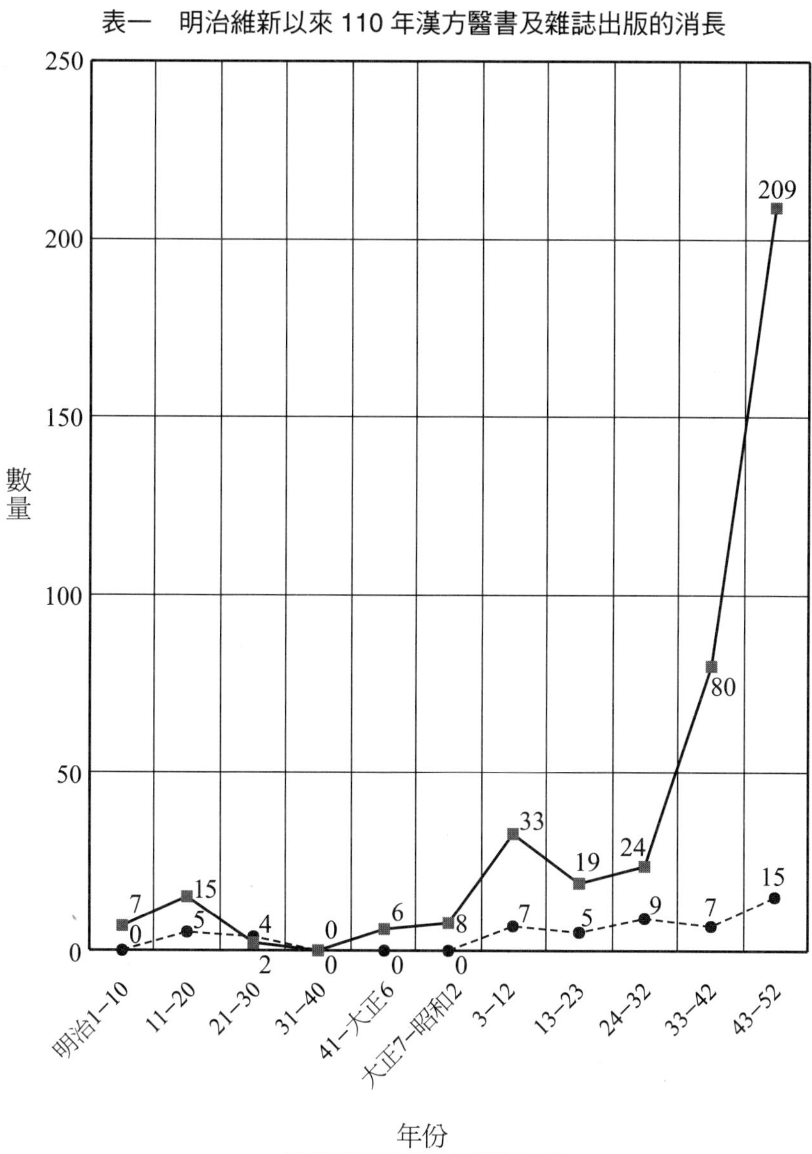

後世派概說

一、「後世」之名

後世派的產生，最能體現本書〈緒論〉中所強調的日本文化「後進性」特點。即某一事情、制度，或某種思想、學說，往往會晚於其原發生地一段時間在日本出現；但卻不需要經歷自身積累、孕育成長的過程。

以田代三喜於長享元年 (1487) 入明留學，十二年後攜種種明代醫學著作歸國為嚆矢，代表著當時中國醫學最新水準的醫學思想與治療技術，經三喜弟子曲直瀨道三的推廣而蔚然成風。此後，隨著復古之風的興起，日本醫界才出現了研究與信奉漢代張仲景《傷寒雜病論》❶的新時尚。由於主張復古的醫家們大聲疾呼唯有張仲景《傷寒雜病論》中所記載的「古方」才是醫道正軌，並對前此接受與使用的明代醫學以及所有的「後世」之方大加批判，從而似乎形成了某種學術流派的紛爭。因而史家乃將以田代三喜和曲直瀨道三為代表，率先接受與使用明代醫學理論及治

❶ 東漢末年張仲景著《傷寒雜病論》，經後人整理而析為兩書。其一是以「六經辨證」為綱，專論外感病治療的《傷寒論》；另一是以「臟腑辨證」為綱，論說各種雜病治療的《金匱要略》。

療方法的，以及秉承這一體系的醫家群體稱之為「後世派」；而將力主專用古方的後起之秀們稱之為「古方派」。

然而需要注意的是，當所謂的「後世派」產生時，並沒有一個在學術上與之對立的群體或醫學流派存在。作為後學一方，在任何時代對於科學技術，無疑都是要學習與引進最新的知識。醫學作為一種科學技術，自然也不例外。而此後出現的所謂「古方派」，實際上同樣是受到中國醫家在新的歷史時期重新審視與研究《傷寒論》的啟發與影響。換言之，雖然高舉的是復古大旗，但實質上乃是傳統醫學沿著自身軌跡發展的又一里程碑，而並非單純的「復古」。正因如此，所以對於所謂「後世派」的醫家是否真的墨守一門之見，形成了一個與古方派相對立之學派的問題，必須考慮到時代先後的問題。即生活於這一新的醫學發展出現之前的所謂後世派醫家，當然不可能在自己的學說體系中融入這些新的知識，所以對於他們來說，實際上並不存在學術上的對立面。

此後，當醫學發展造就了代表某種新思想的古方派時，醫學陣營必然會在一段時間內存在各執己見的現象。這一點在以師徒相授為主要學習途徑、各承家學的時代，自然表現得更加突出。但從總體上講，後學之輩對於知識，必然會取兼收並蓄的態度，於是便有了所謂的「折衷派」。因而從史學的角度出發，固然需要以「名」言「事」——通過「後世派」、「古方派」、「折衷派」這樣一些名稱來標識某種現象，但更需要說明隱藏在這些「名」後面的「事」之本質。如果從「學派」的視角看，實際上只有「古方派」中的某些極端之人具有比較明顯的派別特徵——絕對排斥當時業已存在的其他知識。而所謂後世派與折衷派，乃是某一時代的主流，並無明確的對立面或對其他知識的排斥。

二、學術主旨

在日本的醫學史著作中，通常認為田代三喜留學中國習得了「李朱醫學」——即享有「金元四大家」之譽的李杲和朱震亨的醫學體系。李東垣認為所謂人體中的「元氣」，就是「胃氣」；脾胃受損，百病由生，故被稱為「補土（脾胃）派」。朱震亨認為人體「陽常有餘，陰恆不足」，治療中注重「滋陰補血」，故被稱為「養陰派」。與同屬「金元四大家」的其他二人，即主張「火熱為害」、重用清熱法的劉完素，以及主張用汗、吐、下三法攻擊病邪的張從正相較，李、朱二人顯然偏重「補法」。然而實際上，以田代三喜和曲直瀨道三師徒為代表的所謂「後世派」，並非僅僅接受了李杲與朱震亨的醫學主張，在治療方面也沒有偏重或好用溫補的特點。所以從總體上看，後世派之所學、所用固然是以中國金元和明代醫家的著作為主，其中許多是出自金元四大家及其弟子之手，但其醫學主旨則是以「辨證施治」為基本特點。作為「辨症」的綱領，自然離不開陰陽、寒熱、虛實、表裏等概念。同時，他們也不同程度地接受了宋代以後才在中國醫界出現或普遍流行的「引經藥」、「運氣學說」等。這些，都成為被後來興起之古方派攻擊的口實——全部都是虛幻不實之論。對於這種批評，有學者從後世派也具有「實證性」要素的角度予以辯解：

> 就醫學中的實證精神這一點觀之，曲直瀨道三《啟迪集》的書名上冠有「察證辨治」，可窺此學派在臨床方面強調不拘泥理論，以察證為第一要務，採取隨機應變運用方藥的立場。不可謂其關閉

了發展實證精神的道路。❷

然而從更為根本的角度講，則是涉及到究竟是否承認中醫或漢方醫學需要陰陽學說等基礎理論、辨證論治法則的問題。對此歷來就有涇渭分明的不同之見，已然不是這裏所能討論的問題。

三、歷史地位

對於後世派的歷史地位同樣存在著仁智不同之見。一種觀點認為「後世派是沿襲中國醫學的產物，儘管日本的後世派中當然含有日本化的特徵，但就前述日本醫學的特性而論，不得不承認其資格是薄弱的。因而雖然不能說此後世派與中國醫學完全一樣，但作為筆者所言日本醫學則尚未完備。」❸而另一種觀點則是注意後世派在接受中國明代醫學時，對其所進行的改造❹，使之成為能被日本醫家理解與接受的新知識。

在日本的醫史學家看來，迄田代三喜從中國留學歸來之前，從總體上講，日本醫界大致處於這樣一種狀態：以宮廷醫生為代表的官醫，仍舊秉承與使用著隋唐的醫學知識；僧醫們雖然掌握著宋代的醫學知識，但也不過就是《合劑局方》那樣的「成藥處方集」。直到三喜歸來，傳入了所謂的「李朱醫學」，才一掃《合劑局方》統治全日本的局面。故「大塚敬節所著《東洋醫學史》，是將整個日本醫學發展的歷史分為前後兩個階段，前期從上古至田代三喜歸來，後期從田代三喜歸來至明治末年。

---

❷　宗田一：《圖說日本醫療文化史》，第149頁。

❸　安西安周：《日本儒醫研究》，第27頁。

❹　參見《近世漢方醫學書集成》第72卷，關於津田玄仙著作的〈解說〉第28頁。

即田代三喜所完成的歷史使命為：在日本始終模仿宋醫學，陷於沈滯不前、毫無進展的時候，導入了金元李朱醫學的新風，成為醫學流派產生的契機，又改革宗教醫學、成為實證性醫學發展的端倪。」❺所謂改革宗教醫學，是指「道三使佛教與醫學分離；其後，德川幕府以儒教的道德觀統治醫療精神，醫學始強調實證精神。」❻

不難看出，後世派的醫學學術之所以能在日本廣泛傳播、產生深遠影響，是由幾方面要素綜合發揮作用所決定的。除了由於有賴曲直瀨道三等傑出人物的存在與努力外，明代醫學本身所具備的理論水準與價值，乃是根本所在。概言之，中國傳統醫學發展到明代，通過陰陽、寒熱、虛實、表裏等核心概念來辨別疾病的屬性，並有相應治療方法——即所謂「辨證論治」的體系業已完成。這個合理內核，可以說是中國傳統醫學的靈魂與至今仍能存活的命脈。另外，則與日本醫家所具有的深厚漢學基礎密切相關。如果沒有包括職業醫家在內之眾多知識分子所具有的漢學素養作基礎，恐怕很難理解這種充滿陰陽、元氣等哲學思想的醫學知識，並產生親和力。

應該說，田代三喜與曲直瀨道三在傳播新醫學知識方面固然起到了極為重要的作用，但這決不是唯一的途徑。伴隨著以商貿為主要通道的文化交流開始活躍、知識的傳播從宮廷轉向民間，日本醫家實際可從許多途徑瞭解到代表中國當時最新水準的醫學知識。所以不僅「後世派」的陣營不斷擴大，而且會有支流別派產生。

---

❺ 見矢數道明為《近世漢方醫學叢書》第1卷田代三喜所撰寫的〈解說〉第11–12頁。

❻ 中島陽一郎：《病氣日本史》，第279頁。

四、支流別派的形成

日本醫史學家將出自道三門下，但在學術方面存在明顯不同者，或雖非出自道三學統、學術見地也有所不同，但又同屬根於明代醫學者，統統納入「後世派」的體系，並稱他們為「支流別派」。包括「運氣論派」、「易醫論派」和「口訣派」❼。

出自道三之子曲直瀨玄朔門下的饗庭東庵（1615～1673），和出自其孫女之夫曲直瀨正純門下的林市之進（?～1716），採用劉完素、張從正的五運六氣說建立治療方法，因而被稱之為「運氣論（劉張）派」。運氣學說與宋儒的理氣說、性理說的思想性基礎一致。

將難於理解的運氣論，用平易的日文加以解說的是饗庭東庵的再傳弟子岡本一抱的《運氣論諺解》等著作。

岡本一抱（1654?～1716?），通稱為竹，號一得齋，本姓杉森氏。祖父仕豐臣秀吉，敘法印；父仕越前松平侯，敘法眼。至一抱移居京都，初入饗庭東庵弟子味岡三伯之門，學《素問》、《靈樞》、《難經》等古典，為其高足。他所活動的時代，德川幕府確立治安、文化繁榮，並滲入民眾之中。醫療已非貴族獨佔，社會對醫生的需求大增，而這些人不似過去的儒者、僧侶能自由地使用漢文，所以需要這樣的通俗著作。故一抱專以做諸書之諺解、啟蒙為己任。然其兄卻忠告他說：「你寫這種連不學無術之人都能讀懂的諺解，會催生許多不讀原典、僅讀諺解的醫者，或有誤人命，最好是住手吧!」一抱聞此言，深以為然，從此不再做諺解❽。

---

❼ 宗田一：《圖說日本醫療文化史》，第 149–150 頁。

❽ 詳見《近世漢方醫學書集成》第 7 卷，矢數圭堂所撰寫的〈解說〉。其中列舉

日本的醫史學家認為，從運氣論派又產生出「易醫論派」。其主張為：醫明天地人三才，通《易》之理，可察天人合一之妙。刊行日本最早的帶圖百科全書《和漢三才圖會》(1713) 的大阪醫師寺島良安，屬於此派。其目的是為要從醫學的天人合一思想，擴展到通曉天地人三才。然如刊於 1826 年的和田元庸❾《傷寒論精義外傳》，言：「《傷寒論》之為書也，傚易之三才與四象，以立篇名；以人身陰陽為綱領，分大小劇為六條目云云」❿；並以若干圖畫說明之，實與運氣論沒有什麼關係，不過是為了解釋《傷寒論》的「六經」(三陰三陽) ⓫與易學的關係——「所以異《易》之陰陽一一交錯也。」(圖八) ⓬另外大塚敬節提到：1826 年還出版了中莖暘谷傚伏羲之易而作的《傷寒論正解》，而十餘年後他又傚文王之易作《證法格》；1846 年見有「持最透徹之識見、易醫的學說由此人而一舉完成」的古矢知白之《復聖傷寒論》⓭；「雖不無牽強附會之處，但所論中有前

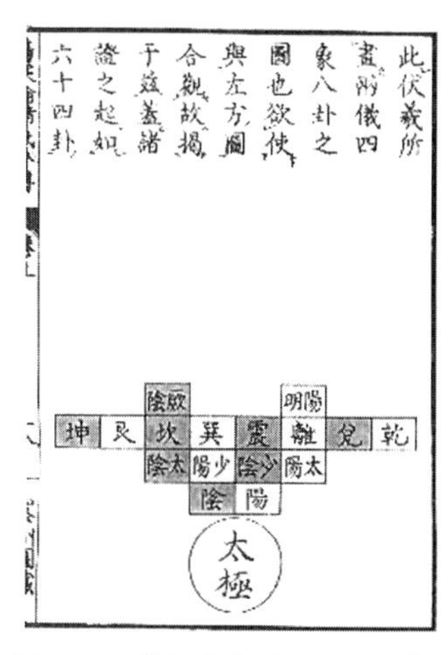

圖八　《傷寒論精義外傳》中的插圖

岡本一抱的著作計二十四種，該《集成》中收錄了其中的《和語本草綱目》(1698 年刊，又名《廣益本草大成》)、《方意辨義》(1703 年刊)、《醫方大成論諺解》(1685 年刊)。

❾ 和田元庸：生卒年不詳，據推算約生於 1780 年前後，為吉益南涯門下的著名人物，號峰州園。

❿ 《近世漢方醫學書集成》第 39 卷，第 140 頁。

⓫ 即太陽病、少陽病、陽明病、太陰病、少陰病、厥陰病。

⓬ 《近世漢方醫學書集成》第 39 卷，第 169–170 頁。

⓭ 另有題為《傷寒論國字復聖辨》或《正文傷寒論復聖辨》的傳本。

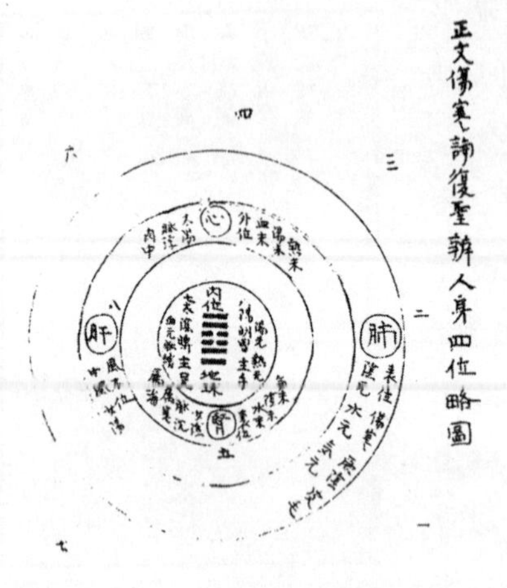

圖九　人身四位略圖

人未發之卓見」的同時代易醫金古景山所著《傷寒論水火交易國字辨》[14]。金古景山認為:「易與《傷寒論》一理而兩立，聖人取則於河洛，以一陰一陽之道，立治萬病之教者，《傷寒論》也。」[15]古矢知白則認為:《傷寒論》「與經典易理相表裏」;並通過「人身四位略圖」(圖九)[16]，將五行(方位)與《傷寒論》的陰陽六經、表裏傳變之說融合在一起。由此可見，江戶時代之所以會出現所謂的「易醫論派」，最主要的原因乃是為了解釋《傷寒論》中的六經辨證體系。

專憑經驗決定藥方之運用的一派，因刊行文體平易的口訣書，而被稱為「口訣派」。玄朔的弟子岡本玄治(1587～1645)，及出自另一位渡明學醫之吉田宗桂門下的長澤道壽為其開山祖。優秀的臨床家香月牛山(1656～1740)、津田玄仙、加藤謙齋等都屬此派。

至於「運氣論」與金元四大家中劉完素、張從正的關係問題，卻不是一句話能夠說清的。簡單地說，運氣論的早期文獻是後人為補足今本《黃帝內經・素問》的缺失之卷而竄入的「七篇大論」[17]。其學說的基

[14] 見《近世漢方醫學書集成》第113卷，大塚敬節撰寫的〈解說〉第4–5、7頁。

[15] 引自《近世漢方醫學書集成》第113卷，難波潮浩1941年為《正文傷寒論復聖辨》刊行所撰寫之〈序詞〉的第4頁。

[16] 《近世漢方醫學書集成》第113卷，《復聖傷寒論・自序》(寫本)，第194–195頁。

[17] 「七篇大論」: 即以「某某大論」為名的七篇文章。因其內容皆為專講運氣學

礎與本質是將五行（五運）、陰陽（三陰三陽之六氣）與天干、地支相配，進而言說每年的疾病屬性。這種學說顯然不能被實際印證，但自宋代開始成為醫學考試的必考內容之一，所以才普遍受到重視。金元四大醫家的劉完素等雖以研究「運氣」著稱，但實際上已然意識到這一問題，故其運氣學說的實質，變為依疾病的臨床表現確定其屬於何「氣」致病——有是病，則謂有是氣，而不再是按照先驗的固定模式。

同樣，明代醫家張景嶽 (1563～1640) 雖然力倡「醫易同源」，所著《類經附翼》的第一卷即專講「醫易」；並在其中的「醫易義」一節中，借用孫思邈之名⑱，提出了常被後人引用的名句：「不知易，不足以言大醫!」但實際上也只不過歸結到「欲賅醫易，理只陰陽」⑲。換言之，雖然醫學與易學都講陰陽，但二者不過是平行關係。對於景嶽「醫易論」給予明確批判的倒是從後世派入門，以「五經一貫」構建體系的折衷派人物內藤希哲：

> 既治仲景而知《內經》，則學易或可，不學亦無害矣。吁！孫真人不以《內經》、仲景勸醫，欲以大易勸醫，不亦迂乎？世有由孫氏之言作「醫易論」者，亦可謂惑之甚者也⑳！

說，而與其他各篇的內容形成明顯差異，故就其來源、產生時間、學說體系等，形成了一個相對獨立的研究專題。

⑱ 需要指出的是，張景嶽之論確係「借用孫思邈之名」；其後內藤希哲就此批駁孫思邈，則純屬「冤枉」。因孫思邈在《千金方》中只是說為醫者對於諸家方論、〈周易〉等應該做到盡可能多聞博識而已。

⑲ 張介賓：《類經圖翼・類經附翼》，北京：人民衛生出版社，1965 年新一版，第 390、399 頁。

⑳ 見《近世漢方醫學書集成》第 70 卷，《醫經解惑論》卷上，〈大易運氣論〉，第 128 頁。

因而就所謂「支流別派」而言，值得注意的倒是：其一，即便是出自道三學統，其見解也可不同；反之，雖然另有師承，但也可有共同的旨趣。

後世開山祖
——田代三喜

圖十是藏於古河市一向寺的田代三喜木像，原作毀於明治時期，此為昭和八年 (1933) 的複製品。奈須恆德《本朝醫談》謂:「我邦名醫雖多，像祀者古來惟有鑑真與田代三喜。」足見其地位之顯赫。

一、生　平

田代三喜 (1465～1537) 的名號頗多，例如矢數道明在《近世漢方醫學書集成》第一卷的「導讀」中說：三喜「名導道，諱三喜，字祖范，號范翁、廻翁、支山人、意足齋、江春庵、日玄、玄淵、善道等。」然早在江戶時代，考證學家目黑道琢就在《驪家醫言》中指出這一說法不確。

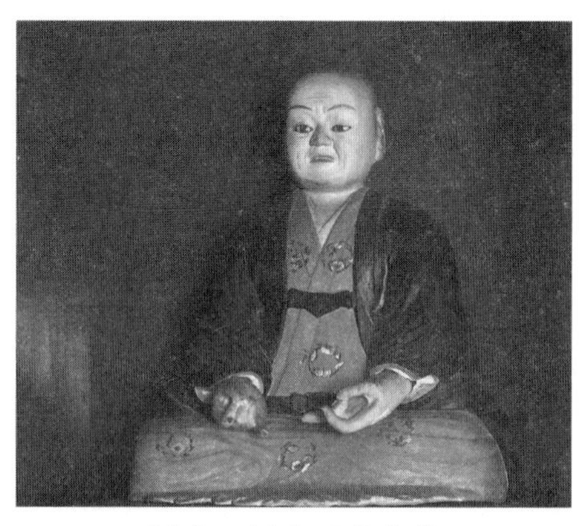

圖十　田代三喜木像

認為名道導，字范翁，號支山人。入明學醫，遊於月湖❶之門。而三喜乃其弟子。曲直瀨道三以道導和三喜二人為師，故其名道三，乃從二師之名各取一字而成❷。

其祖上自壽永、文治 (1182～1189) 時的武士田代信綱開始兼醫，故子孫相繼為醫。三喜十五歲時便有志於醫，然因當時非僧侶不能為醫，故入妙心寺為僧❸。長享元年 (1487) 隨商船渡明，留學漢土十二年，學到了當時所流行的李東垣、朱丹溪的醫學。據說曾師事當時已然學有所成的留學僧醫月湖。明應七年 (1498)，三喜年當三十四歲時，攜月湖所著《全九集》、《濟陰方》等醫書歸日。初，居於鎌倉的江春庵，並以此為號；後徙居擁有當時日本第一學府的下野（今栃木縣）足利。行醫至古河（今茨城縣），受當時統領關東的足利成氏之邀請而移居古河，故當其名聲漸揚後，世人多稱其為「古河三喜」。

移居古河後不久，三喜脫離僧籍，還俗娶妻；數年後返歸故里武藏國（今埼玉縣）。然仍時時往來於關東各地為人治病，活人甚眾。天文六年 (1537) 病逝。

---

❶ 月湖曾居錢塘，以醫為業，著有《全九集》(1452)、《濟陰方》(1455)。但關於其身分，卻說法不一。或謂其赴明求法，稱明監寺，號潤德齋。或謂其為錢塘僧人，歸化後居鎌倉圓覺寺，丹溪流之醫聖也。弟子明監寺受其傳云云。

❷ 見《近世漢方醫學書集成》第 107 卷，第 422 頁。

❸ 這是日本醫學史著作中的普遍說法，但從本書前面有關僧醫問題的介紹看，卻未必如此。因而筆者以為走出家之路，只是為了能夠拜得具有較高聲望、文化水準的師；或是為了尋得渡明求學之機。

二、著　作

據富士川遊《日本醫學史》、千賀覺次《醫聖田代三喜翁略傳》等書記載，三喜的著作有如下所述十二種。但其中真偽不明、或未見其書者居多。近代漢方大家矢數道明先生謂曾目歷親見者，不過其中標有「※」者數種而已：

1.《當流和極集》一冊，文龜三年 (1503)。

2.《捷術大成印可集》一冊，大永五年 (1525)。

3.《三喜十卷書》八冊，弘治二年 (1556)。

4.《三喜流秘傳書》一冊，天正三年 (1575)。※

5.《三喜直指篇》三冊，寬政二年 (1790)。※

6.《諸藥勢揃》一冊。

7.《夜談義》一冊。

8.《藥種隱名》一冊。

9.《醫藥口訣》一冊。

10.《藥組並諸療法》。

11.《天文醫案》。※

12.《授蒙藥性能毒》❹。※

在這個著作表中，成於弘治二年的《三喜十卷書》一直被譽為田代三喜的代表作。但毋寧說只是一個虛幻的書名，其內容為何、實物安在，均不得而知。昭和三十八年 (1963)，矢數道明先生在舊書店購得江戶中期寫本《三歸迴翁醫書》(九冊) ❺。其細目為：

---

❹ 據說此書係三喜赴明師事月湖時所著。

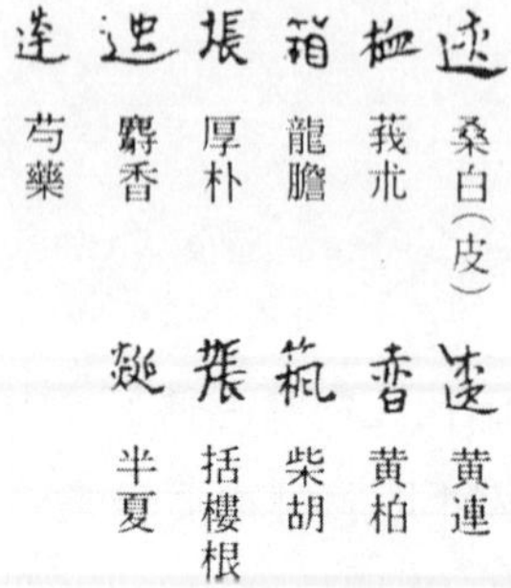

芍藥　麝香　厚朴　龍膽　莪朮　桑白(皮)

半夏　括樓根　柴胡　黃柏　黃連

圖十一　藥物隱字

第一冊:《當流大成捷徑度印可集》(文中見有「於時大永乙酉」,即大永五年,1525 年)

第二、三冊:《和極集》,大永五年

第四冊: 無題(內容為藥物學)

第五冊:《辨證配劑》,弘治二年

第六冊:《諸藥勢揃藥組之方並諸療》

第七冊:《當流諸治諸藥之捷術》

第八冊:《小兒諸病門》

第九冊:《啟迪庵日用灸法》

矢數道明先生認為,這個計有九冊的江戶中期寫本《三喜迴翁醫書》,或許就是被稱之為三喜代表作的《三喜十卷書》。至少,也可以說是三喜代表性醫學著作的集成。這是因為,首先,第五冊之《辨證配劑》著於弘治二年,與前述著作目錄中《三喜十卷書》的著作年代一致。其次,第四冊雖無書名,但就內容觀之,極有可能與《藥種隱名》為一物。三喜書中記載藥物均使用獨特的「隱字」,例如「閔」為黃芩,「迚」為麝香,「促」為遠志等等(圖十一)。故即便是得其書、閱其文,也無法知道所用為何藥。這或許是出於秘傳口授之需要。但在第四冊的各種藥物名下,均標有相應的「隱字」,參照此書,則其他著作中的隱字藥名亦可識得。另外,三喜的醫學理論、兒科療法、灸法等,從這九冊書中均可全面瞭解。

---

[5] 收入《近世漢方醫學書集成》第 1 卷。三喜有「迴翁」之號;而「三歸」究為何意卻有兩說:或謂三喜赴明留學期間曾「歸朝」(返回日本)三次,或謂在足利家受賜「三歸齋」之號。此書各卷上見有「三喜迴翁」、「三歸」、「意足齋」等名號的使用。

如果贊同矢數道明先生以為此九冊本的《三喜迴翁醫書》就是《三喜十卷書》的猜測，則對於《三喜十卷書》的書名立意，或許可以有另一種更大膽的猜測性解釋：即「十卷書」並不是指「書有十卷」，而是取意「續添於師傳之《全九集》之後」這樣一種意思❻。

三、學術與影響

田代三喜的學術可以歸納為三點。一是接受了中國明代醫學的基本要素，注重對於各種疾病屬性的陰陽、寒熱、表裏、虛實的辨證，並依此選擇藥物。《三喜迴翁醫書》中收錄的各書基本上都是以疾病為目，如《當流大成捷徑度印可集》的目錄為始於「中風」、結束於「耳病」的四十「門」；《和極集》包括始於「中風」，止於「癰疔」的四十二「門」。所謂理論性的知識，都是貫穿在對各種疾病屬性、治療方法、方技加減以及藥物性能的論說之中，而沒有單獨談「理論」、「原則」的章節。

其二則是所謂「日本化」的改造，為了明確表現中國醫學辨證施治的特點——某種症狀可因不同的原因引起，當採用不同的治法；或者說是為了將中國醫書中完全是用文字方式所闡述的那些複雜問題，清晰、直觀地展現在讀者面前，而借鑑了佛經的科疏方式，成為某種「格式化」的表達方式（圖十二）。

其三則是明顯的「秘傳」傾向。如上所述，記述藥名全部採用「隱

❻ 應該說這並非憑空猜測。在八代道三的弟子目黑道琢所著《驪家醫言》的「全九集」項下談到：「一溪先生得之，以十全九，垂名不朽。」（《近世漢方醫學書集成》第 107 卷，第 397–398 頁）然目黑道琢將得到《全九集》，以及「以十全九」之事歸在一溪（即曲直瀨道三）名下，顯然不對。

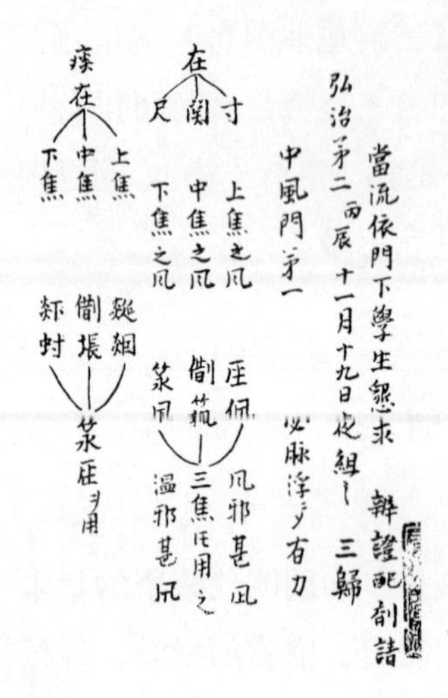

圖十二 「格式化」的表達方式

字」，沒有師傳口授，是無法看懂的。另外在其弟子曲直瀨道三記述師說的《涙墨紙》中，還可以看到三喜獨特的「診陰脈」：

> 古今之名醫以陰脈療萬病、決死生。醫多不知此。陰脈若正常，萬病無不可治；陰脈若不正常，眾病難療。陰脈絕為必死之證。六脈雖絕，陰脈若存，可治❼。

但究竟如何診斷，還是要通過「口傳」才能知曉。

雖然日本醫史學界喜歡用「李朱醫學」來標示三喜，乃至整個後世派的學術源流、特點與邊界，但實際上無論是月湖還是三喜，都不是純粹的李朱醫學。這其實是一個無需贅述的問題，試想三喜懷著對漢文化的景仰留學中國十二年，無論是從心態上講，還是從時間的長度上講，都不可能僅僅學習與接受一家之說。

由於當時日本的文化中心位於關西的京都，所以活動於關東地區的三喜之學尚不足以對醫界產生廣泛的影響。1531 年，曲直瀨道三遊學關東足利學校時得遇三喜，師事七年之久。返回京都後倡其學於關西，終至風靡天下。因而既可以說是三喜造就了道三，也可以反過來講是道三使三喜名揚四海。

❼ 收於《近世漢方醫學書集成》第 4 卷，第 539 頁。

中興之祖
——曲直瀨道三

淺田宗伯所編寫的《皇國名醫傳》(1851)，開篇第一人即是「曲直瀨翠竹院」。淺田翁在該書〈序例〉中釋其原因謂：「二百年來斯道之盛，實以一溪曲直瀨氏為中興嚆矢。」並在正文中稱讚他有「國手之稱」；「四方問業者陸續盈門，幕府醫官率其門生，及他仕藩國者不遑枚舉」；「蓋我邦中葉，醫學衰廢，鮮能講明之，迨正慶出，首揭李朱為表準，又能著書，勸誘後進，於是軒岐之術復盛，於世稱為醫方中興之祖」。

一、生　平

曲直瀨道三 (1507～1594)，名正盛，亦稱正慶。字一溪。號雖知苦齋、盍靜翁。院號翠竹院，後稱亨德院。生於京都柳原。

道三的父親在其出生後的第二天去世，不久母親也身亡。故由伯母與姐姐將道三養大。十歲入天光寺為僧，十三歲移相國寺為「喝食」❶，名等皓。二十二歲立遊學之志，行於關東；入下野的足利學校，讀經史子集之書。三年後 (1531) 於柳津晤三喜，遂入其門下學李朱醫學。稽首

❶ 禪宗、律宗寺中，為成年後作僧人而養育的侍童。

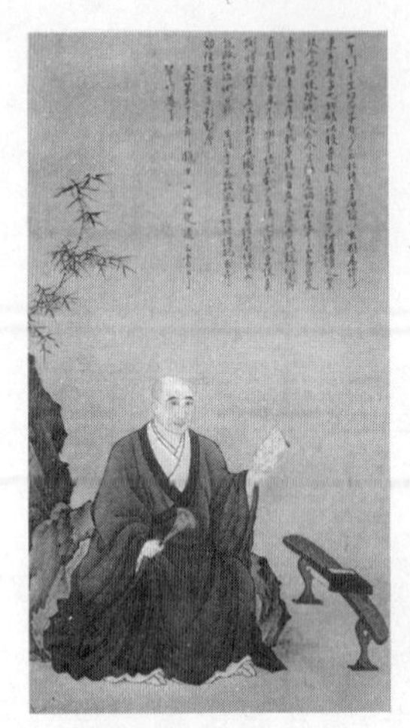

圖十三 道三像

尊禮直到三喜去世，受《素問》、《玉機微義》；明古來諸論、諸方之可否；解一百二十種藥之效用。在道三的著作中，有名《淚墨紙》者，據說是當三喜晚年垂暮之時，不顧病痛纏身諄諄教誨弟子，口授心得。道三聆聽師說，不禁淚流成河，灌滿硯海，遂以淚水研墨，筆錄師說而成。天文十四年 (1545) 回歸京都，翌年脫僧還俗，專以醫為業。是年治將軍足利義輝之疾獲效而備受寵遇，名流官吏皆厚待之。

翌年，道三於京都建學舍「啟迪院」，以培養弟子為己任，二十餘年間共培養學生八百餘名。又兼行醫治病，因而名聲大揚，可謂無人不知道三之名。從而使得李朱醫學及其個人的學術主張得到了廣泛的傳播。

道三生有一子，名守真，早於其父而逝。因而收養其妹之子為嗣，並使其與守真之女（即道三之孫女）結婚。此即「二代道三」——曲直瀨玄朔 (1549～1631)。其後代繁衍皆稱道三。

據日本醫學史著作記載，關於曲直瀨道三的名號有許多有意思的故事。首先，據說「曲直瀨」這一姓氏的建立，始於道三。其子玄朔所著《東井禦釋談》中對此事有解。即道三抱定「匡正日本醫學之流」的理想，依蘇東坡所云「上流直而清、下流曲而漪」之義，希望能夠將後世曲而不潔的醫學之流，調直肅清❷。其次，「道三」乃是從恩師之名「導

---

❷ 「上流直而清、下流曲而漪」當是出自蘇東坡〈泛潁〉。原意似在刻劃潁水的景色變化——至下游時變得曲而有漣漪。但皆屬美景。在矢數道明所撰寫的〈日本醫學中興之祖〉中（載《近世漢方醫學書集成》第 2 卷），「漪」字作「濁」，並有如此與原意不盡相同的意思。

道」和「三喜」中各取一字而成。其三，道三原以「雖知苦齋」（すいちくさぃ）為號，正親町天皇以為救天下萬民之醫業不當有「苦」字，改賜同音之「翠竹庵」（すいちくあん），由於「雖知苦」三字的發音與「翠竹」完全一樣而成為美談。

二、著　作

據日本醫史學家的調查，道三的著作多達五十餘種❸，涉及內科、兒科、藥物、針灸、養生等方面。其中最具影響的代表性著作為《啟迪集》（圖十四）。奈須恆德《本朝醫談》：「近古之醫書雖多，然未有盛過《啟迪集》者……為醫者必讀之。」

此書之作，源於道三有感於日本自古以來尚無察病辨治之全書，乃以自身之經驗為基礎，博採古來之醫書，拔其精粹，於天正二年 (1574) 完成《啟迪集》八卷。其內容上溯《黃帝內經》，下及諸家醫書，尤其注重《脾胃論》、《格致餘論》、《丹溪心法》、《醫學正傳》等金、元、明代醫

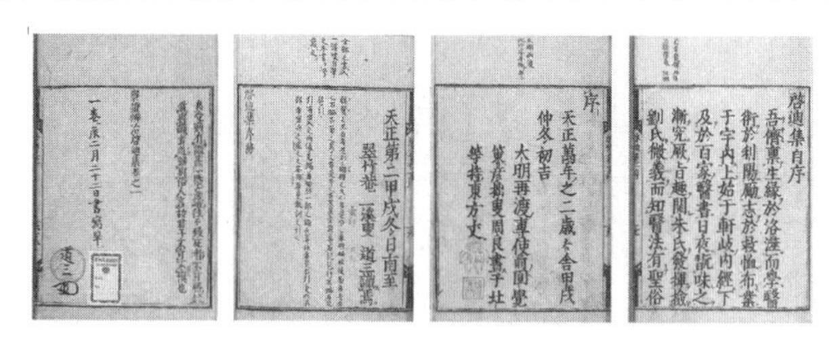
天正第二甲戌冬日南至
翠竹菴　一溪叟　道三識焉

序
天正萬年之二歲舍甲戌
仲冬初吉
大明再渡專使前閩覺
策彥翁東関良書于灶
等持東方丈

啓迪集自序
吾儕稟生緣於洛涯而學醫
術於利陽勵志於殺恤布叢
于宇内上茹于軒岐内經下
及於百家醫書日夜翫味之
漸究厥旨趣閒朱氏發揮撿
劉氏微義而知醫法有聖俗

圖十四　《啟迪集》書影

❸《近世漢方醫學書集成》第 2–5 卷收錄曲直瀨道三的著作包括：《啟迪集》、《切紙》、《藥性能毒》、《出證配劑》、《遐齡小兒方》、《淚墨紙》、《雲陣夜話》、《醫療眾方規矩》。

學著作中的理論學說與治療方法。各病條下，按名證、由來、辨因、證、脈法、類症、預知、治法等八項分別加以論說。正親町天皇覽之而倍加稱讚，命天龍寺碩學僧周良策彥為該書作序；又聖喻「救天下萬民醫書之端，苦字不可也」，故改「雖知苦齋」之名而賜號「翠竹」。這對當時之人來說，乃無上之榮譽。

《啟迪集》卷六有「老人門」。研究者據此而論：「方書中極少見到將老人門獨立者。近年老人病漸成問題，在這點上有當驚歎道三的先見之明。」❹然而實際上，透過此「老人門」所應看到的應該是「孝道」對該時代醫學的影響。故開篇即引「為子與婦，一有不及孝道便虧」等語，以明「事親者亦不可不知醫」之理。而從「子孫恭恪，養老至理：貴補陰忌燥劑」看，顯然與《丹溪心法》中的養老之說如出一轍。然而「老人」一門中引用最多的卻是《惠濟方》，並非丹溪著作，或可旁證對於老人疾患的關注，乃是儒家孝道影響醫學的時代特徵，並非朱震亨與道三所獨有。

在教授弟子的過程中，道三根據門人的各自才能，有針對性地將本門醫學思想的要點，即所謂「秘訣」，親自書寫在「切紙」上授予弟子。由於弟子眾多，寫有「秘訣」的切紙自然也多，以致最終被彙集成為一書出版。這也是一本較為重要的著作，例如在道三《切紙》開卷處，載有「道三流醫則五十七條」，從中既可窺道三的基本醫學主張，也可瞭解其教學方針。以下摘錄若干，以示大概❺：

1. 仁慈。

2. 察脈證，而可定病名。

❹ 見矢數道明：《日本醫學中興之祖曲直瀨道三》。載《近世漢方醫學書集成》第2卷，〈解說〉，第45頁。

❺ 見《近世漢方醫學書集成》第4卷，第7–14頁。

3. 必當先察患者肯信（相信醫生）與惰猜（對醫生持懷疑態度）也。

4. 百病當察初受、盛甚與困危。

5. 不執一識矣。

6. 不可拘古方，而通舊法則佳也。

7. 當殫（熟知）四知之術（望聞問切）。

8. 治療當別暴新病與久痼疾。

10. 當辨察病因也。

11. 隨方土而異治則佳矣。

13. 四時正氣與不正氣，當預勘知之。

16. 諸證先必當定血氣之衰旺。

18. 諸治有三問矣，是療疾之規矩也：

一上焦順痞，飲食多少，膈痰通否；

二中焦強弱，剋化遲速，膨脹緩急；

三下焦通塞，二便滑秘，元精強羸。

19. 治腎虛則診兩尺，而可辨水火，別補也。

21. 諸病先明八要：虛實、邪正、冷熱、內外也。

22. 諸疾皆因陰陽偏盛，其治不過守中，是當流（本門）之奧義也。

23. 兵者，兇器也；藥者，攻邪物也。

雖無毒、平味之藥，無可攻之病則必不可用之。況於有毒、偏氣之藥乎?

26. 庸醫悉重貴藥，輕賤味。當流不然，以中病貴之，以不中病賤之。

32. 誤施診治，則莫憚改之。

54. 泰定養生曰：岐黃問答，醫之法也；臨機應變，醫之意也。

最後記有：「以上五十七事者，指南醫工之規矩；療養患者之隱栝（支柱）也。不為當流之門弟者，雖一事不可許之。誠活人之階梯也，非師弟相對授之，不得其妙旨矣。」說明這些知識只能在師徒之間，也只有通過師徒面對面地講解，才能夠傳授。

其中第五條言「不執一識」；第六條言「不可拘古方，而通舊法則佳」，均顯示出所謂的「後世派」並非專用晚近之方。二代道三（即玄朔）秉承這一教誨，在所著《十五指南篇》中重申：「偏執一家，不能大全其學」，認為學醫者應該：「廣閱《內經》，普窺《本草》。診切主王氏《脈經》，處方宗張仲景。用藥專東垣（李杲），又從潔古（張元素）。諸證辨治師丹溪（朱震亨），又從天民（虞摶）。外感法仲景，內傷法東垣，熱病法河間（劉完素），雜病法丹溪。」

三、評　價

曲直瀨道三享有漢方醫學「中興之祖」的高譽；「道三流」往往被作為「後世派」的同義詞使用；在某種意義上講，甚至可以說道三才是後世派真正的創始人。曲直瀨道三之所以能有如此成就，除了「時勢造英雄」的歷史機遇、名師傳授等外部因素外，其本人的「情商」與「智商」自然是決定性要素。

首先，「道三長於社交，擅察時好，捕人心之機微；巧於辯舌文筆，且於經史諸子造詣頗深」❻，故名流官吏皆厚待之——善於造勢。

其二，他通過興辦「啟迪院」教授生徒，並梓刻著作而廣學術之傳播。而且在撰寫醫學著作的過程中，使用了種種將複雜難懂、文意深奧之醫學著作變得淺顯易讀的方法。包括在漢文旁注上讀音假名、詞序順序的符號，這樣日本人就可以按照日語的讀音和語法來閱讀中文（稱之

❻ 石原明：《日本の醫學——その流れと發展》，第 106 頁。

為「訓讀」)；或是乾脆寫成既有假名、也有漢字的日文，使之日本化；再則就是沿襲其師「格式化」的表現形式，通過連線，使得諸多名詞、概念之間的關係一目了然。這些寫作上的特點，對於道三的學術能夠廣傳天下，起到了重要的作用。

史家在評價三喜與道三師徒的歷史作用時，都十分注重其在明代醫學「日本化」方面的貢獻。這種改造不僅僅只是表現形式上的改變，還應看到這種表現形式的改變，實際上含有對於內容的條理加工。不難想見，如果沒有這種條理加工，則需要讀者在閱讀、學習各種論說性的原始文字後，在自己的頭腦中完成這一邏輯化的整理過程。但由於學習者的天分不等，是否每個人的大腦都能完成這一加工過程，則很難說。因而儘管在閱讀道三師徒的著作時，很難發現其中有什麼不為中國醫家所知的新內容，但一定不能小視「摘錄」與條理化整理加工的重要作用。例如在《啟迪集》開篇之處的〈辨引〉，雖然都是引自中國的醫學文獻，但其綱領性、授人「辨證論治」核心思想的作用卻十分明確。原文如下所示：

○「方法辨例」

方者體，法者用也。徒知體而不知用者，弊。體用不失可謂上工矣。(出自《丹溪心法》)

法無定體，應變而施藥，不執方，合宜而用。(出自《醫經小學》)

○「知變」

噫！守常眾人之見，知變知（智）者之見。知常而不知變，細事因而取敗者多矣。況醫乎？(出自《衛生寶鑑》)

古方派概說

一、「古方」之名

「古方派」，是指近世一些以否定宋明醫學、獨尊漢代張仲景《傷寒雜病論》為特徵的日本醫家。然《傷寒論》傳入日本的時間卻並不早。

一般認為，將《傷寒論》帶到日本的是世代為醫的坂淨運。他於室町時代明應年間 (1492～1500) 赴明學習，歸國時帶回《傷寒雜病論》。後因治癒後柏原天皇（1501～1526 年在位）之病而名噪當時，先後撰寫了《新椅方》、《遇仙方》、《續添鴻寶秘要鈔》等。

其後，關東地區的永田德本，雖早年習李朱醫學，但後來認為諸病皆由「鬱滯」引起，主張「除汗、吐、下無秘術」，「藥以有毒烈性者好」，「法宜求越人、長沙」，被日本後世漢醫譽為「古方派的先驅者」。著有《醫之辨》、《梅花無盡藏》❶。

到了江戶時代，日本學術界出現了復古思潮。世稱「古學先生」的伊藤仁齋 (1627～1705)，指責體用理氣等皆為佛老之浮辭，非聖人之教，竭力推崇《論語》、《孟子》等儒學典籍；而且在醫學上也積極主張復古。

---

❶ 詳見潘桂娟、樊正倫：《漢方醫學》，第 46–60 頁。

其後荻生徂徠❷(1666～1728) 亦以修古文辭為階梯，銳意復興聖人之學。從而使得復古之學成為德川時代一大學派，其最盛期為十八世紀上半葉。此間，一些醫家也認為，金元李朱醫學與朱子儒學有著千絲萬縷的聯繫，唯重思辨而無實證；古樸的張仲景醫學是從純粹的觀察和實踐中總結出來的，是以方、證對應的形式寫成的，而且可以實證於臨床。持這種觀念的醫家，逐漸形成了漢方醫學的「古方派」。

然而古方派這一稱呼，是到了被譽為古方派創始人「後藤艮山的弟子香川修庵以及山脅東洋一代時才開始自覺使用的。」❸需要說明的另一點是，由於名古屋玄醫在京都首唱古醫方，比伊藤仁齋唱古學至少要早十餘年，所以在日本醫史界也有人認為古醫早於古儒：「由此觀之，我邦學者對於宋以後之理學、尤其是金元醫學過於穿鑿架空感到不滿，乃是這一時代的趨勢。而對此的議論，先起於醫學社會。」❹

二、代表人物

醫史垂名的古方派人物有很多，經常被提到的有：名古屋玄醫、並河天民、後藤艮山、松原一閑齋、香川修庵、山脇東洋，以及拔萃其間

---

❷ 荻生徂徠 (1666～1728)，先治朱子學，四十歲後因受中國明代學者李攀龍 (1514～1570) 和王世真 (1526～1590) 的影響而脫離朱子學成為古學者，開始在文學方面提倡「古文辭」。五十年後將李、王的文學主張移植到儒學方面，認為古今語言不同，故「以識古文辭、識古言為先」，因而被稱為「古文辭學」。在學術上將道德與政治分開，否定了作為「治心」與「修身」的儒學。

❸ 見《近世漢方醫學叢書》第 13 卷，大塚恭男所撰寫的〈解說〉。

❹ 見藝備醫學會編：《東洞全集》，第 47 頁。

的吉益東洞❺。

1. 名古屋玄醫❻(1628～1696)

字富潤、閱甫，號宜春庵、桐溪、丹水子。自幼體弱多病，因有「足疾」而行走不便，且嚴重口吃，但卻長於讀書治學。於儒家經典中，感悟《周易》的本義在於「貴陽賤陰」，並將這一心得運用到對於醫書的理解與把握上。他認為《內經》、《難經》、《諸病源候論》、《傷寒雜病論》等書的核心思想乃一脈相承。通過考究字義，他認為作為理論著作的《內經》和《難經》中講的「命門」乃是陽氣的本源，「三焦」是陽氣達於腠理的通道；而作為臨床著作的《諸病源候論》和《傷寒雜病論》所講的，則是因「衛氣」不足，寒氣襲之所產生的病態，因而治療方法自然就是扶助「衛氣」(陽氣)。

他將「扶助衛氣」作為治病之「本」；針對其他病證的處理，皆為「治標」。所著《醫方問餘》的意思就是，當先治「虛」，然後再問其「餘」。

名古屋玄醫自四十歲前後開始強烈地鼓吹自己的學說，因而引起了周圍其他醫家的強烈不滿與批評。至四十六歲時腰腳癱瘓，兩手亦痿痹，但卻意志不衰、筆耕不輟，晚年著述甚豐。據其〈墓誌銘〉云：「編述之書十三部，家藏更二十部，又未脫稿者甚多。」現常見的約有二十種。

---

❺ 見藝備醫學會編：《東洞全集》中所載吳秀三撰寫的〈吉益東洞傳〉。

❻ 主要參考文獻為《近世漢方醫學書集成》第 102–105 卷。其中，第 102–104 卷及第 105 卷之前半，為國立國會圖書館所藏《醫方問餘》(安永五年寫本)，計 21 卷、13 冊。第 105 卷後半，為與前述《醫方問餘》合抄的《醫方規矩》、《藥品規矩》，內閣文庫藏《丹水家訓》刊本(元祿六年序，1693)，大塚恭男藏《醫學愚得》刊本(上卷刊於延寶九年，1681；下卷刊於貞享五年，1688)。第 102 卷載有花輪壽彥所撰〈解說〉。

日本醫史著作大多將名古屋玄醫視為古方派的開創者，是江戶時代漢醫界中，較早脫穎而出倡導張仲景學說者。這或許是因為他在讀了清代喻昌的《尚論篇》後，發憤研究古代醫經，主張排斥李朱之說，直接以仲景為師：「南陽之岐，後之塞路者，劉朱之徒，言陰陽之說者是也。」常將自己比作除楊墨、闢道路的孟子。同時強調「歷試」——經驗的重要，《丹水子》中談到：

> 醫之巧拙，似未可以瘥與不瘥定焉。惟宜任實能讀醫書、又多歷試者。即便實能讀醫書，若少年無所歷試者，不可妄任。何則？無所歷試，直述醫書所以療之，多取敗也。今人聞他邦之醫，則輕信投之。是何云？

但從總體上講，名古屋玄醫的學術思想，並不具備古方派的基本特點。其論說疾病，多以自己的基本主張為原則，引《內經》、《難經》為據；用藥則古今並用，《傷寒論》、《和劑局方》、金元各家，皆有選錄。故在中川修亭所著《醫方新古弁》中，是以松原一閑齋、吉益東洞、香川修庵、山脅東洋為「古方四大家」；或是以後藤艮山、香川修庵、松原一閑齋、山脅東洋為「古方四大家」。而大塚恭男則明確指出：「最初的主唱者名古屋玄醫的學術中留有濃重的金元醫學色彩，故實際上名副其實的創始人為艮山。」❼

2. 後藤艮山 (1659～1733)

名達，字有成，俗稱左一郎，又號養庵。自幼習儒學醫，貞享二年(1685) 隨父母移居京都，並開業行醫。

❼ 見《近世漢方醫學叢書》第13卷，大塚恭男所撰寫的〈解說〉。

艮山有「湯熊灸庵」的綽號，這是因為他在治療方面推崇溫泉、熊膽、灸法。史家以為這是他積極使用「民間療法」的表現，但如果全面審視他的醫學理論與治療方法的關係，或許會有更深層面上的理解。他曾對土佐的一位醫生說：

> 凡欲學醫者，宜先察庖犧始於羲皇，菜穀出於神農。知養精偏在穀肉，攻疾乃藉藥石。然後取法於《素》、《靈》、《八十一難》之正語，捨其空論雜說文義難通者，涉獵漢唐之張機、葛洪、巢元方、孫思邈、王燾等諸書。不惑宋後諸家陰陽旺相、府藏分配區區之辭。而能識百病生於一氣之留滯，則思過半矣。❽

從這段話中可以看出以下幾點：首先，作為素有儒學根底的艮山，與許多或為醫或不為醫的儒家學者一樣，對於食品的滋養作用十分重視。這是由於他們秉承了中國古代儒家經典中以為藥為毒物，不可輕嘗的旨意——毒藥攻邪，焉能補人元氣？欲求補益，唯有食物。落實到他的醫學實踐中，便成了「對飲食療法的重視」；並由此決定了對於所謂後世醫學滋陰補陽之說的排斥。其二，還是因為其具有儒學之素養，所以才能看到不同時代之醫學著作的內容差異，並從儒家務實的基本價值理念出發，做出了對於經典，要取正語、捨空論；對於後世方書，要廣為涉獵；對於宋明醫學著作中的陰陽旺相等空中樓閣之論，要做到不惑。最後，則是道出了他自己的病因、病理學說：百病生於一氣留滯。

從後藤艮山的醫學理論和治療方法上，並不能看到通常所說「古方派」獨尊《傷寒論》的特點。而日本的醫史學家之所以將其納入古方派的體系，並將其視為古方派真正的創始人的原因在於：首先，艮山明確

❽ 引自《近世漢方醫學叢書》第 13 卷，大塚恭男所撰寫的〈解說〉。

批評了宋以後的醫學理論，在這一點上所有的古方派醫家都是一致的；其次，在儒學方面艮山有復古學的傾向，他在經義方面頗仰慕仁齋，故使弟子香川修庵入其門下學習；其三，主張藥物的作用是攻邪，不能補元氣。而最為重要的還是在於他的醫學理論與治療方法均屬「日本獨創」。

3. 山脅東洋 (1705～1762❾)

名尚德，字玄飛、子樹，初號移山，後改東洋。通稱道作。東洋七歲學《書經》句讀，十三歲能作好文章。青年時代熱心鑽研宋儒的性理之說。入後世派醫家山脅玄修之門學醫，享保十一年 (1726) 入嗣，改用山脅之姓，故東洋的醫學始自後世派。又以艮山為師，但東洋對艮山的療法並不完全接受（批評艾灸、溫泉）。因善用《傷寒論》中的三承氣湯，而知其治傷寒之學。

學於艮山門下時，東洋因對中國古典所言五臟六腑之說持懷疑態度而詢於其師。艮山對他說，雖然不允許在人體上進行確認，但你可以解剖動物（獺）。按照老師的指教進行動物解剖後，對於大小腸的區別仍無頭緒，且人體與獺的內臟或有所不同。帶著這樣的疑問又過了十五年，終於在五十歲前後的時候夙願得償。寶曆四年 (1754)，京都西郊的刑場處五人斬首之刑，其中一名三十八歲的男屍被運至監獄前，並允許解剖觀臟。當時的解剖由官府控制，醫家並不動手，而是由以剝獸皮為業的人來操作。目睹了此次解剖的醫家小杉玄適，後來將此事告知杉田玄白，是有明和八年 (1771) 江戶玄白等的觀屍。

觀屍後一個月，東洋在佛寺為被解剖者行「慰靈祭」，死者的戒名為「利劍夢覺信士」。其意謂通過此次解剖觀察，使得東洋等人「大夢頓覺」。

❾ 此卒年所據為《近世漢方醫學叢書》第13卷中，大塚恭男撰寫的〈解說〉。而在宗田一《圖說日本醫療文化史》中作「1763」。

5 年後的寶曆九年 (1759),《藏志》乾坤二卷刊行(圖十五),其中收錄了寶曆四年的解剖所見及臟腑圖,附錄中除〈祭夢覺文〉之外,還有數篇東洋的醫說短文,自始至終洋溢著實證精神,然東洞派為解剖無用論者,原因在於「與治病無益也」❿。

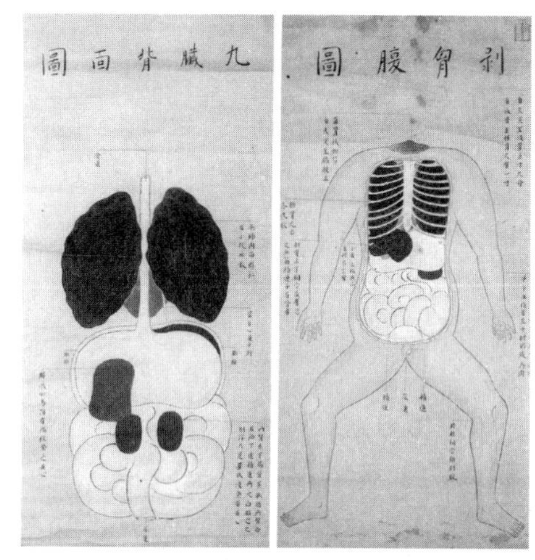

圖十五 《藏志》

4.並河天民 (1679~1718)、松原維嶽(一閑齋,1689~1765)、香川修庵(名修德,字太沖,1683~1755)

並河天民是「古學先生」伊藤仁齋的弟子,是著名的「儒醫」;香川修庵亦因其師後藤艮山對於仁齋的仰慕而入其門,創「儒醫一本」之說;而松原閑齋又是並河的弟子。仁齋之學使得這些人皆致力於闡明醫經之古義。由此可見,雖有「古醫早於古儒」之說,但從總體上講,儒學復古之風對於醫學的影響還是隨處可見的。

關於古方派中最可褒貶的人物吉益東洞,則留待下一節中潑墨詳述。作為後期的繼承者,則以中西深齋 (1724~1803)、岑少翁 (1732~1818)、村井琴山 (1733~1815)、吉益南涯 (1750~1813) 等較為知名。而由古方轉入蘭學的,則有首倡者杉田玄白 (1733~1871),以及小石元俊 (1743~1806)、桂川甫周 (1751~1809) 等⓫。

❿ 詳見宗田一:《圖說日本醫療文化史》,第 159–163 頁。

三、歷史地位

自古以來，許多革新運動都是以復古為名進行的。日本的古方派也是以回歸實證性的張仲景之精神為名，但實際上卻是以建立未必拘泥於張仲景的新醫學為目標⓬。由於古方派具備的兩個最基本特點：所謂注重實證經驗的「科學性」和日本醫學的「獨創性」，所以備受日本史家的讚譽。

然而從另一方面講，與其說古方派具備這樣兩個特點，毋寧說是後人據此標準去選擇適合的內容。如果將號稱古方派創始人之後藤艮山所創「一氣留滯」說、吉益東洞的「萬病一毒」說，與中國的金元四大家每人各創一個終極真理式的病因之說加以比較，恐怕就會覺得兩者之間頗有異曲同工之處。

客觀地講，古方派最主要的歷史作用在於使得醫界知道與瞭解了《傷寒論》，進而從不同角度對其理、法、方、藥進行研究。但是無論是從研究的方式，還是解釋的構建看，都很難將這些研究與使用者歸屬在所謂古方派的體系之中。至於引發注重解剖、實證等醫學革命性變化的根本要素，乃是西方醫學的傳入。可以說，如何看待與評價古方派的歷史地位與作用，最能體現「身在此山中」之日本醫學史家與「身在五行外」者的不同。

另一方面，凡是具有一定臨床經驗的醫生都知道，《傷寒論》中的一些方劑確實具有簡捷、效果明顯的特點。但又有多少醫家敢在高血壓眩

⓫ 《近世漢方醫學書集成》第74卷所載松田邦夫撰寫的〈解說〉。

⓬ 《近世漢方醫學叢書》第13卷，大塚恭男撰寫的〈解說〉。

暈時使用含有附子的「真武湯」；在感冒患者身上使用桂枝、麻黃、人參、附子呢？儘管當代漢方醫家和中國的中醫師中仍不乏以能恪守張仲景方自詡者，但中國方面的這類人物真是不乏紙上談兵、賈人居奇者，而日本方面的情況則需另當別論。首先，日本的生藥需要依賴進口，所以藥味較少、適合製成固定配方的簡單方劑自然佔有優勢；其次，「臨床行使治療與處方權的只限於取得西醫執照的醫師」，當代的漢方醫家已然「不可能從頭學起，《傷寒論》符合快、實用的要求」——換言之，古方之所以走俏，是被當成了「快餐食品」⓭。這就難怪高屋建瓴者會有如下批評：「然而遺憾的是，今日生存著的漢方醫學，不過是延續江戶時代以來後世派、古方派之餘緒。在誇耀日本獨特之醫方的另一面，是因此反而具有阻礙了其近代化發展的傾向。」⓮

瞭解這種實情後，還會相信「日本漢方大有超過中國發展之勢」的說法嗎？

⓭ 參見山本巖〈東洞の考え方・中國の考え方〉（《漢方研究》，〔3〕：99，1977）；廖雲龍以「再介紹日本漢方古方派的學術觀點」（《新中醫》，〔2〕：56，1982）為題的摘譯。其中，伊藤清夫、藤平健等都表述了這樣的觀點，並談到：「在日本，忽視基本法則卻又想取得最新成果的，可說是大有人在。」

⓮ 長濱善夫：《東洋醫學概說》，第 59 頁。

古方「岱宗」與「魔鬼」
——吉益東洞

在古方派著名醫家中，最值得關注與瞭解的當屬在學術上登峰造極、別樹一幟，志在復興「疾醫之道」的吉益東洞。所謂「疾醫」，語出《周禮》，記載當時的醫學與醫生分為四科——疾、瘍、食、獸。「疾醫」相當於現在的內科。吉益東洞站在「聖賢史觀」與復古的立場上，認為先秦的醫家扁鵲是疾醫的代表，而繼承其道的則是漢代的醫家張仲景。其後，由於陰陽五行、道家神仙之術昌盛，所以導致疾醫之道滅絕。因而吉益東洞一生為之奮鬥與追求的目標可以概括為一句話：復興具有兩千餘年之歷史，但自《傷寒論》之作者張仲景死後即絕而不行的「疾醫」之道，使醫學回歸正道！在「學」與「術」兩方面，吉益東洞均表現出與眾不同的鮮明特色，故可謂古方派中最具影響，但同時也是承載褒貶之詞最多的代表人物。藝備醫學會會長、醫學博士吳秀三在評價古方派諸多名人時謂：「於是等諸家間而拔其群、萃其

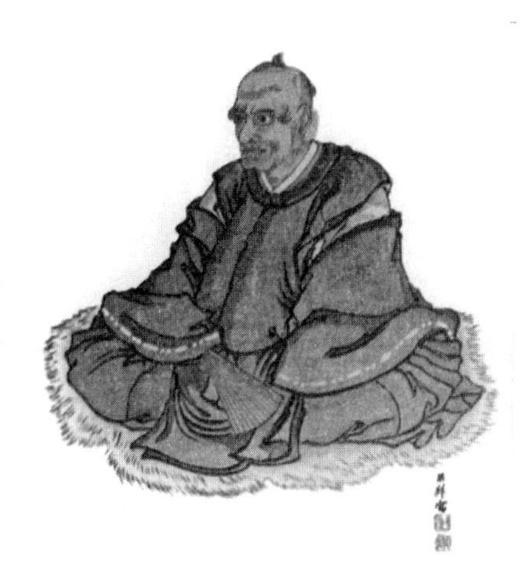

圖十六　吉益東洞像

精、為其岱宗者，即東洞先生也。」❶

一、歷盡艱辛的成名之路

生於安藝廣島的吉益東洞 (1702～1773)，名為則，字公言，通稱周助。其家族本姓畠山。以身為足利家「管領」而聞名的畠山政長乃其先祖。政長的弟弟名義就，世代以金瘡、產科為業。其四代孫義益改用自己的名為姓，其子又將義字改為吉；並整理家傳之方著成《換骨抄》，此即吉益姓氏以及所謂「吉益流金瘡產科」的由來。而東洞的爺爺、與《換骨抄》作者吉益助秀同輩的畠山政光後來也因仕途險惡而以醫為業。

東洞幼時，因聞祖上乃一代名族，故欲重振其雄風。遂習兵書、馳馬弄劍，對於祖父相襲的醫業毫無興趣。年稍長，思太平時節欲以武術復興家業實屬不易，始效古人「不為良相則為良醫」之說，決心學醫。時年十九歲，先隨祖父的門人習吉益流金瘡產科之術。一日忽謂:「懷孕者，婦人之常也；金瘡者，外傷也。無病則無藥而可，有病則隨證治之，何分科哉?」乃從家傳之方中採擇二三有奇效者，而置其他於不顧，專心於內科之研究。「寒夜避爐，以慎其眠；蚊螯攻身，以戒其睡」，遍閱《素問》、《靈樞》以降百家之書，至三十歲時又大有所悟:「萬病唯一毒，眾藥皆毒物，以毒攻毒，毒去體佳。」此即有名的「萬病一毒」之說。又因他極力反對當時醫家普遍習用的中國宋明醫學，所以常說:「非醫天下醫，

---

❶ 吳秀三廣引現存史料寫成相當於個人傳記的長文〈吉益東洞先生〉，載藝備醫學會所編《東洞全集》中。本章有關東洞生平事蹟的敘述，多取材於此文。又《東洞全集》所收吉益東洞以及出自其門人之手的著作計有十三種，本章所引文獻未另註明出處者，均係據此。

救疾之功也不多焉；非出京師，授教之業也不弘焉。」

為了治療眾醫之病和弘揚自己的主張，三十七歲的東洞於元文三年 (1738) 攜父母和妹妹來到京都，以「古醫道」為旗號開業行醫。當此之時，恥於自己不能復興家業而隱於醫的東洞，認為不應玷污本姓，始改用同族的吉益之姓。

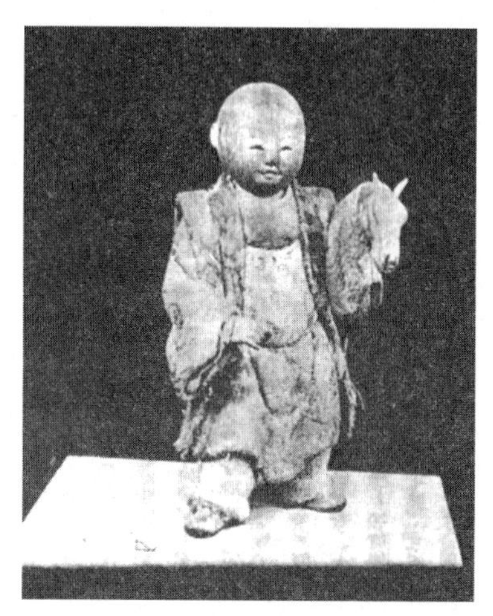

圖十七　東洞製做的偶人

雖志向遠大，但現實卻是殘酷的。醫業不興旺，幾乎沒有弟子入門，僅有的一點積蓄亦被盜，所剩唯有一個「窮」字。不得已只能在店中學著做人偶 (圖十七)、燒缽皿，賣幾個錢糊口度日，如此景象長達三年。據森立之《遊巷醫話》記載，此時東洞的家境是「貧居陋巷，但有一爐一鍋。滿堂盡是造偶人之木屑堆積，唯座右《傷寒論》一部時時披閱。」

東洞之友郕尾氏，仕於威震四方的佐倉侯，因公事入京而順訪故友。見其潦倒之狀，故薦東洞於佐倉侯。佐倉侯乃允招其為侍醫，郕尾大喜，告知東洞。孰料東洞卻謂：「始以子為知我者，今識子非知我者。吾雖貧而老親在，豈降吾志污辱祖先乎？貧者士之常也，窮達者命也。假令術不行，天未喪斯道也，吾果餓死耶？窮則必有達，行道樂道，貧困何憂?」辭而不仕。

延享元年 (1744)，東洞四十三歲，貧益甚。囊中空空一貧如洗，真正是「家無隔夜糧」。於是齋戒禁食七日，詣少名彥廟告曰：「為則不敏，過志古醫道。不顧眾懼，推而行之。今也貧窮，命在旦夕。我道非而天罰以貧與？為則知其是，而未知其非也！假令饑且死不敢更轍矣。大明

神吾邦醫祖也，請垂照鑑：道非其道，速斷吾命！若推而行，則必害萬人。誅一夫而救眾，固吾之所願也。」❷

一日，某經商的友人過東洞寓所，見其貧而贈以金銀。東洞以日後無加倍報答之能力而謝絕之。其友謂：「余贈金於先生，非為先生，而是為天下萬民，不必念償還之事。」東洞始拜受。由是可見其志操高潔之一斑。在繼續靠製做偶人糊口的生活中，使其聲名大振的機遇卻突然降臨。

一日，東洞照例將自己製做的偶人送到銷售的店鋪去，適逢店主人老母患傷寒病篤，乃自薦為其診治。臨病榻細細診看之際，得知已經帝室典醫山脇東洋診治，故索其處方觀之，謂：「當去掉石膏用之。」稍後，東洋先生來到病家，診察之後正當稍事思考時，店主人告之東洞之語。東洋先生乃額手稱歎曰：「我近日亦正在究心思量是否當去石膏，即聞其語，則今日去之。」離開病家，東洋先生即前往陋巷之中拜訪東洞。其後，店主人因老母痊癒而重謝東洋，然東洋先生卻謂：「彼時若無東洞之言，陷於誤治而不自知。全治乃彼之功也，謝金自當他受。」從此二人之交漸厚，東洞之名亦漸為人知。正所謂：「先生名所以益顯者，東洋揚之也。」❸

延享四年 (1747)，東洞四十六歲時，醫業已相當發達，弟子也逐漸增多，與松原閑齋、香川修庵、山脇東洋等知名醫家的交往也漸深，乃集這些共尚古醫方的同道一起研讀《傷寒論》。以松原年長而為講主，而東洞則每每與之爭論。

寶曆元年 (1751)，東洞五十歲時，選《傷寒論》及《金匱要略》中所載張仲景的藥方，加以分類，編成《類聚方》公諸於世。世人由此始明古醫方的方意。然後又從中擇出一百七十三個藥方，附上論證治效，是為《方極》。此乃其門的「方鑑」，目的在於闡明：在張仲景的藥方之

---

❷　《東洞遺稿・行狀》。

❸　《東洞遺稿・行狀》。

外，無可取之方也。明和年間，又就當時所用藥物，推其實際功用、究其藥物之能，做成一書名《藥徵》。復以問答體將自家的學問寫成《醫事或問》。另外，其弟子鶴元逸於寬延元年 (1748) 著《醫斷》，嚴恭敬於寶曆二年 (1752) 著《建殊錄》。前者述東洞的學說，後者為東洞的治療驗案。正是因為這些著作的流傳，東洞的學說才廣為世人所知。一時間公卿縉紳、遠近之人或求診，或問道，雲集門下好不熱鬧。但反對其學說者亦大有人在。

寶曆十二年 (1762)，東洞邀門人故舊宴於京都東山，舉杯而言：「吾今年六十一也，胤子幼弱（長子猷，年十三），弟子中尚無達於其道者。若大開家塾教授生徒，當有傑出之人生於其中。然資財不足，自今志於貨殖，以果此事。」從此東洞節衣縮食並經營藥材生意，數年後以所積之錢財開設一大私塾作為醫學講習所，收留那些有遠大志向的貧窮學生，以助成其願。

東洞晚年在京都西門外購地建屋，為速成此事以致折戟商場。明和六年 (1769)，以「其年既老，恐志願之不達，欲速其功，反失計劃，大亡貲財，於是百事皆壞，鞅鞅不樂。家事悉任長子猷。」並欲遊歷各地，以救患病不能來京師者。此後，多有各路諸侯聘請之事，皆辭而不就。

安永二年 (1773)，東洞年七十二。九月卒然目眩、舌僵不語而亡。

二、復古大旗下的醫學革新

自藤原惺窩於文祿二年 (1593) 初窺南京船載來的程朱之說，以往根據漢魏註疏解釋經義的學風便開始發生變化。宋儒的學說，最終成了德川時代佔據統治地位的官學。然而恰當此時，又有世稱「古學先生」的伊藤仁齋出，以為體用理氣等皆為佛老之浮辭，非聖人之教；其子伊藤東涯、弟子並河天民繼之，大振其學於關西。同時，初奉洛閩學、駁仁齋，但終盡棄宋儒之說，以修古文辭為階梯，研究經典，銳意復興聖人之學的荻生徂徠，也與弟子太宰春臺 (1680～1747)、服部南郭 (1683～1759)、安藤東野 (1683～1719)、山縣周南 (1687～1752)、平野金華 (1688～1733) 等共同樹立起所謂復古之學的大旗，成為德川時代極具影響的一大學派。十八世紀上半葉，乃是復古學派最為昌盛的時期。

在醫學領域中，當以商貿為主要通道的文化交流開始活躍時，知識的傳播便隨之出現了從宮廷向民間的轉移。這時，代表著中國當時最新醫學水準的「宋明醫學」首先為日本醫界普遍習用。此後，隨著復古之風的興起，日本醫界才出現了研究與信奉漢代張仲景《傷寒雜病論》的所謂「古方派」，並將前此即已形成的接受與使用宋明醫學的醫家稱之為「後世派」。

追溯古方派的興起，當時中國醫界對於《傷寒論》的重視與研究可謂原因之一。例如始倡其說的名古屋玄醫，在儒學復古之風興起之前，已然因為讀清代喻昌的《尚論篇》而發憤研究古代醫經，從而主張摒棄當時醫家所普遍習用的李朱之說，直接以仲景為師。其後，後藤艮山又是在名古屋之說的影響下，認為陰陽、臟腑皆屬不足取的後世之說，而致力於研究與臨床治療密切相關的方書；並將醫學理論簡化為：「能識百病生於一氣之滯留，則思過半矣。」其學說通過弟子香川修庵、山脇東洋而大揚於世。

古方派興起的另一重要原因，則是儒學領域復古之風的影響。例如後藤艮山在經義方面頗仰慕伊藤仁齋，遂使弟子香川修庵入其門下學習，故修庵唱「儒醫一本」之說；以古醫方雄視一方的儒醫並河天民，及其弟子松原閑齋，也是出自仁齋的門下。仁齋之學使得這些人皆致力於闡明醫經之古義。而吉益東洞則是以宗徂徠之說的周南為師，一心鑽研其道。他認為：「儒醫雖不同也，其復古一也」❹；「時哉命哉復古之秋也」❺。又說：「不學古文辭者，不能讀（《傷寒》、《金匱》）也」❻。足見儒學復古之風與古方派的興起具有密切的關係。

正是由於當時日本社會中的儒學與醫學存在著這樣的共性與可比性，所以東洞才將先於自己倡導使用《傷寒論》方藥的山脇東洋比作伊藤仁齋，而將自己比作後來居上的荻生徂徠：「我醫方譬之今之儒流，東洋伊藤仁齋也，先眾啟其端焉；吾業不敢讓，荻生徂徠焉。」

然而，古方派所提倡的究竟是什麼，其道理又何在呢？吉益東洞在《醫事或問》中是這樣說的：

> 古昔醫有三，曰疾醫、曰陰陽醫、曰仙家醫也。《周禮》所謂疾醫見定病毒所在，視其毒處方取去病毒，故盡癒諸病疾苦。扁鵲仲景所為是也。陰陽醫不視病之所在，唯以陰陽五行相生相剋論病，皆臆見，故非明白之治。漢之太倉公是也。仙家醫煉氣，或服煉丹，為人而習功同造化之事，故行者少、害亦少。葛洪、陶弘景、孫思邈等是也。……扁鵲仲景之道絕，其後未聞一書一人論疾醫之道。其根源在漢之太倉公。

概言之，東洞是將中國傳統醫學的發展歷程分為性質不同的三個流派，從時間先後的角度看，也可以說是三個階段：

其一，是出現最早的「疾醫」。在《周禮・天官・冢宰》中記述當時

❹ 《東洞遺稿・與秦與一書》。

❺ 《東洞遺稿・寄長門縣次公書》。

❻ 《東洞遺稿・送谷子蕘歸赤穗城序》。

的宮廷醫生分為食醫、疾醫、瘍醫、獸醫四種。從其掌管的治療範圍和後代醫學分科的角度看，所謂「疾醫」，大致相當於內科醫生。但在東洞眼中，「疾醫」的特點在於：沒有那麼多的理論學說，僅僅是根據疾病之所在（病毒所在），處以方藥，從而達到「取去病毒，故盡癒諸病疾苦」的目的。先秦時代的名醫扁鵲和東漢時期的張仲景，都屬此類醫家。

其二，是漢代才出現的「陰陽醫」。東洞認為：以西漢太倉公淳于意❼為代表的此類醫家，以及成書於該時代的今本《黃帝內經》、《神農本草經》、《難經》等等，都是「唯以陰陽五行相生相剋論病」，純屬脫離實際的「臆見」，而不是針對疾病之所在的「明白之治」。

其三，則是晉唐時期出現的「仙家醫」。此類醫家的特點是試圖通過煉氣、服用丹藥而參與天地造化（長生不死），顯然不是醫學正軌。

就這三個醫學流派而論，「仙家醫」為數不多，所以危害亦小；大行於世的「陰陽醫」，純屬空談，根本不能治病；最為寶貴的「疾醫」之道，卻因「陰陽醫」的興起而滅絕！東洞在這個框架下處理所有古代資料。例如對於《漢書・藝文志》〈方技略〉後的感歎性文字「有病不治常得中醫」，亦解釋為「漢時既疾醫絕滅，特陰陽醫行而有此諺耶。陰陽醫之於治無益可以知矣。」❽

總之，他認為中國自東漢張仲景之後，「疾醫」之道已然滅絕。所以無論是中國還是日本，大行於世的都是「陰陽醫」。這些醫家大多泥於陰陽五行之鑿空之說；只知據此論說病因，而忽視診察病候；臨床治療唯恐損元氣而多用溫補之藥，不敢使用攻擊疾病的藥物進行治療。其結果是，天下醫師既不能療疾治病；醫道傳授之業亦無法弘揚。所以必須恢復古代「疾醫」的治病之道。對此，我們既可以稱其為「復古」——因

---

❼　其生平、學說及醫案，見於《史記・扁鵲倉公列傳》。

❽　《古書醫言》4。

為他們的核心主張是以「疾醫之道」，即東漢張仲景使用的古方、古法取代宋以後的醫學理論與方藥；但也可稱其為「革新」——因為這畢竟是對現狀的批判與變革，且所復之古，未必就是「真古」。這種「復古」旗幟下的醫學「革新」，與歐洲文藝復興的形式與內涵，真是十分相似。

說到所復之古，是否為「真古」的問題——即用以取代宋明醫學的「仲景之學」，是否真是古代張仲景所使用的醫學理論與治療技術的問題，東洞在《寄長門縣次公書》❾中談到：

> 僕少事於醫，而醫道多歧。張仲景及孫思邈、王燾者有焉，劉完素、張元素、李杲、朱震亨者有焉。其子其孫，副墨洛誦，不可枚舉也。初，僕為劉張李朱之術，而病不治；乃更為王燾、孫思邈。為張仲景而猶未也。忽覺夫副墨之子洛誦之孫，擾擾相聚，屋上架屋，塞井為臼，嚮所謂仲景非真仲景。因退審察，自鑿其塞者，去其架者，而始豁然見其法度備具焉。於是乎，知古今治異。乃信學於古訓有獲，遂好古矣。

從中可以看出，東洞在為醫之初，同當時其他醫家一樣，學習與使用的乃是後世派所秉承的金元四大家，即所謂「劉、張、李、朱之術」。但因對治療效果不滿意，而向上追溯到唐代王燾、孫思邈，乃至漢代張仲景之學，但卻發現後人傳誦的「仲景之學」非「真仲景」！

然而何為「真仲景」呢？其實這並非僅僅是吉益東洞一個人所關心的問題。為了要瞭解這些問題，在此不得不先對《傷寒論》的歷史做一最簡單的介紹。

據說曾官居長沙太守的張仲景，因宗族大半死於外感病（傷寒），於

❾ 收在《東洞遺稿》中。

是勤求古訓、博採眾方，編撰了《傷寒雜病論》。西晉太醫令王叔和取其中專論傷寒的內容，編成《傷寒論》。但直到宋代，此書並未受到醫家的普遍重視，例如唐代醫家王燾所編《外臺秘要》在引用諸家有關傷寒的論說時，並未提到此書，只是在羅列治療方藥時採用了《傷寒論》中的若干方劑。所以宋代校正醫書局校刊此書時感歎，自漢至宋八百年間無人識此。然而從宋代開始，註釋此書的醫家卻越來越多；書中按三陰三陽將外感病分為六個階段的方式，也被上升為辨證論治的體系，謂之「六經辨症」；張仲景則被尊為「醫聖」。至今，中醫界仍公認此書是歷史上第一部理、法、方、藥俱備的經典著作。

然而歷代醫家在以註釋的方式來考據與研究此書時，一直就被兩個問題所困擾。一是究竟哪些文字屬張仲景原文，哪些是王叔和等後代整理者所竄入？其二則是該書眾多條文原來的編撰次序為何？一言以蔽之：何為「真仲景」？

如果是站在史學研究的立場上看，探討《傷寒論》的原貌，無疑是極為必要和有價值的。然而無論是中國歷代的註釋研究，還是日本的古方派，他們對於《傷寒論》原貌，即所謂「真仲景」的探究，都不是出於史學目的。而是在「聖賢史觀」的驅使下，醉心於尋找那些失落的、被後世荒謬所淹沒的古代智慧。實際上，在近代社會普遍接受「進化史觀」之前，所有的人大都如此，區別只是在於遵奉的古代聖賢不同而已。例如後世派的人們雖然習用的是代表著中國最新醫學水準的宋明醫學，但在他們看來，這些都是源自黃帝、神農等古代聖賢的智慧與教誨。

如果是站在進化史觀的立場上看待漢代以降千百年來後人對張仲景《傷寒論》的整理、註釋，恐怕很難簡單地說是「篡改」。因為正是由於有了這些大膽的取捨與重新編排，甚至是某些新內容的竄入，才形成了一本專門論說外感病的獨立著作《傷寒論》；才使得「六經辨證」成為一個輪廓清晰的辨症論治體系。否則,《傷寒雜病論》也許永遠只是一本兼治外感與雜病的方書。甚至可以說,無論是從理論發展的角度看,還是從指導臨床治療方面講,經過「篡改」的《傷寒論》都比那個醫家心目中無比尊崇的原本更有價值。

同時還要考慮到,無論是中國的《傷寒論》研究者,還是日本的古方派代表人物吉益東洞,他們在尋求「真仲景」的過程中,實際上都沒有任何新的史料或其他旁證可資真偽之辨別。那麼從本質上講,任何一幅後人繪製的「真仲景」圖像,難道不都是按照自己對於「理想醫學」的理解和評判標準,對於該書所做的一次新的整理嗎?然而東洞勾畫「真仲景」圖像的作業方法,確實與一般文字考據者存在著本質的不同,從而使得日本的漢方醫學中出現了一種「據症遣藥」的新趨向。

另一方面,雖然其弟子在整理東洞驗案而成的《建殊錄》〈凡例〉中說到:「先生之術,專述長沙,不自立方。雖一藥增減,必據仲景。」但又說:「而其有實驗者,宋元諸家固無論。雖俗間所傳,不必擯棄。務在於取實效,何必拘名之為乎?故雖為仲景方,或徵之治驗而未見其效者,亦皆斥之不妄收錄。」他自己也說過:「世俗所謂名方者,間有奇效。故醫傳之,非醫者亦傳之。不審其所出,而一時施用有驗者,相傳以為名方也。蓋載書籍者未必佳,傳俗間者未必不佳。宜博求普問以輔其術矣。」[10]正因如此,所以自然導致一些仰慕者在全面瞭解其「學」(復古)與「術」(實證)之後,會指責他「言行不一」。對此,東洞搬出孔子為例,以證其合理:「有益國家之事,孔子亦非先王之法,而謂吾從眾。一概守法或泥於書籍者,不能得術之事也。」[11]

---

[10] 《醫斷·名方》。

[11] 《醫事或問》。

三、以「毒」為核心的疾病觀、治療法

吉益東洞在徹底否定被其稱為「陰陽醫」的中日兩方面之醫學理論與治療體系的同時，在病因學方面提出了「萬病一毒」之說；並通過「諸藥皆毒、毒即其能」，「以藥之毒攻病之毒，故疾病得除」的後續之說，將病因、病理、治療聯繫在一起，從而構建起本學派的理論體系。就「萬病一毒」的病因學說而論，一般認為這與後藤艮山「萬病生於一氣之滯留」的觀點具有某種啟承關係。但更為直接的源頭，恐怕還是在於《呂氏春秋》中有關疾病之源的論說：「至《呂氏春秋》〈盡數〉、〈達鬱〉二篇，拍節仰天而歎曰：嗟聖人之言，信而有徵！是治病之大本良方、萬病唯一毒之樞機也。」⓬

關於「毒」的來源或成因，他是這樣解釋的：「夫人生可入於形體內者，飲食也。而守節不過，則無病體健也；失節大過，則病生羸弱也。而又其飲食不通利於二便，則糟粕留滯於內為穢物。命之曰鬱毒，是即病也。故疾醫為萬病，唯一毒而去其毒。其毒以汗吐下而解去，則諸病疾苦盡治焉。」⓭同時他又說情欲妄動也可導致「毒生」。

東洞在強調實證，反對說理時，大概忽略了他自己所說「萬病一毒」就是在說理，而且是「終極之理」——沒有例外。又說「疾醫」的特點是「不論其所以然」的問題，但在說明何以「萬病一毒」時，卻以飲食失節、二便不通、淤積為毒做出了「所以然」的解釋。

東洞「萬病一毒」的病因學說，實際上與中國的金元四大家各自提

⓬ 《古書醫言》卷2。

⓭ 《古書醫言》卷2。

出一個終極病因十分相似。尤其是和四大家中所謂「攻邪派」張從正的觀念更是如出一轍。同時代與之類似的還有惠美三白 (1709～1781)⓮所主張的「二毒說」——先天存在的父母之遺毒為「胎毒」，後天得自飲食的為「食毒」。又有「胸間的宿毒」和「腸間的水毒」之說。惠美三白的「二毒說」雖然與東洞的「萬病一毒」說相違，但同樣「弟子眾多、遠近聞名、海內病客雲集」；東洞對他的評價是：「足下天下良工，明鑑識朗」。

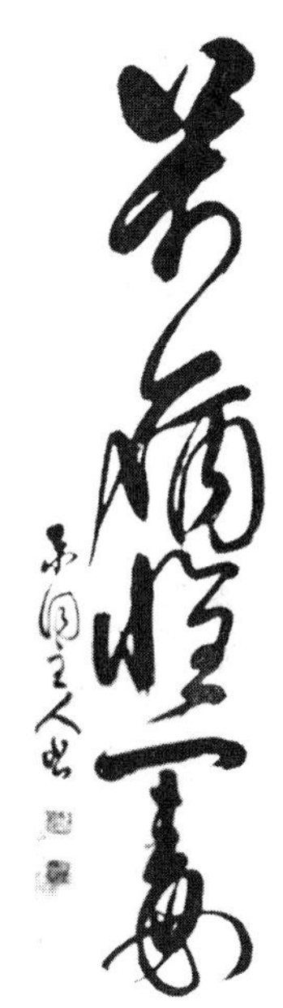

圖十八　東洞手書「萬病唯一毒」

然而不論是中國金元四大家在病因方面分別提出的「火熱為害」、「脾胃虛損」、「邪氣入侵」、「陰血不足」，還是日本醫家的「一氣留滯」、「萬病一毒」或「二毒」，這些終極真理式的理論學說，雖然對醫家的基本思維模式、疾病觀、治療原則等具有相當的影響，但與具體的治療之術間，畢竟還有一定距離。正像龜井南冥在《我昔詩集》中所記載的那樣——理論之「說」與實際治療之所「為」並不一致：

> 吉村遍宜遊京師，從吉益東洞受古醫方。既疑其說有與術矛盾者，數就質問。東洞未明辨之，或詼辭折之，或冷笑緘默，不肯質對。居七十餘日，遍宜惑亦甚，屢侍間燕，從容問曰：先生為天下後世創造一家言，以教育多少英才，固當無所欺誣。而今所說非所為，所為非所說。

⓮ 惠美三白 (1709～1781)：東洞的同鄉、好友、同道。與東洞共誓成才、海內揚名後分手。惠美留在安逸，東洞去了京都。兩家皆以「晚成堂」為號。

然而如何將「學」與「術」結合在一起，以解決實際治療的問題呢？吉益東洞在《古書醫言》卷四中說：「嚮讀於《呂氏春秋》，而雖有獲於病之大本為一毒，然未獲其治法也。故孜孜汲汲，夜以繼日，久之始獲於《傷寒論》。」

接著他又說道：《傷寒論》「是三代疾醫治萬病一毒之法也。……此方與《呂氏春秋》所言同為萬病一毒。其視毒之所在，以處其方，何病患不治哉?!」

所謂「毒之所在」，也就是疾病的臨床表現。東洞認為，《史記・扁鵲倉公列傳》所言「病應見於大表」的意思就是病人的臨床症狀；「越人之為方也，不待切脈望色聽聲寫形，言病之所在」表明以扁鵲為首的古代「疾醫」在診病與治療時，都是根據臨床症狀處以方藥，而沒有診脈之法、陰陽之論。這就是東洞所欲復興的「疾醫之道」的關鍵所在——據症施藥，不問其因。在東洞與其弟子的著作中隨處可見對此觀點的反覆論說。例如：

> 《東洞遺稿・復木龍介書》：「如吾醫術，隨證而調劑，不論其因。試其事，而攘浮說。」
>
> 《建殊錄》〈凡例〉：「諸治唯從見證，不取因（病因）脈（脈狀）。」
>
> 《醫斷》：「先證而不先脈，先腹而不先證也。」
>
> 《藥徵》：「夫秦張之治疾也，從其症而不取因矣。因者想像也。以冥冥決事，秦張所不取也。」
>
> 《醫事古言》：「病應見於大表者，隨見症施治方之謂也。後世先病因，後其症候，可謂失古醫法矣。」
>
> 《古事醫言》卷二：「病應見於大表，是古今治法之規則也。非見於大表，則何以傳人？如陰陽醫，則不見於大表。理以推其因，

理者無有定軌。故見一病人，而師弟相反目。無規矩準繩也。扁鵲不然，以見於大表定治法，故師弟無異。有規矩準繩也。」

然而吉益東洞究竟是如何孜孜汲汲、夜以繼日，最終在《傷寒論》中找到了「三代疾醫治萬病一毒之法」的呢?《藥徵》就是這一獨特「復古」作業的結果。

四、《藥徵》的復古作業

吉益東洞對於《傷寒論》的基本看法是：首先，此書雖然題為張仲景撰著，但張仲景只是「傳方之人」——這些方劑的來源是先秦扁鵲等「疾醫」。其二，西晉王叔和的整理，導致訛謬錯亂，難辨真偽。其三，後世「以《素》⓯、《靈》、《難經》之意釋之疏之，以致方枘圓鑿，後之讀其書者所以益讀益誤也。」所以必須「先就良師學疾醫之道，能通曉古今醫道之變亂，然後臨其書，譬猶懸明鏡以見妍媸，邪正真贋不可得而掩。而後方可以見仲景之真面目矣。」⓰以下我們就來看看東洞是如何通過《傷寒論》來探尋古代「疾醫之道」的。

《藥徵》⓱共三卷，依主治、旁治、考徵、互考、辨誤、品考之序，分別論說了五十三種《傷寒雜病論》中出現的藥物。東洞在該書〈自序〉中對於這六項的立說依據和內容有如下解釋：

⓯ 書中作「毒」，顯然屬排印之誤。

⓰ 《東洞先生答問書》。

⓱ 引文據廣瀨秀雄等編《日本思想大系》第63冊《今世科學思想（下）》（東京：岩波書店，1971年，第297–341頁）中收錄的1785年《藥徵》刻本。

主治——「以量之多少，知其所主治也」。

旁治——「視病所在，知其所旁治也」。

考徵——「參互而考之，以知其徵」；又說：「次舉其考之徵，以實其所主治也」。

互考——「次之以方之無徵者，參互而考之」。

辨誤——「次之以古今誤其藥功者，引古訓而辨之」（此項不是每藥均有）

品考——「次舉其品物，以辨真僞」。

無論是從書名，還是從結構與內容上看，似乎都可以說《藥徵》是一本專門講述藥物知識的「本草」著作。所以往往被作為「藥物學」著作來加以評價，以為「此書作為藥劑書」，「使藥的性能專一化，而不雜多。若用之適當，則其功能顯著。」但實際上該書所欲說明的問題以及其中所蘊含的深刻見地，絕非「本草」一詞所能恰當表述。事實上，站在尚古立場上的吉益東洞，在該書中所要闡明的問題與達到的目的乃是：通過對於《傷寒雜病論》中「藥物」與「病症」之關係的分析，以求在「世遠、人泯、經毀」的今世，追溯與窺知古代聖賢——扁鵲和張仲景，所謂《周禮》中所說「疾醫」的用藥真意；從而摒棄後世本草書中的虛浮不可取之論，真正把握各種藥物的「主治」。

據吳秀三所作〈吉益東洞先生傳〉云，此書係吉益東洞撰於明和八年 (1771)[18]，此時東洞已是七旬古稀。在稱之為「南涯本」的《藥徵》傳本上，有吉益猷（南涯）於明和八年所寫〈附記〉稱：「家翁之作《藥徵》也，改稿凡七矣。學之久習之熟，默而識藥之功，然後漸定矣。」與

[18] 後經弟子田中殖卿、加藤白圭等共同校訂，由其子吉益猷刊行於東洞逝後十二年的天明五年 (1785)。

作者的其他著作相較，可以說無論是從研究東洞本人的角度講，還是從對後世的影響看，《藥徵》都具有更重要的價值⑲。

首先，在研究方法上，儘管東洞始終自我稱道是以「實驗」的方法來瞭解古代醫方與藥物的主治、功能⑳，但實際上，其真實的研究途徑乃是將《傷寒雜病論》中出現同一種「藥」的方劑加以歸納；進而在這些方劑的適用症中尋找共性。結果發現：《傷寒雜病論》各方劑的構成中之所以有某種相同的藥物，是因為這些方劑的適用對象都有某種相應的病症。東洞就是採用這樣一種具有「歸納」與「統計」意味的方法，對更加久遠、沒有「所以然」之本意說明的歷史資料進行處理，從而得出至少是能夠自洽的、有關原始本意之「所以然」的解釋。應該說，這種研究方式在古代東方社會中是不多見的。

其二，東洞對於古代聖賢用藥本意的闡釋可以概括為一句話：「有是證（症）則用是藥」。正像當代的日本學者在研讀《藥徵》時所感歎的那樣：「啊！真了不起，這簡直就是計算機程式。」其意是說：只要將各種藥物的主治和患者的病症輸入計算機，不就可以得出處方了嗎？正是由於以東洞等人為代表之「古方派」的遣方用藥法則，比秉承中國宋明醫學體系的「後世派」更加符合日本人輕理論、重實際的性格特徵，所以十分容易被日本的漢方醫學家所接受並加以應用。這或許就是當今日本漢方醫學仍然愛用《傷寒論》之原方，不尚加減變化的歷史根源與民族

⑲ 當代著名漢方醫學專家大塚敬節評述該書謂：「《藥徵》是東洞投入心血最多的著作，最終還是在沒有達到令自己滿意的情況下病逝。然而就對後世的影響而言，在東洞的著作中沒有能出此書之右者。」見氏著《近世前期的醫學》，載《日本思想大系》第63冊《近世科學思想（下）》，1971年，第531頁。

⑳ 《藥徵・自序》謂：「《本草》之云，終無其驗焉。故從事於扁鵲之法，以試其方，四十年於茲」；「以試其方之功，而審其藥之所主治也」。

性格根源。從某種意義上講，二十世紀日本對於中藥有效成分的研究風尚，實屬與吉益東洞「藥皆毒，毒即能」觀念同源而異流的產物。此外，在對後世影響方面還應注意到，日本的古方派，尤其是對於《傷寒論》的考據性研究與精神推崇，都曾對近代的中國中醫產生過一定影響。

再三，《藥徵》作者所欲闡明的問題雖然僅僅是「藥物的主治」，並告知醫者：據此治病，才能效如桴鼓。但其研究方法似乎還為我們研究古代方劑如何產生，提供了一條思考路徑。

方劑，通常是指針對某種疾病、由多種藥物組成的治療處方㉑。傳世的中醫著作，有相當一部分是方書，記錄的方劑成千上萬。就方劑而言，自然有其實用價值和立足於此的種種研究，但對於史學家和理論研究者來說，最令他們感興趣的，無疑是這些方劑是如何產生的？構建一個方劑所依據的理論基礎是什麼？為了要討論這個問題，首先需要對方劑的發展歷史及有關組方的理論稍加介紹。

中國傳統醫學的方劑——即以複數藥物組成治療某種疾病之固定處方的方法起源於何時，無從稽考。據現存最早的目錄學著作《漢書・藝文志》的著錄可知，西漢時期有《五藏六府十二痺方》等十餘種方書，計二百七十餘卷在世。但這些方書均早已亡佚，致使後人無緣窺其馬跡蛛絲。至東漢末年，有據稱是長沙太守張仲景所著《傷寒雜病論》問世，並因西晉太醫令王叔和的整理、宋代校正醫書局的校勘而流傳。因而對於宋代以來的醫家來說，雖然能夠在今本《黃帝內經》和宋以前的醫家著作中見到一些早於《傷寒雜病論》或與之同時代的方劑，但由於在他們看來，這些方劑僅僅是方劑——沒有體系可言，所以通常都是將經王

㉑ 雖然也有個別由一種藥物構成的方劑（例如人參一味藥煎湯謂之「獨參湯」，可以用於回陽救逆），但從總體上講，方劑基本上都是由兩種以上的藥物組成的。

叔和整理而成的《傷寒論》奉為「方書之祖」。近代以來，通過考古發掘得到一些早於《傷寒雜病論》的古醫書，其中尤以1973年湖南馬王堆漢墓出土的帛書《五十二病方》㉒載錄醫方最多。這些較為原始的方劑，固然有彌足珍貴的史學研究價值，但對於注重實用的臨床醫家和研究方劑之「體系構建」的當代學者來說，其目光依然聚焦在所謂「理、法、方、藥」俱備的《傷寒論》上。

組方理論——即何以要用這些藥物組成一個方劑來治療某種疾病？在宋以前的方書中基本沒有說明。醫學理論著作中，只有後人竄入今本《黃帝內經》的〈至真要大論〉談到方劑的構成原理，即眾所周知的「君臣佐使」之說：

> 君一臣二，製之小也；君一臣三佐五，製之中也；君一臣三佐九，製之大也。

這裏只有「君」、「臣」、「佐」，未言「使」。另有一句提到「使」，但又未言何謂「佐」：

> 主病之謂君，佐君之謂臣，應臣之謂使。

此外還有一段比較長的文字，也提到「君」、「臣」：

> 氣有多少，病有盛衰，治有緩急，方有大小，願聞其約奈何？岐伯曰：氣有高下，病有遠近，證有中外，治有重輕，適其至所為

㉒ 其墓葬年代為西元前168年。這些簡帛醫書的具體內容，詳見《馬王堆漢墓帛書（四）》（北京：文物出版社，1985年）。

> 故也。大要約：君一臣二，奇之製也；君二臣四，偶之製也；君二臣三，奇之製也；君二臣六，偶之製也。故曰，近者奇之，遠者偶之；汗者不以奇，下者不以偶；補上治上製以緩，補下治下製以急。急則氣味厚，緩則氣味薄，「適其至所」此之謂也。病所遠而中道氣味之者，食而過之，無越其制度也。是故平氣之道，近而奇偶，製小其服也；遠而奇偶，製大其服也。大則數少，小則數多，多則九之，少則二之。奇之不去則偶之，是謂重方。偶之不去，則反佐以取之。所謂寒熱溫涼反從其病也。

總之，後人大概就是依據這些文字歸納出「君臣佐使」之說，並稱其為組方理論。甚至讚揚說：「即以現在配製方劑的水平來衡量，它不僅毫無遜色；甚至說某些配方，還不曾達到這樣高的水平。」㉓然而姑且不論這篇涉及「君臣佐使」組方理論的〈至真要大論〉的撰寫年代究竟要晚到何時，關鍵是這一理論對於客觀存在的無數方劑來說，究竟是「中醫方劑組成法則」㉔，抑或只是空中樓閣？例如第三段引文中說「下者不以偶」，而《傷寒雜病論》中的峻下之劑「大承氣湯」正是由偶數藥物組成；又說「奇之不去則偶之」，則奇偶之分也就沒有什麼意義了。再者，上述三段引文中只有一處提到「使」的定義——「應臣之謂使」，且不說這與通常所謂「使藥的作用是引導君藥直達病所」的解釋不符，還應看到：實際上「引經藥」的使用是金元時期才出現的事情。所以可以認為，無論是「君臣佐使」說本身，還是「大、中、小」和「奇、偶」之製中的君藥、臣藥、佐藥的數目，無非都是比附人間社會的產物。然而當代學人卻認定這就是《傷寒雜病論》諸方劑制定時所依據的法則。例如㉕：

㉓ 任應秋編著：《中醫各家學說》，上海科學技術出版社，1980 年，第 273 頁。

㉔ 南京中醫學院編：《中醫學概論》，北京：人民衛生出版社，1959 年，第 276 頁。

麻黃湯的組織

君——麻黃（發汗解表）

臣——桂枝（助麻黃發汗解表）

佐——杏仁（助麻黃平喘）

使——甘草（協和諸藥）

調胃承氣湯的組織

大黃　君——清熱攻裏

　　　使——自入腸胃

芒硝　臣——鹹寒軟堅潤燥

甘草　佐——緩和硝黃峻瀉，有調胃，潤燥作用

換言之，一個方劑中不管有幾種藥，都會被分列到君、臣、佐、使四項之下；反之，這四項也必須有對應的藥物，哪怕只有兩種或三種藥。

實際上，較為注重客觀事實的學者對於這種論說雖然大多採取皮裏春秋——不加直接否定的態度，然而他們在論說方劑學理論的發展歷史時，雖然可能會提到今本《黃帝內經》中的「君臣佐使」說，但基本上是認為要到宋代以後才有真正的方劑理論與實際應用。如郭天玲、朱華德主編的《現代中醫藥應用與研究大系》第三卷方劑㉖是這樣說的：

有關方論及方劑學的研究始於何時，有何進展，現代醫家亦有所論及。有的認為金代成無己首開方論先河，他所撰《傷寒明理藥方論》對扭轉宋以前注重醫方的臨床應用而輕視醫方理論探討的傾向有著重要的影響；有的認為明代張景嶽把方劑按功效進行分

㉕　南京中醫學院編：《中醫學概論》，第 277 頁。

㉖　上海中醫藥大學出版社，1996 年，第 8 頁。

類，把眾多方劑統轄在多種治法之下，使治法成為方劑學研究的重要內容，從而使方劑擺脫了附屬地位，形成獨立的學科。故認為方劑學形成於明代，以張景嶽的「醫方八陣」為代表。徐寶圻等認為，北齊徐之才有十劑之說，以後也有按治法分類的，但真正立足於方劑本身的特點，按功效進行分類，形成外部框架，並有方義闡釋等方劑的理論內核，則是清代汪昂的《醫方集解》，該書基本具備了方劑學體系的完整結構，是方劑學成為專門學科的奠基之作。

需要說明的是，即便是在有了「方論」或「方劑學」的時代，也不能認為所有新方劑的產生都是按照一定的理論制定的。而在此之前，必定是先有方，後有論。這也就是本文何以要說，吉益東洞對於《傷寒論》的藥物研究，「為我們研究古代方劑如何產生，提供了一條思考路徑」的原因所在。按照東洞歸納的結果，方劑中之所以使用某種藥物，必定是因為有相應的症狀存在。我們不妨以「甘草」為例，看看兩種解釋中，哪方更為合理。

首先，東洞通過歸納《傷寒論》中使用甘草的方劑，認定甘草的功能是「主治急迫，故治裏急、急痛、攣急。而旁治厥冷、煩躁、衝逆之等」；然後以極具說服力的邏輯推論，從兩方面批駁了甘草在方劑中的作用為「解毒」、「調和諸藥」的後世之見，即：

1. 所謂「毒」，就是藥物的「能」。故曰：「若解其毒，何功之有?」
2. 如果是為了「調和諸藥」，那就應該所有的方劑中都用。然「長沙方中無甘草者居半」——即為何有的方劑中用，有的不用?

除了這種邏輯性的辨說本身就具有極強的說服力外，還可以借用現代藥理研究的結果作為旁證。例如柯雪帆主編《現代中醫藥應用與研究大系・第四卷傷寒及金匱》㉗中，對芍藥甘草湯有如下論說：

> 本方僅芍藥、甘草二味相配，酸甘化陰，柔肝舒筋，和營通絡，緩急止痛，原為傷寒誤汗導致腳攣急、不能伸展之證而設。近代多用於諸種疼痛……。
>
> 芍藥所含的芍藥甙有解痙作用，據分析是對平滑肌的直接作用。……又有鎮靜、鎮痛與抗驚厥作用，它對中樞神經系統的不同部位，均顯示一定的抑制作用。芍藥的解痙作用也表現在血管平滑肌上，有擴張外周血管的作用……故血壓也輕度下降，這與廣泛的中樞抑制作用相合，用於有明顯中樞興奮症狀的陰虛陽亢的高血壓患者常有良效。（還有擴張冠狀動脈、抑制血小板聚集、抗菌、抗炎、改善肝功能的作用）
>
> 甘草的主要成分是甘草甜素、甘草次酸、各種黃酮及甘草糖苷等，具有腎上腺皮質樣作用、罌粟鹼樣的鎮痙作用、非對抗性β受體樣作用和鎮痛、抗潰瘍、鎮咳、解毒等作用。
>
> 本方治療骨骼肌疼痛的主要成分為芍藥皂甙、甘草皂甙及芍藥配質酮，其作用原理各不同。有研究指出，本方能抑制由於交感神經興奮引起的回腸收縮，其中芍藥為突觸前抑制，甘草為突觸後抑制作用。

「近代多用於諸種疼痛」與《藥徵》認定甘草「主治急迫，故治裏急、急痛、攣急」相吻合。儘管該書的作者首先是站在傳統中醫的立場上，以「酸甘化陰，柔肝舒筋，和營通絡」來說明何以芍藥、甘草二味相配，則具有緩急止痛的功能，但這種解釋畢竟是缺乏說服力的——如果將其

㉗ 上海中醫藥大學出版社，1995 年，第 155–156 頁。

中的芍藥換成酸味更強的烏梅，其主治必然要發生根本的變化。而有效成分及其藥理作用的研究，不僅說明了甘草何以能夠治療「急迫」、「諸痛」；而且對於所謂「協同作用」，也說清了所以然——即兩種藥物的藥理作用不同，分別作用於神經的「突觸前」與「突觸後」。

有意思的是，無論是沿著吉益東洞的思路，還是根據有效成分及其藥理作用的研究，必將殊途同歸地認為與證明：以傳統的性味理論解釋某種藥物的功能，是沒有實質性意義的。其共同之處在於，兩者都是站在實證的立場上。所以當代日本的醫史研究者賦予以東洞為代表的古方派極高的評價，認為他們所採用的乃是實證的科學態度與研究方法。而兩者的不同則在於，身處古代的吉益東洞所採用的是邏輯思辨、歸納的方法；而當代學者則有可能利用現代科技手段，闡明某種生藥是通過其中的何種成分、如何實現其作用的。

現代所說的中醫方劑學，除有關劑型的論說外，主要就是討論組方理論——即構成一個方劑之藥物的配伍問題。所以除了「君臣佐使」說外，早期的藥物學著作《神農本草經・敘錄》中就藥物配伍宜忌問題所提出的「七情和合」說㉘，也常常被作為重要的方劑學理論。所謂「七情和合」，是說藥物除「單行」（單獨使用）外，則存在著「相須、相使、相畏、相惡、相反、相殺」的關係。其中的「相須」、「相使」，都是說兩種藥物的協同、配合關係。歷史上曾有一些以《藥對》為名的著作㉙，

㉘ 《神農本草經》的成書年代當在東漢，原書已佚。後世輯復本的〈敘錄〉中有「本說」十條，其中可見有關配伍宜忌，即所謂「七情和合」的論說。一般認為，〈敘錄〉及其中的「本說」都是《神農本草經》的原始文字，但「說」者，解釋也。所以雖言「本說」，然其究屬原始文字，還是較早的後人註釋，值得注意。

㉙ 例如《雷公藥對》、北齊徐之才《藥對》（佚）、清嚴潔《得配本草》、今人呂景

就是專門講述這種配合用藥的。由於《傷寒雜病論》中某兩種藥物經常出現在一些方劑中，所以後人認為此即「對藥」。如前引柯雪帆主編《現代中醫藥應用與研究大系・第四卷傷寒及金匱》中，即以「仲景藥對選要」為題，專門討論了這一問題。我們仍以芍藥和甘草為例，看看該書是如何說的：

1. 配伍意義

芍藥微酸微寒，甘草甘平，兩藥相配有酸甘化陰之功。酸甘化陰的作用是多方面的，一是化生津液、血液。二是平肝緩急，抑制肝氣橫逆、陽動太過，這是陰的功能；治療急迫疼痛、肌肉痙攣，這也是陰的功能。因而酸甘化陰有平肝、柔肝、緩急、止痛的作用。三是和營止汗。營氣與衛氣相對而言屬於陰，性能內守。恢復營陰的內守功能，可以達到止汗目的，也屬酸甘化陰。四是柔肝健脾。芍藥柔肝，阻止肝氣犯脾，甘草能和中健脾，芍藥甘草相配是調補脾陰的基本藥物。凡此四者，皆可以酸甘化陰概括之。

2. 仲景方例（略）

3. 後世論述與應用

成無己《註解傷寒論》中註釋芍藥、甘草時就指出：「酸甘相合，用補陰血。」

張元素在《醫學啟源》中說：「若惡寒腹痛，加肉桂一分，白芍藥二分，炙甘草一分半，此仲景神品藥也。」

《丹溪心法》記載：「凡痢疾腹痛，必以白芍藥、甘草為君。」

《藥品化義》中說：芍藥「同炙甘草，為酸甘相合，調補脾陰

山《施今墨對藥臨床經驗集》等。

神妙良法。」

《中藥研究文獻摘要》指出，芍藥苷與甘草有效成分有協同作用，甘草能鎮靜，抑制神經末梢，而芍藥能對疼痛中樞起鎮靜作用。兩者合用，效果更好。

在「配伍意義」中，「五味」說被發揮到了極致。然而正像在討論「芍藥甘草湯」時已經提到的那樣，這個理論經得起推敲嗎？酸甘化陰，如果不用甘草，改用其他甘味藥，或是糖；不用芍藥，改用其他酸味藥，或醋，能否起到如是治療效果呢？如果必用芍藥、甘草，則必定是其中有某種特定物質。當然古人不可能知道究竟是什麼物質，而近代科學則可以知道。

其次，作者只能「仲景方例」，並無仲景論說。因而究竟是張仲景已將芍藥與甘草作為「對藥」，抑或僅僅是後人的闡發？不知。

從「後世論述」中不難看出，一是無理論性解釋——只是承認與強調「有效」；而有理論性解說時，則只能是依據「五味說」，而其來源只能追溯到宋代成無己的《註解傷寒論》。觸及實質的解釋，同樣還是有效成分及藥理作用的現代研究。

問題到此並沒有結束，現代中醫樂於用科學研究的結果來論證古人的正確，但這並不足以弄清古人是如何獲得如此知識的。類似芍藥與甘草——分別作用於神經末梢與中樞，協同配合而實現良好止痛功能的精妙配合，還有許許多多。在沒有確切的資料說明這些知識產生時之真實過程的情況下，我們只能推測是源於經驗的積累。另外，也不能要求現代的中醫在實際治療中依據現代科學來思考問題——因為如果這樣就不是中醫了。所以他們還得使用酸甘化陰、柔肝、緩急等理論與概念。因為性味、陰陽、臟腑、虛實等中醫的概念已然構成了一個獨立的完整體系。只有如此，他們才有可能靈活地運用這些藥物與理論，去處理病人。

在以上的論說中，多次涉及到「甘草」這味極為普通的藥物。為使讀者能夠通過這個十分典型的例子，完整地瞭解吉益東洞的作業方式，故將《藥徵》中有關甘草的解說文字抄錄於下：

甘草：

主治急迫也。故治裏急、急痛、攣急。而旁治厥冷、煩躁、衝逆之等。諸般急迫之毒也。

考徵

芍藥甘草湯證曰：腳攣急。

甘草乾薑湯證曰：厥、咽中乾、煩躁。

甘草瀉心湯證曰：心煩不得安。

生薑甘草湯證曰：咽燥而渴。

桂枝人參湯證曰：利下不止。

以上五方，甘草皆四兩。

芍藥甘草附子湯證不具也（說在互考中）。

甘麥大棗湯證曰：藏躁，喜悲傷欲哭。

以上二方，甘草皆三兩。

甘草湯證曰：咽痛者。

桔梗湯證不具也（說在互考中）。

桂枝甘草湯證曰：叉手自冒心。

桂枝甘草龍骨牡蠣湯證曰：煩躁。

四逆湯證曰：四肢拘急、厥逆。

甘草粉蜜湯證曰：令人吐涎，心痛發作有時，毒藥不止。

以上六方，甘草皆二兩。

右八方甘草二兩、三兩，而亦四兩之例。

苓桂甘棗湯證曰：臍下悸。

苓桂五味甘草湯證曰：氣從小腹上沖胸咽。

小建中湯證曰：裏急。

半夏瀉心湯證曰：心下痞。

小柴胡湯證曰：心煩；又云：胸中煩。

小青龍湯證曰：咳逆倚息。

黃連湯證曰：腹中痛。

人參湯證曰：逆搶心。

旋覆花代赭石湯證曰：心下痞鞕，噫氣不除。

烏頭湯證曰：疼痛不可屈伸；又云：拘急不得轉側。

以上十方，甘草皆三兩。

排膿湯證闕（說在桔梗部）。

調胃承氣湯證曰：不吐不下，心煩。

桃核承氣湯證曰：其人如狂；又云：少復（腹）急結。

桂枝加桂湯證曰：奔豚氣從少腹上沖心。

桂枝去芍藥加蜀漆龍骨牡蠣湯證曰：驚狂起臥不安。

以上五方，甘草皆二兩。

右歷觀此諸方，無論急迫。其他曰痛、曰厥、曰煩、曰悸、曰咳、曰上逆、曰驚狂、曰悲傷、曰痞鞕、曰利下，皆甘草所主，而有所急迫者也。仲景用甘草也，其急迫劇者，則用甘草亦多；不劇者，則用甘草亦少。由是觀之，甘草之治急迫明矣。古語曰：病者苦急，急食甘以緩之㉚。其斯甘草之謂乎？仲景用甘草之方甚

㉚ 此語出《素問・藏氣法時論》，但原文為：「肝苦急，急食甘以緩之」。東洞顯然是借用此語來說明甘草之「甘」味可以緩急，故將「肝苦急」改為「病者苦

多，然其所用者，不過前證。故不枚舉焉。凡徵多而證明者，不枚舉其徵，下皆傚之。

互考

甘草湯證曰：咽痛者可與甘草湯，不差者與桔梗湯。凡其急迫而痛者，甘草治之。其有膿者，桔梗治之。今以其急迫而痛，故與甘草湯；而其不差者，已有膿也，故與桔梗湯。據此推之，則甘草主治可得而見也。

芍藥甘草附子湯，其證不具也。為則[31]按：其章曰，發汗病不解，反惡寒。是惡寒者附子主之。而芍藥甘草則無主證也。故此章之義，以芍藥甘草湯腳攣急者而隨此惡寒，則此證始備也。

為則按：調胃承氣湯、桃核承氣湯俱有甘草，而大小承氣湯、厚樸三物湯皆無甘草也。調胃承氣湯證曰：不吐不下心煩，又曰：鬱鬱微煩，此皆其毒急迫之所致也。桃核承氣湯證曰：或如狂，或少腹急結，是雖有結實，然狂與急結，此皆為急迫，故用甘草也。大小承氣湯、厚樸三物湯、大黃黃連瀉心湯，但解其結毒耳，故無甘草也。學者詳諸。

辨誤

陶弘景曰：此草最為眾藥之主。孫思邈曰：解百藥之毒。甄權曰：諸藥中甘草為君，治七十二種金石毒，解一千二百般草木毒，調和眾藥有功。嗚呼！此說一出，而天下無復知甘草之本功，不亦悲哉？若從三子之說，則諸凡解毒，唯須此一味而足矣。今必不能然，則其說之非也，可以知已。夫欲知諸藥本功，則就長沙方

急」。而稱其為「古語」，不提《黃帝內經》之名，似乎也透露出對理論性醫學經典持批判態度的東洞之流的心態。

[31] 為則：吉益東洞之名。

中，推歷其有無多少，與其去加，引之於其證，則其本功可得而知也。而長沙方中無甘草者居半，不可謂眾藥之主也，亦可以見已。古語曰：攻病以毒藥。藥皆毒，毒即能。若解其毒，何功之有？不思之甚矣，學者察諸。夫陶弘景、孫思邈者，醫家之俊傑，博洽之君子也，故後世尊奉之至矣。而謂甘草眾藥之主，謂解百藥之毒，豈得無徵乎？考之長沙方中，半夏瀉心湯本甘草三兩，而甘草瀉心湯更加一兩，是足前為四兩，而誤藥後用之。陶弘景蓋卒而見之，謂為解毒藥也。嗚呼！夫人之過也，各於其黨。故觀二子之過，斯知尊信仲景之治矣。向使陶、孫知仲景誤藥後，所以用甘草與不，比改其過。何也？陶、孫誠俊傑也。俊傑何為文其過乎？由是觀之，陶、孫實不知甘草之本功也。亦後世之不幸哉。

東垣李氏曰：生用則補脾胃不足，而大瀉心火；炙之則補三焦元氣，而散表寒。是仲景所不言也。五藏浮說，戰國以降。今欲為疾醫乎，則不可言五藏也。五藏浮說，戰國以降，不可從也。

品考

甘草：華產上品。本邦所產者，不堪用也。余家唯剉用之也。

繼《藥徵》之後，東洞的弟子村井杶又編撰了《藥徵續編》㉜。據吉益猷為該書所作之序介紹，村井「肥後人也，篤信吾先考東洞翁。治舊痾，起廢疾，名振西海。」《藥徵續編》所考訂的藥物計有八十八種，其研究方法與編寫體例都是仿照業師。以開篇第一種藥物「赤石脂」為例，通過歸納《傷寒雜病論》中使用赤石脂的三個方劑的共性，而認為其主治為：「水毒下利，故兼治便膿血。」更加有意思的是其「互考」條

㉜ 見陳存仁編：《皇漢醫學叢書》，第 14 冊。

下對「烏頭赤石脂丸」的種種分析。要點如下：

> 互考：烏頭赤石脂丸證不具，但云治心痛徹背，背痛徹心者。雖然，此方豈惟治心背徹痛乎？後世誤載之《金匱要略・心痛病》篇內，故世醫皆以為但治心痛之方也。杝按：此方本當在六經病內某證條下，而治心痛徹背、背痛徹心者矣。今詳前後之條及病證方法，蓋厥陰病蚘厥，心痛徹背、背痛徹心，下利惡寒者主之。當是同甘草粉蜜湯、大建中湯等在烏梅丸之前後矣。《外臺秘要》第七〈心背徹痛方〉內曰：仲景《傷寒論》心痛徹背、背痛徹心，烏頭赤石脂丸主之。小注云：出第十五卷中。然則是本《傷寒論・厥陰病》篇內方，而必有前後之證存矣。何以言之？則蜀椒治蚘厥，幹薑治下利腹痛，烏頭、附子並治四肢厥逆，赤石脂惟治下利。由此觀之，此方豈惟治心背徹痛乎？余嘗疑烏梅能治蚘，故蚘厥心痛徹背、背痛徹心，則此方不可無烏梅矣。然則烏頭是烏梅之誤矣乎？凡仲景之方，無烏頭附子並用者，則益知烏頭是烏梅之誤矣。

這段「互考」中所要說明的主要是這樣一些問題：

1. 此條文字原本應在有關「六經病」的論說中，後人將其編排在《金匱要略・心痛病》下是不對的。

2. 之所以不對，是因為通過該方劑的藥物構成分析，可知該方並非僅僅是治療「心痛」；而是應該主治蛔蟲病引發的「心痛徹背、背痛徹心」。

3. 在此基礎上進一步指出：既然是主治蛔蟲症引發的心痛，就應有主治此病的烏梅；而且縱觀張仲景的所有處方，沒有同時使用烏頭、附子的例證，所以更加認為方中烏頭當是烏梅之誤。

需要說明的是：烏頭、附子本是同一種植物塊根的不同部位。儘管村井並沒有從這一角度分析兩種藥物不必同用，但這一點也同樣可以支援他的觀點。

總之，《藥徵》可以說是吉益東洞著作中最具影響的一部。據說享名著之譽的淺田宗伯《古方藥議》，即是從《藥徵》獲得啟發而作。無論是贊成東洞學術主張者，還是反對者，大多會充分肯定此書的價值，並同時指出其偏激的一面。例如篠島宗恕《醫聖堂雜話初編》謂：「初學者宜熟覽吉益東洞子之《藥徵》。欲解仲景方意，非此書難以速明。東洞之心血，唯止於此《藥徵》。然闡說一己之識見多有偏頗。當取捨，不可一概信用。」並不贊成東洞醫說的考證學派泰斗多紀桂山在《時還讀我書》評價：「東洞之《藥徵》乃有識見、有用之書也。」其門人平野重誠 (1790～1867) 亦在其所著《一夕醫話》中稱讚東洞，注目於歸納眾方以知藥物效能概略，是「最大的發明」，同時也有許多批評之語。

五、《醫斷》掀起論爭風波

吉益東洞的門人鶴元逸於延享四年 (1747) 編集東洞醫說為《醫斷》，但未刊而身亡。其後同門者中西惟忠繼之，並在最後增加了〈攻補〉、〈虛實〉兩節自己的著述，1759 年刊行，1809 年再刊[33]。《醫斷》的刊行，先是引出了畑黃山 (1721～1804) 著《斥醫斷》攻擊東洞之說；又由此引出東洞門人田中榮信於寶曆十三年 (1763) 著《辯斥醫斷》詰問之。此外

[33] 此據藝備醫學會《東洞全集》（第 87–91 頁）對於該書的介紹。而大塚敬節在〈近世前期的醫學〉（載《日本思想大系》第 63 冊「近世科學思想（下）」，第 512–542 頁）中說此書刊於寶曆四年 (1754)。

還有堀江道元著《辯醫斷》(1790)、佚名者著《醫事客難》等對《醫斷》論點持反對意見的著作；以及木幡伯英的《斥醫斷評說》(1804)、矢田部常德的《擊蒙編》、佚名者之《續醫事客難》等支持東洞觀點的著作。同時，東洞本人也針對因《醫斷》引發的種種議論，於明和六年 (1769) 刊行《醫事或問》，力圖進一步闡明自己的主張，一掃世人的誤解。

那麼這本引發了一場被後人稱之為「醫斷論證」風波的著作，究竟說了些什麼呢？該書自「司命」開始，繼之為死生、元氣、脈候、腹候、臟腑、經絡、引經報使、針灸、榮衛、陰陽、五行、運氣、理、醫意、痼疾、素難、本草、修治、相畏相反、毒藥、藥能、藥產、人蔘、古方、名方、仲景書、傷寒六經、病因、治法、禁宜、量數、產蓐、初誕、痘疹、攻補、虛實，共計三十七個小標題。其主要內容如下。

司命：從斥後人妄解扁鵲所言「司命」之意，引出：醫家的職能是「掌疾」——只能治病，而死生自有其命（天命）的觀點。

死生：承前，仍論「死生者，命也」。

「唯因疾病致死，非命也。毒藥所能治已。蓋死生者，醫者所不與也；疾病者，畜之所當治也。」

「執古之方，體今之病，能合仲景之規矩而死者，命也。質諸鬼神，吾無慚愧爾。」

「世醫動輒預定其死生，彼其意謂斃於吾手，則害其名矣。」

「故既眡其死，猶且盡吾術，以望其或生，古之道也。」

元氣：「元氣之說，聖人之所不言，六經莫有焉。蓋自漢儒創下，下至唐宋大盛，遂為醫之恆言。」

並進一步分析：元氣既然是先天之氣，又怎麼會虛衰呢？又怎麼能補呢？如果說雖年齡增長出現了旺衰之變化，這乃是「天地之道，萬物之常也。非人力之所能挽回矣」；如果本當強壯，卻出現了衰弱的人，那必定是「有所抑遏」，只要「除其所抑遏者，則自復其常矣。」

脈候：從脈如人之面相，各不相同為出發，以為只有知道其平時的脈象，才能說何為「病脈」。但能知道其平時之脈者，不過十之一二，所以也就無從判斷某人的脈象是不是「病脈」。因而東洞先生總是教誨:「先證而不先脈，先腹而不先證也。」……「謂五動或五十動。候五臟之氣者，妄甚矣。如其浮、沈、遲、數、滑、濇，僅可辨知耳，三指舉按之間，焉能辨所謂二十七脈者焉?」

腹候：「腹者有生之本，故百病根於此焉。是以診病必候其腹。外證次之。」

臟腑：「要皆非治疾之用矣。」

經絡：「無用乎治矣，是以不取也。」

引經報使：本草說的頭頭是道，似乎可以為據，然而「若其如此，誰失正鵠? 然而不可以此治病，則其為牽強可以知已。」

針灸：針灸並非無效，「唯除本斷根為難而已。如痼毒，灸之則動，動而後攻之易治。故針灸亦為一具，而不必專用。亦不拘經絡分數。毒之所在，灸之、刺之，是已。」

榮衛：「亦理而已，非疾醫之用也。不可從矣。」

陰陽：「陰陽者，天地之氣也，無取於醫矣。」朱震亨陽有餘，張景嶽陰有餘之說「穿鑿甚矣。」

五行：「《素問》、《難經》欲由是以總天下之重理，窮人身之百病。」……「今執其說，施之匙術，則致謬千里。」

運氣：「要是陰陽家之言，奚取於疾病醫乎?」

理：「理本非可惡者也，惡其鑿焉耳。」……「故吾黨論其已然者，不論未然者，又不論其所以然者。蓋事理相依不離者也。故事為而得之，理默而識之。」

醫意:「醫意之說一出,而世之狡兒以為口實。」……「蓋醫之為道,自有一定法,何鑿推妄行之為,其如是也。」

痼疾:難治無他,「方不得法也。」……「彼已不能治,則雖千百人中起一人,不亦善乎?」此處有自相矛盾處——前面說痼疾難治只是因為方不得法,換言之,只要方得其法,就沒有治不好的病了。但後面又說,千百人中起一人也是好的。豈不矛盾?

素難:《素問》、《靈樞》「其中間有古語可法者。」《難經》「其言理最勝,故害道亦多。考之《扁鵲傳》,亦唯偽作而已。」

本草:對於本草書的基本評價是「妄說甚多,不足以徵也。」但又不可廢,「宜擇合於仲景法者用之。」其他長生、補氣、美顏色之說,都是後世服食家說攙入本經。

修治:「後世修治之法甚煩。」……「去酷烈之本味、偏性之毒氣,以為鈍弱可狎之物,何能除毒治病哉?蓋毒即能,能即毒。製以益毒則可也,殺毒則不可也。」

相畏相反:「甚無謂也。古人製方,全不拘於此。」

毒藥:「藥者,草木偏性者也。偏性之氣皆有毒。以此毒除彼毒耳。」(引古書「毒藥」之說)「後世自道家之說混於疾醫,以藥為補氣養生之物,不知其為逐邪驅病之設也。」

藥能:「諸家本草所說藥能,率多謬妄。故先生壹皆考信於仲景氏云。參觀其方,功用可推也。今舉本草所載,不合仲景者一二:如人蔘治心下痞鞕,而彼以為補氣;石膏已渴,而彼以為解熱;附子逐水,而彼以為溫寒。其相齟齬者大抵為爾。先生別撰《藥徵》以詳之,故不贅於此。」

藥產:「其土之所生,性之所稟,不可不詳也。」

人蔘:中國、韓國進口者皆非古——味道應苦,而現在多浸以甘草水故甘。其他則是批評亂用,及認為人蔘補虛之謬。

古方：「方者莫古於仲景。而仲景為傳方之人，非作方之人也。」

先知方用，然後可知藥能；不知藥能，則方用亦不可知也。

「況方意不可解者，甚多矣。」

《千金》、《外臺》，可取者幾方而已。

名方：「載書籍者未必佳；傳俗間者，未必不佳。宜博求普問，以輔其術矣。」

仲景書：王叔和之加工，後人之加工。註釋多牽強。

傷寒六經：「《傷寒》論六經，非謂病在六經也，假以為紀也。」

病因：「非謂無之也。言知之，皆相像也。」「故先生以見證為本。」這就是仲景之法，例如：「傷寒大煩渴，中熱大煩渴，皆白虎湯主之。是雖異其因，而方則同矣。可見仲景從證不拘因也。」

治法：「治有四，汗吐下和是也。」用藥→瞑眩→毒去，是仲景法也。

禁宜：古無此說，不必。

量數：古代所用「甚密也。」今不可審。現今用量甚少，且二煎，何用？

產蓐：習俗中有益者從之，有害者當除之。產後不睡、參芪補養、妊娠腹帶，皆不可取。

初誕：務去胎毒，不宜早乳。不可補。

痘疹：「治法以除毒排膿為主。如補瀉二法，不知者之所立耳。」

攻補：「醫之於術也，攻而已，無有補矣。」「攻病以毒藥」；「養精以穀肉果菜」。

虛實：據《內經》「邪氣盛則實，精氣奪則虛」立論，言有病即是「實」。又言：「藥者偏性之毒物耳，是以雖能拔邪氣而不能補精氣也。」

通過上述三十七個小標題下給出的核心觀點的提要式介紹，可以看出吉益東洞實際上是將中醫基礎理論中的核心概念和相關理論，如臟腑、經絡、陰陽、五行，以及脈診方法、本草著作、醫學經典等，都徹底否定了。在批判的同時，透過司命、死生、元氣、毒藥、藥能、治法、初誕、痘疹等章節，可以看出東洞之流所提倡的乃是：死生有命，醫者的職能只是用毒藥去除其病邪；即便是產婦、初生胎兒或患了痘疹的小兒，也都要堅定不移地除去體中的毒邪，沒有「補法」可言。

面對如此偏激之詞，《斥醫斷》[34]在〈緒言〉中將自己的意見概括為：「余讀鶴氏所編吉益子《醫斷》，廢書而歎曰：可為太息者三，可為流涕者二；其佗背理而傷道者，難徧舉矣。」這可歎息者三、可流涕者二，即：

1. 夫醫雖小道，其精理妙用，非聖人不能肇修之也。是以古今醫流，雖有卓識俊才逈（《辭源》亦無，僅有迴）出於人者，然其論辨取捨，一皆折衷於經，而終不能更其轍也。人命所繫，至重綦大，豈可不慎哉！而彼書也，斷然擯醫經、棄陰陽、變古今不移之道，而異其端矣。嗚呼，此言之行也，後將不勝其弊矣。可為歎息者一也！

2. 雖以仲景明敏，猶質信於《素問》、《陰陽大論》。彼書雖稱取方於仲景，然取捨任意，加以妄說。謂人參無補，而治心下痞鞕；附子非溫，而逐水氣。然則仲景何不捨人參用枳實，代附子以甘遂乎？可謂無稽之言矣。可為歎息者二也。

3. 夫政有王霸之別，吏有循酷之異，醫道亦然。彼書論術甚率易，分證尤忽略，不求標本，不究病因，有攻而無補矣。譬猶李斯、商鞅之術郅都杜周之治。如此而不敗者幾希也。可大息者三也。

4. 雖死生有命，醫事所關亦大矣。原治術之得法以回生，與失宜以速死，則可以知之矣。吉益子謂死生醫所不與也，此言之弊，終令庸愚者視人死如風花。吁！民病將疇依。可為流涕者四也。

5. 其最勝悲者，初誕嬰兒不辨稟賦渥薄，一切攻擊之施。古今經法，

---

[34] 見陳存仁編：《皇漢醫學叢書》，第 13 冊。

置而不論；臆斷所是，無少顧疑。至痘疹之治，慘刻益酷，可不謂忍乎。可為流涕者五也。

因而「不可不辨也」，於是乃作《斥醫斷》。有意思的是，縱觀雙方的論說方式，同樣都是廣徵博引古代文獻、聖賢之語為依據，最終只能是各自主張自己的觀點。

十分有意思的另一點是在平安醫士法眼武川幸順所撰《題斥醫斷後》中，將古方派思想的根源歸罪於儒醫[35]。在他看來，儒醫的問題在於紙上談兵而缺乏實踐經驗。因見《書經》中有「藥不瞑眩，厥疾弗瘳」之語[36]，所以東洞之流的儒醫們便大唱毒藥攻疾，務令病人出現「瞑眩」之狀，才是配得上稱之為「治療」的治療。他譏諷《醫斷》的作者鶴元逸為：「白面醫生，學而未試。其藥不售，終日兀坐，與書為仇!」這種將勇猛攻疾的治療方法，與溫文爾雅的儒生聯繫在一起的評價，確實可助我們從不同的角度來觀察與理解「儒醫」。可資比較的例子是，就學識素養而言，中國的「金元四大家」都可納入儒醫的範疇，但其醫學主張卻截然不同。李杲認為胃氣就是人的元氣，各種疾病大多因脾胃損傷而起，所以治療以「補土（脾胃）」為主，被稱為「醫中王道」；朱震亨認為既然疾病是因陰陽失衡所致，而人體又是「陽常有餘，陰恆不足」，所以主張通過滋補陰血以達到陰陽平衡，這些似乎都很符合儒家學問的特

[35] 例如該跋文中說：「近世香川子首倡儒中之醫。……世醫小有才之輩，遽喜其新奇，妄謂千古不傳之秘者。殊不知議論之激，矯而過正；好奇之甚，稍涉偏僻。……鶴生作《醫斷》，則全然香子之說，剿以為己有。稍換其字，或微變其意，左支右吾，敷衍成篇。其他一二異見，飾以師說，而務立其門戶。……儒中之醫，而有斯弊，不亦怪乎?」

[36] 後人多認為其意為：藥物的猛烈如果沒有達到令人「瞑眩」（眩暈）的程度，則重病痼疾無法治癒。

點。然而同樣具有良好儒學素養，並以《儒門事親》作為自己著作名稱的張從正，卻認為「疾病」並非人身固有之物，所以治病無非就是攻去其「邪」，因而只能通過汗、吐、下三種方法除去附著在人體上的疾病，哪有「補法」可言？

又如袁嘉裕（櫟山）針對東洞所倡毒藥攻疾、瞑眩疾去、死生有命等，有如下論說：

> 當此時，東洞翁憂養榮滋補之害，欲以矯其弊，可謂卓見矣。而翁為人猜忍慘刻，不辨體之虛實，不論邪之劇易，妄瀉下攻擊之。而其人煩躁狼狽將死，則泰然曰：藥弗瞑眩，厥疾弗瘳。未幾而死，則曰：死生有命，非醫所與知也。蓋萬病唯一毒，瀉下其毒而反死者，皆命也。非藥毒之使然也。今天下之人，不幸為毒藥斃者，不歸罪於醫而歸天，實翁之妙計也。嗟乎甚矣哉，翁之作俑也。世之粗笨驚奇好怪者，樂聞其誕，乃芥視人命，恬不知恤。又設猛毒峻劑之穽，彼蒙昧而舁痼擔痾者，且曰：吾聞醫者之治疾，猶賢者之理國也。昔鄭子產教子大叔曰：子為政莫如猛！吾東洞先生所以聚猛案峻毒供醫事，職此之由也。或曰：然則其死補益與死攻擊，其死則一也。好生之德，洽於民心，如之何可哉？古諺曰：有病不治，常得中醫。觀今世無工醫者，亦如不治而待天命也。[37]

縱觀論爭之中，批評一方的立足點大致包含三個方面：未能正確理解古文本意；不明醫理、偏激；生性殘忍，沒有醫生的慈愛之心。而「對於反東洞派的這些論難，一一舉出證據，以論說東洞醫說之正確性的乃是

[37] 吳秀三藏：《東洞一毒說評論卷》。

村井椿壽（號琴山，1733～1815）。椿壽以為至張仲景逝後二千年，東洞先生始注意到醫道的要點，著《醫道二千年眼目編》，以充滿熱情的筆調，乃至喋喋不休地維護著東洞。」[38]

另外還能見到在態度上立於支持東洞的立場，但對其學說卻悄悄加以折衷改造者。例如《後醫斷》的「脈候」一節乃是這樣說的：

> 脈即一身之活機，人各有常脈，而體有所疾，則其脈不得不變也。乃隨其所變，備之一候。熱乎為浮，寒乎為沈，於是可辨其陰陽也。重乎為緊，輕乎為緩，於是可分其傷寒中風也。而後變之又變，為弦為澀，為數為遲，虛實定焉，死生判焉。脈之為狀，千變萬化，雖如不可候乎，約之於此，無有一不得其肯綮也，不亦妙乎？況併之三診，而候法盡矣。若或厝脈論證，或損證論脈者，此舉一而廢一也。況謂五動或五十動候五臟之氣者，以意推度，言其彷彿，以欺病者，亦焉知治病之方法乎哉。醫能辨其寒熱，則處方於是乎定；能察其虛實，則死生於是乎分。唯脈可以候也，脈之用為然矣。

比照前述《醫斷·脈候》的基本觀點，可知《後醫斷》的作者所做的折衷性改造主要表現在以下幾個方面：

1.《醫斷》以脈如人面、各不相同為喻，提出醫生既然不可能知道每個人平時的正常脈象，自然也就無從判斷何為「病脈」，從而否定診脈的作用。《後醫斷》的作者雖然沒有從邏輯上指出所謂「常」乃是一般標準，並非某一具體之人平時的脈象，但承認「病脈」的存在與可知。

---

[38] 大塚敬節：《近世前期的醫學》，載《日本思想大系》第63冊《近世科學思想（下）》，第531頁。

2. 雖與《醫斷》一樣僅承認幾種最明顯的脈象變化[39]，但承認其在辨別陰陽、寒熱、虛實方面的價值。

3. 與《醫斷》一樣，否定了以「五動或五十動候五臟之氣」的說法。

4. 認為「三診」（脈、證、腹）並重，不可舉一廢一。並特別強調辨寒熱、察虛實，以定處方、決死生，「唯脈可以候也」。

六、東洞的著作、家人及弟子

其子吉益辰於1785年披露其父的著述謂：「凡千卷。方術之士往往見之，謂是真古疾醫之道也。」所錄書目為以下十一種：

1. 《方極》一卷（寶曆五年著述，1764年刊行）。

2. 《類聚方》一卷（著述於1762年，刊於1769年）。此書從《傷寒論》、《金匱要略》選方二百二十個，分類編排。未親試之方置於卷末。村井琴山謂：「中華歷代數千百之醫人，觀仲景無過於此。」

3. 《醫事或問》二卷（1769年著，1825年刊）共設37問，以說明其主張。

4. 《藥徵》三卷（1771年著述，逝後十二年之1785年刊行）。

5. 《古書醫言》四卷（1813年初刻，1864年刊行）此書從《周易》、《書經》至《內經》、《傷寒論》抄出有關醫藥之事，逐一評說。另有名曰《醫事古言》之書一冊，刊於1805年。所舉古言少於《古書醫言》。

6. 《東洞先生遺稿》三卷。

7. 《醫方分量考》一卷。

8. 《方選》一卷[40]。

---

[39] 較《醫斷》所舉浮、沈、遲、數、滑、濇六種脈象，多出緊、緩兩脈。

9.《丸散方》一卷。

（上二種，東洞我為平日調劑編，藏於家，而不公之。但入門者，得謄寫耳）

10.《醫斷》一卷。

11.《建殊錄》一卷。此書為門人嚴恭敬於寶曆十三年輯東洞驗案五十四例而成。後有〈附錄〉一卷，係長門儒官鶴臺先生以未治癒的病例請教東洞，以及東洞的分析。

（上二種，門人所著，而東洞鑑定之）

另外，屬筆錄東洞口授，或述其遺教者，有：

12.《補正輯光傷寒論》二卷。

13.《輯光傷寒論》一卷。

14.《刪定十二律方》一卷[41]。

15.《家塾丸散方》一卷。

16.《腹診論》並圖三卷。

17.《東洞先生痘瘡新論》一卷。

18.《東洞先生答問書》一卷[42]。

---

[40] 書肆北林堂於文化八年刊題為「吉益東洞先生口授，乾省守業筆記，殿經文緯校訂」的《方機》。據殿經文緯序文說，「書肆北林堂齎《方機》來曰：『此書也東洞翁口授，而門人之所傳記以為帳秘也。余得之於乾守業者，欲刊以公於世，願勞先生而得校訂。』余不敢辭云云。」此書目錄列一百七十五方之名，皆《傷寒雜病論》之方。正文中所列方名計一百二十三，其他則出在加減變化之中。內容包括方名、藥物構成與劑量、製藥與服用方法、適用症、加減變化（未必都有）。大塚敬節認為此《方選》或即是《方機》的前身。

[41] 村井琴山謂：「又集後世之方為《十二律方》」（見《三世醫譚》，引自藝備醫學會：《東洞全集》，第 99 頁）。

[42] 江戶之尾臺榕堂校訂門人筆錄，共計二十六問。

19.《東洞先生配劑錄》二卷。

20.《東洞先生應問錄》一卷。

21.《東洞翁遺草》一卷。

東洞娶有一妻二妾，共生九男一女。生後即死者三，夭折者三，為醫者二，傳其衣缽者為妻高木氏所生吉益猷㊸。

吉益猷 (1752～1813) 字修夫，初號謙齋，後號南涯，通稱周助（幼時大助)。著《方規》，言活用仲景醫方之道。後以東洞萬病一毒之說茫然無可據之形狀為憂，乃創人身有氣血水三物，毒乘此始為證之說。以此解釋《傷寒論》，成《傷寒論精義》。後又著《醫範》，以明氣血水之辨與萬病一毒之旨無悖。沿著這一軌跡，又著《氣血水藥徵》，形成了一個新的完整體系。在籍弟子三千餘人，成名之輩亦不少。(氣血水之說為並河天民首創，而南涯以其釋《傷寒論》)

據中川修亭《醫方新古辨》說，南涯之人「大用力於實事、大裨益父之道。」但置《方極》不用、視《藥徵》亦多有不滿之處、對《類聚方》

㊸ 妻：高木幸，天明元年五十八歲歿
生三男——包：1744 生後即夭
——璿：1744～1750 痘夭
——猷：1752～1813（即南涯）
一女——三保（嫁門人二宮果）
妾：佐登、幾
四子某：1753 生後即死
五子某：1754 生後即死
六子：清麿 1762～1802（為儒）
七子某：夭
八子某：1771 年夭
九子：辰麿 1767～1816（幾之子，大阪為醫）

中的「為則按」多不取。認為其父僅屬「創業」，故難望「全備」。正謬誤、補不足，乃其「事父之道也」。

在本節的標題中，之所以要將「家人」列入，主要是因為東洞為其母、子治病的記錄頗值得一讀。

> 東洞母嘗患痰喘胸痛，時年七十有三，病革矣。東洞曰：死，命也，不可如何。雖然所憂如此，豈可委於命乎？請見於之所為。眾皆慄慄懷疑懼。東洞曰：病勢駿急，死生在於瞬息。藥難再，非一舉以殲酷毒，噬臍不及。乃作南呂丸，倍甘遂以進之。頃刻發冥眩，吐瀉十數回，脈息微微，如死狀者一晝夜。至明日，爽然如宿醒之解而復平。其壯健無病，以天年終焉。[44]

從中可以看出，東洞在為其母治療的過程中，可謂堅定不移地貫徹了他所力倡的「疾醫之道」。在命懸一發之際，仍敢於峻藥攻疾，挽狂瀾於既倒。經過吐瀉不止、氣息奄奄、如死之狀的「瞑眩」階段後，竟然恢復了健康。但其子卻沒有如此幸運了：

> 其子千之助四歲而患痘，症候甚急也，為紫圓飲之。雖頗奏其效，卒至不可救焉。後數年，其妹四歲亦患痘，瘡窠概密，色亦紫黑，咬呀喘鳴，不勝悶苦。東洞亦為紫圓飲之，於是族人某者諭曰：嚮者或訾曰：東洞之處方也，不論內外，諸疾必下之。是以意殺其子矣。而今亦下之，如有不諱則得無不慈之譏乎？東洞曰：方證相對，其毒盛死者，是其命也。豈拘毀譽而變吾操乎？益飲之不休，諸證皆退，全癒。[45]

[44] 《東洞先生答問書》。

東洞在〈祭兒璿文〉中所記述的或許正是此四歲愛子不治身亡的過程:「再周時，顏色憔悴、視深，僉曰：夫人古今異矣，恐不能乳。余曰：毒盡矣，奚不飲哉?」我們雖然很難判斷璿究竟是死於痘疹的淫威，還是東洞的攻下，但從這篇祭文最後「汝不死，則我何以明我不明?」那充滿悲傷的哀鳴中，還是可以看到東洞對於自己所行治療的反思。同樣，還可以從其後東洞仍矢志不渝地繼續如此治療其女兒痘疹的記載中，看到他對於所謂「疾醫之道」的執著與虔誠之心。

說到東洞對於弟子的培養，出現在中川修亭[46]閒談中的細野轉翁可謂一例。

> 某日修亭拜訪其師時，適逢吉益南涯外出，卻在門口遇見一位等候在那裏的老人。在二人的交談中，修亭得知此翁非尋常人。於是在老人回歸旅舍時仍跟隨其後，一路攀談中，老人告訴修亭：「我乃岐阜一村醫。年輕時就想成為一名醫生，故投在某醫門下作徒弟。但因在其家中偷了一把短刀而被驅出門外。雖然如此，還是一心想當醫生，於是來到京都，逐一拜訪醫者之門，陳說欲為弟子之心願。然而無論怎樣請求，終究沒有人願意收留一個小偷作徒弟。一天，我來到東洞先生的門前，說明欲拜師學藝的願望。但門口的幾位弟子卻阻攔說:『這裏的先生乃日本第一大先生，像你這樣連書都沒讀過的村野之人怎能成為他的弟子?!』東洞先生知道這一情況後，卻接見了我，並在交談之後對我說:『你是有前途的，可以收你作弟子。沒有一概讀書的必要，只要每天跟隨在我的身邊，照我的樣子去做就可以了。」

[45] 《建殊錄》。

[46] 中川修亭係東洞之子吉益南涯的高足。

> 東洞如此說過之後，即馬上讓他作了弟子，出診時也帶著他進行教誨。數年之後，因東洞先生認為他已然可以回歸故里開業行醫了，所以便辭別先生回到岐阜作了一名鄉村醫生。東洞逝後，他時時回到吉益南涯這裏請安問候云云。
>
> 後來，中川修亭曾打發弟子去拜訪他，得知細野轉翁開業的大野村的所有人都稱他為神醫而大感震驚。[47]

另外，從上述諸多著作皆係出自門人之手，也可以略窺其桃李之狀。而這些著作又對日本漢方醫學的發展產生了極為深遠的影響。同時，在古代的醫學文獻中，也能看到有些弟子並不認可東洞的學問而憤然離去的記載。例如龜井南冥在《我昔詩集》中談到：

> 余初以父命委贄門下。居五六日，知其說偏僻出乎不學，一再詰問。東洞以余年少未歷事，不肯商量。余心惡之，自悔來，遂辭去。後十餘年，因事東上通謁門下。間燕接見。時年七十，鬢髯雪白，眼光耿耿射人，但聲勢稍減。

又如前面提到的認為東洞「所說非所為，所為非所說」的弟子吉村遍宜，亦終因老師面對有關其「學」與「術」之間的矛盾，無法做出使他心悅誠服的解釋，而「不欲長受其欺，請從是辭。竟絕去。」

---

[47] 引自《近世漢方醫學書集成》第 10 卷，大塚敬節以「高舉復古旗幟、投身醫學革新的吉益東洞」為題所撰寫的〈解說〉第 33 頁。

七、對於東洞之歷史評價的評價

藝備醫學會會長、醫學博士吳秀三如此評價其家鄉的古代名醫吉益東洞：

> 藝備二州之地，古來多出名族。而其最著者有三焉：毛利氏以武略併有山陰山陽十三州；賴氏以文章史學稱雄於一世，到今弗衰。而吉益氏以醫學成盛名，其功績與二氏基業頡頏，或凌駕焉。慶元以降，李朱之學大行，因循苟且，其弊不知所底止。名護屋、後藤、香川、山脇之徒，相尋而興，專倡古醫學。東洞子繼起，卓然為巨擘。後之稱古方者，以此為宗師。其學主秦張，悉排後世百家，以萬病一毒為治療根本。當時醫人初聞其說而疑，後皆心服。子南涯更擴充其說，主張氣血水學，門徒遂遍海內。吉益氏業由是益盛矣。自古我朝不乏名醫，而聲譽功績如東洞子者幾希。

此外他還列舉了一些其他名士對東洞的讚譽之詞。如築前儒學龜井南冥評東洞子曰：「剛明膽略不在鼂（晁）錯、周亞夫下」；山下玄門《醫事叢談》稱：「東洞翁實為和漢古今之豪識」，等等。又談到朝廷曾追贈位階於吉益東洞，作為一個醫生而能享此殊榮，實屬絕無僅有[48]。然而在縱觀這些讚譽之詞時，如果略做一下古今之分，則不能看出讚譽者的身分、立場與角度是不一樣的。簡單地說，古代的讚譽之聲主要是來自

[48] 凡例中言：「大正四年十一月大典之際，追贈東洞先生從四位。」

主張與支持復古的陣營中，正如山下玄門評古醫方時所說:「中華之諸名家雖有數百，然使復長沙之舊，乃吾邦之功績也。」在這個時代，同時還存在著大量對於吉益東洞之流的激烈批評。但是到了近代，對於東洞的讚譽則未必來自仍在使用這種傳統技藝的漢方醫學家，甚至可以說主要是源自日本的「日本學」研究者。究其原因，我認為主要是由於以下一些社會需求決定的:

1.民族自尊與打造學術偶像的需要

例如作為吉益東洞同鄉的藝備醫學會會長、醫學博士吳秀三在為該學會所編《東洞全集》所撰寫的、相當該書導讀與東洞傳記的長文〈吉益東洞先生〉[49]中，於開篇之處即明言:「吉益東洞之名聲，即便是在三百年後的今天，依然籍籍存在、回響於我邦醫界。他的名聲，即我邦醫學之名聲。我邦漢方醫學之名聲，即所謂古方派的名聲也。」

眾所周知，古方派之所以在日本受到特別稱讚，在於這一以獨尊《傷寒論》為基本特徵的學派雖然和其他醫學流派一樣與中國醫學具有直接的關係，但該學派旗幟鮮明地反對以《黃帝內經》為代表的、講究陰陽五行、臟腑經絡的中醫理論，以及除《傷寒論》之外的所有理論學說和治療方法。因而日本的許多醫史著作都盛讚古方派才是真正的「日本醫學」。而在古方派中，又以對於吉益東洞的批判言詞最為激烈、否定最為徹底。

可資比較的事例還有:對於「腹診」，即通過觸摸患者腹部以診斷疾病之法的高度讚譽——因為這種診斷方法被視為是漢方醫學的獨立發明，與中醫診脈截然不同。

---

[49] 藝備醫學會編:《東洞全集》，第1–140頁。

2. 近代以來，西方醫學在日本的影響

研究與提倡漢方醫學者，在內心世界中實際上不自覺地存在著以現代科學的實證性作為評價標準的價值取向。以吉益東洞為代表性人物的古方派，不尚具有濃厚哲學色彩的中醫理論，即便是對於《傷寒論》中的六經辨證體系也很少言及。只是強調「有是症，則用是藥」。即認為《傷寒論》的本質和方劑組成都是根據臨床出現的各個症狀來組方用藥的。所以盛讚古方派「當距今一百五十年前西洋醫學尚未勃興之時，早已用心於實驗親試，摒棄一切空鑿之議論，實卓見也。」

時至今日，當電腦被應用於中醫診療——只要輸入臨床所見症狀，電腦就能根據設定的程式開出藥方時，重讀吉益東洞《藥徵》者又開始讚歎其思維方式簡直就和電腦的工作原理一樣。

基於上述兩種心態與需要，當然只會有意識地選取古往今來的讚譽之詞，而略去批評之語，甚至不去細看前人所讚譽的究竟是什麼。例如前引龜井南冥在《我昔詩集》中讚揚東洞「英雄士也。其膽略剛明，不在晁錯周亞夫之下」時，所舉「智略」表現的具體事例乃是：「驅使一時名士，以為聲援。於是名聲隆隆，驚動四方。一時翕然嚮往，不遑及顧其說之生熟也。」——意在說明東洞是一位很會「造勢」的人物，所以才聲名大振；而追隨者並不瞭解其學問是否正確。

時至今日，當我們較為全面地瞭解了吉益東洞這位在日本醫學史上極富個性與影響之人物的生平與學術時，或許反而是應該透過種種的「與眾不同」，看到無處不在的時代共性。例如：

⑴在傳統醫學領域內，實際上普遍存在著尊古的心態。其區別不過在於尊奉的學術偶像有所不同而已。

⑵雖然後人在評價古方派時有「真古」與「擬古」之分，以為東洞

屬「主上古之醫法，且用之」的真古，而諸如艮山、一閑齋、東洋等只能算作「其趣意本於古，但博採眾方以供其用」的擬古者[50]，但實際上不過都是在「復古」的旗幟下，行自主取捨之實，從而構建起新的醫學理論與治療體系。

(3)任何一種類似終極真理的病因學說，無論是中國的金元四大家各自所提出的病因主張，還是日本古方派醫家提出的「一氣留滯」、「萬病一毒」等等，都不可能與實際治療完全吻合。但具有較高儒學素養的中日醫家，又先後表現出這種熱衷於理論構建的共性。而傳統醫學之所以能夠形成一個既具有豐富治療經驗，又具有所謂「完整理論體系」的知識體系，正是由於在不同的歷史時期，都存在著這樣一些既懂治療技術，又追求理論的精英。這與近代科學不斷有用歸納客觀現象共性、解釋其本質的理論提出，又不斷用實證去驗證理論的發展過程，可以說具有某些相似之處。

---

[50] 中川修亭：《醫方新古弁》卷上，京都大學富士川文庫藏寫本。

吐法的追求者
——永富獨嘯庵

現代醫學使用吐法的目的十分明確，其適用範圍也十分有限——盡快排出因種種原因進入胃中的毒物，以免繼續被人體吸收而加重中毒症狀。古代醫家用吐法的目的也是「排毒」，但其適用範圍卻較現代醫學寬泛得多。這是因為在他們眼中，大部分疾病都是由產生於體內的或來自於外部的「邪氣」所引起，要將這些「邪氣」驅出體外就需有某種通道，而可以選擇的通道無非就是汗、吐、下（包括大小便兩途），以及刺絡放血❶。至於說面對一個具體患者時，具體應該選擇哪條通道，這也很簡單：原則是「就近」。即病邪在肌膚及其間隙（腠理）可用汗法；深入內部而偏上（胸膈）宜吐，在胃腸及周邊臟器當下；在血脈中則刺絡。

就中國傳統醫學而言，現存最早的醫學經典今本《黃帝內經》在談

❶ 當然，這已是醫學發展到一定時期的「邪氣」概念與主要「驅邪」方法。在早期以及民間，由於對「病邪」含有超自然的理解，故有種種相應的法術。甚至對於「灸法」治病的原理，也應注意到古今認識的不同。概言之，在灸法產生之時，並無「物理性熱能作用於軀體經脈、穴位之上，有調整氣血循環、肌體功能之作用」的科學解釋。從原始思維的一般規律觀之，類比《周禮》所述使上天之神獲得供物的方法，乃是將奉獻之物置於煙上的作法，灸法的建立極有可能是著眼於為病邪的離去建立一條通道——以使病邪能夠從身體的某個寓居之處，通過燃燒艾葉所形成的煙氣，回到它本應存在的空間去。

到如何驅趕病邪時有一句極為原則與抽象的話——「其高者，因而越之；其下者，引而竭之」，一些後世注家認為這個「越」字，就是指吐法而言；並據該書中所言「氣味辛甘發散為陽，酸苦湧泄為陰」❷而認為「湧」（吐）需用酸苦之藥。爬梳今本《黃帝內經》之後的歷代醫籍，雖然或可在某幾種藥物與方劑的主治中，或療法的理論與經驗論說中見到有關吐法的記述，但無論是從治療「八法」（汗、吐、下、和、溫、清、補、消）的總體格局上看，還是就名列前三位的「攻邪」手段而言，「吐法」的使用與論說均明顯為弱。例如在被人尊為醫聖、書謂理法方藥始備的張仲景《傷寒論》中，也僅是在「頭不痛，項不強，寸脈微浮，胸中痞硬，氣上沖咽喉不得息者，此為胸中有寒也」的時候，提到當用「瓜蒂散」❸吐之。縱觀幾千年的中醫歷史，其間獨樹一幟強調吐法者，不過名列「金元四大家」的張從正一人而已。在時代思潮的影響下，基於對終極真理的追求，他提出疾病都是「邪氣」❹，故治療之法不外汗吐下三法；如果談「補」，則只能依靠飲食，而不是藥物的學術主張。但細觀其實，則或可謂其將吐法的概念抽象化，或可說他是回歸了「其高者，因而越之」的本意——「如引涎、漉痰、嚏氣、追淚，凡上行者，皆吐法也。」❺

總之，吐法在中國傳統醫學中雖躋身「攻邪三法」，卻不過是盛名之

---

❷ 均見《素問・陰陽應象大論》。

❸ 「瓜蒂散」的組成藥物為：瓜蒂（熬黃）一分、赤小豆一分、香豉一合。

❹ 張子和疾病觀的一條立論依據是「疾病非人身固有之物」，由此步入「疾病」寓存「人體」的思維軌跡。而不是像大多數中醫那樣，視「疾病」為生理平衡的失調（即便是因外邪入侵，其關注點也仍舊是在由此引發的平衡失調）。瞭解這一區別後，才能充分體味張子和視疾病為邪氣、稱邪氣就是疾病的含義。

❺ 詳見張子和著：《儒門事親》卷2〈汗吐下三法該盡治病詮〉，上海科學技術出版社，1959年新1版，第42–45頁。

下，其實難副。就攻邪而論，古今醫書中連篇累牘所談的實際上大多是汗、下兩法的使用。但應該說這不僅沒有什麼不對，而且最終形成吐法使用極為有限之格局，恰恰是「實證」的必然結果。然而在與中國傳統醫學同源異流的日本漢方醫學中，在張子和學術思想的直接與間接影響下，於江戶時代卻出現了一些醫家致力於吐法研究與追求的現象。通過上面的介紹不難看出，無論是根據以實證為特徵的現代醫學，還是中國傳統醫學的實證結果，吐法的實用價值與適用範圍原本就應該是十分有限的。那麼，在以注重「親試實驗」而自詡的日本古方派醫家中，何以會出現以永富獨嘯庵及其《吐方考》(1763) 為代表的，一些特別關注吐法的醫家與專著？這就是本章欲從文化史角度予以介紹與討論的話題。

一、江戶醫學的吐法概況[6]

在復古思潮的影響下，江戶時代中期出現了前述後藤艮山、香川修庵、山脅東洋、吉益東洞等一批古方派醫家。他們的基本共性在於獨尊「依據有何病症而指明當用何藥」的張仲景《傷寒論》為醫學正道，而蔑視大講陰陽五行、臟腑經脈等中醫基礎理論的《黃帝內經》、《難經》；否定中國六朝以降，尤其是宋代之後的醫學發展。

被後人稱之為「古方派」的這些醫學人物，雖然在治療方面都強調「攻邪」而反對「溫補」，但使用的方法基本上限於汗、下兩法。對於吐

[6] 本節中有關吐方著作及其作者的介紹，主要參考西川義方《明治前日本治療學史》第 15 章〈吐方史〉(《明治前日本醫學史》第 3 卷，第 557–561 頁)。以及淺田宗伯《皇國名醫傳》中卷奧村良築、荻野元凱、惠美三白等人的傳記（《近世漢方醫學書集成》第 99 卷，第 448–451、458–459 頁）。

法尚未予以理論與實際運用上的關注。日本漢方醫學中出現對於吐法的專門研究及使用，始自生長在越前（福井縣）的奥村良築。他一生「足跡未嘗出鄉關，其術皆數十年仰思俯求之所獨得。」在他四十歲時（享保十年，1725），以瓜蒂、藜蘆為吐劑，先親試，次試於妻子，後廣泛應用。但周圍之人或驚或笑，疑而不信，致使他「困甚，欲改業者三年」。至六十歲時，患者始漸信其術，從而「大行於越之南北」。

古方家山脅東洋聞聽此事，乃令其子玄侃及門人永富獨嘯庵前往學習。此後獨嘯庵著《吐方考》，山脅玄侃為之作序。

此間又有漢蘭折衷醫家荻野元凱《吐方編》(1764)，加古角洲《吐法撮要》(1808)，惠美三白《吐法私錄》，善用吐法的中神琴溪之弟子喜多村良宅所著《吐法論》等專論吐法的著作。以及薩藩的醫師田宮尚施在其所著《施治攬要》中對吐法予以論說；考證家多紀元堅在《藥治通義》中列〈吐法〉一章，廣集中國醫學著作中的相關論說，並予以評說。

縱觀這些吐法研究與倡用者的動機與學術淵源，大抵有三種情況。首先，最為重要的乃是站在古方派立場上，以實現「汗吐下」三種攻邪之法齊備為目的者。正如奥村良築所云：

> 古醫之術全在玆。思汗、吐、下之三法，為醫家之大綱，數千載之間，獨張仲景、張子和善而行之。其他雖或能汗、下，至吐方置而不講。不能起沈涸（痼），由此也。❼

其二，獨自於關西地區倡導用吐法的惠美三白則有融合佛教思想的傾向。他常謂：「宿食之害，甚於色欲，救之唯有吐」；「四百四種病，以宿食為根本」；「百病因飲食最多，吐之一法去病之捷徑也」。

❼ 引自《明治前日本醫學史》第3卷，第558頁。

其三，是蘭方（荷蘭醫學）的影響。據杉田成卿譯述的《濟生三方》(1861) 可知蘭方以吐劑為基本性三療法之一，這是因為他們認為嘔吐為顯示體內出現疾病狀態的自然現象，而且是使疾病在其初期或過程中停止的自然機能，所以「吐劑是自然療法」。可應用於眾多疾病，包括小兒。當時治療精神病的重要方法便是吐法與冷水灌注❽。雖然不知漢蘭折衷派人物荻野元凱在撰寫《吐法編》的時候是否受到蘭方的影響，但日本的醫史學家承認其倡導在《濟生三方》中同樣被稱之為基本性三療法之一的「刺絡」法、著《刺絡編》，是受到蘭方的影響❾。

二、獨嘯庵其人❿

永富獨嘯庵 (1732～1766) 初名鳳，後改鳳介，字朝陽，號獨嘯庵。獨嘯庵為儒者藤原翠翁之子，自謂：「余生於長門之西鄙，長於畎畝之中，慕古人之節，好聖賢之書，而苦寒鄉無師友。」十一歲時，即東遊於京都，但卻沒有遇到可以為師者。西歸故鄉之後，作了醫師永富友庵的養子。友庵為後期後世派醫家香月牛山的弟子，修李杲之方；年十三，又遊學於荻府，師事修朱丹溪之方的井上。故可知獨嘯庵的學醫之路乃是自後世派之門進入，從李朱醫學開始的。這時，他還隨著名學者山縣周南學

❽ 詳見《明治前日本醫學史》第 3 卷，第 561 頁。

❾ 詳見《明治前日本醫學史》第 3 卷，第 371、369 頁。

❿ 《近世漢方醫學書集成》第 14 卷收錄永富獨嘯庵的《漫遊雜記》、《獨嘯囊語》（合刻）、《吐方考》，以及寺師睦宗所撰寫有關其生平、業績的〈解說〉。《漫遊雜記》最後一節概述了其一生的求學經歷，或可謂「小傳」；淺田宗伯《皇國名醫傳》亦有其傳記（《近世漢方醫學書集成》第 99 卷，第 462–467 頁）。

儒。翌年赴江戶遊學，但在遍訪時醫之後，卻因滿眼所見皆是「利欲」二字，「無益於人之性命」，鬱悶而生「厭棄醫方之心」。年十七奉家君之命西歸，但因不能與鄉里和睦相處而再遊荻府，復學於周南先生。此時厭惡醫學之心更加強烈，所以在回到故鄉之後，便開了一家私塾，講授儒家六經。

後有同僚自京師歸來，見其以教授六經為業，頗覺奇怪，問道：「子醫生，而講儒業，無乃害於名分乎?」獨嘯庵回答說，我修醫方之書五年，遍訪時師，知其無益於人之性命，故將厭棄之。其同僚笑曰：「子徒知無益於人之醫，未知有益於人之醫也。」並向他介紹了香川修庵、山脅東洋兩位名醫正開門廣召四方之士。於是獨嘯庵再度東入京都，入古方派先驅山脅東洋門下學習。東洋針對獨嘯庵所學僅限李朱醫學，且有強烈的鄙醫尊儒之心，予以如下兩點說教。其一是貶斥後世醫方之不足道，「生民死於養榮益氣之說，非一日也」；唯張仲景的醫術才是治病救人的正道。其二則謂：「夫子貢貨殖，子路負米，何必講書授句而後為士乎？學道，志也；行醫，業也。何相妨之有?」獨嘯庵聽罷，「舌舉不下，汗流浹背。生涯之趣向始定焉。」於是留學其塾中一年，得觀東洋先生之「決死生、摧沈痼，大異平昔之所學。」

次年西歸後，又遊於浪華（大阪）。每日登門求治者，約有數十人，處以從東洋先生處所學汗下之方，巴豆、甘遂、輕粉、烏頭無所不用，但「或忽治忽發，或初快後危，或長服無益於病，或經久發其害。於是乎始知為醫有開闔離合之機，雖扁（秦越人）倉（淳于意）亦有不可治之病矣。」至二十一歲時，聽說越前有名奧村良筑者，擅用吐方，便又整裝出行，前往求教。

獨嘯庵在奧村先生處滯留兩月後，返回京都。在將所學吐法傳授給自己的老師東洋先生後，西歸故鄉，自認此時已然全面掌握了古聖醫家的汗吐下三法。然而在此後若干年的親歷實驗中，在他將三法運用到各種疑難病症之後，「始知為醫之難矣」。這時，獨嘯庵也才真正臻於成熟。一方面是斷絕了與酒肉朋友的交往，「浮沈閭里，為醫之志始一」；另一方面則是終於認識到，無論是「後世」還是「古方」，都不可能做到「無不可治之病」。因而他評價自己在這些年中的進步在於「能知不可治之病與可治之病」；並且在認識上提高到「又深識所謂古醫道者，非用汗吐下之古方之謂。而在所以不得不用汗吐下之古方之謂焉矣。」

二十九歲時，因病離家，西經肥築，東過藝備，漫遊各地，以為療養。並於寶曆十二年 (1762) 西遊到長崎，瞭解西洋醫學。此後他落腳於大阪，醫業之餘兼事著述。但健康不佳的他，終因患寒疝 (泌尿系結核)，而於明和三年 (1766) 身亡，年僅三十五歲。

縱觀獨嘯庵有關其生平與為醫經歷的自述，最重要的感悟可謂「為醫難也」！其所著《漫遊雜記》的結尾是這樣說的：「其間診沈固滯廢之病，無慮數千人。嗚呼，診病年多，為技年拙。益知究理易，應事難矣。」

三、學術特點

從學習李朱醫學，即所謂後世派之門進入醫學領域的獨嘯庵，由於轉投山脅東洋門下而易轍古方。儘管在他們二人間亦有「師徒易位」之事——獨嘯庵將從奧村處習得的吐法傳授給了為師的東洋，但在獨嘯庵著作的字裏行間始終流露著對於東洋先生的仰慕之情。例如在《漫遊雜記》中可見諸如：

山東洋治河漏停滯者，益進河漏以吐之。是當吐方未講之時，其胸間已有吐方。

山東洋能運用三承氣湯，對檢之《傷寒論》，馳驅不差範。真二千年來一人。

山東洋聞其門下醫生無故轉處方，則嘲曰：醫自轉。[11]

等讚揚山脅東洋的話語。同時還能見到對於古方派基本學術主張的認同：

凡欲學古醫道，當先熟讀《傷寒論》，而後擇良師友事之，親試諸事實。若五年，若十年，沈研感、刻不休，則自然圓熟。……不然，則雖讀盡億萬卷之書，要無益於術焉。

何謂古醫道，通本也。

未必多讀書，枕一《傷寒論》足矣。

吾醫方之書，除《傷寒論》外，不詐偽妄誕者，千古幾希。非明眼之士，則不能辨其端的。[12]

正是基於對於所謂張仲景古醫方的崇敬，獨嘯庵才會致力於對吐法的追求與研究，從而構成其學術特點並撰寫了《吐方考》一書。在正文不超過兩千字的《吐方考》中，獨嘯庵記述了吐法應用的源流、適應症及有效方劑等，指出使用吐法有如下之要點：

1. 盛夏嚴冬，謹其修養。況吐下之方，避其時可也。雖然，不得已則用之。

2. 用吐方，既吐則飲白湯，飲則須吐。用「探吐」之法，可以達到速吐之效果。不然，連日連夜，虛竭元氣。

---

[11] 《近世漢方醫學書集成》第 14 卷，第 30、36–37 頁。

[12] 《近世漢方醫學書集成》第 14 卷，第 19、20、23、33 頁。

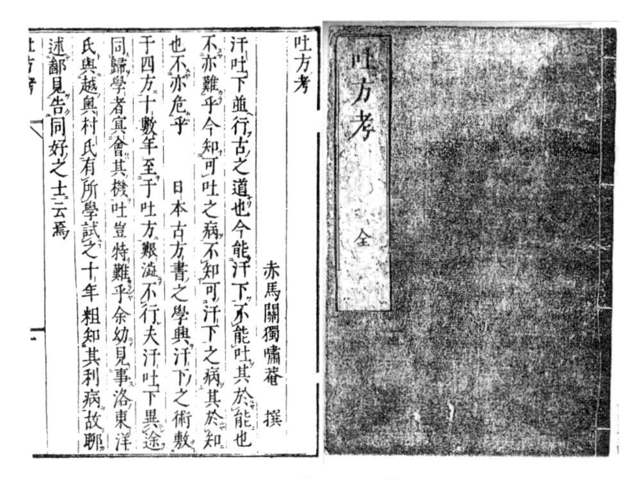
吐方考

赤馬關獨嘯菴 撰

汗吐下並行古之道也今能汗下不能吐其於能也不亦難乎今知可吐之病不知可汗下之病其於知也不亦危乎　日本古方書之學興汗下之術敷于四方十數年至于吐方艱澁不行夫汗吐下異途同歸學者寘會其機吐豈特難乎余幼見事洛東洋氏與越奧村氏有所學試之十年粗知其利病故鄙述鄙見告同好之士云爲

圖十九、二十　《吐方考》封面與首頁

3. 吐後當調理三五日。

4. 古言病在膈上用吐法，此其原則也。實際並不限於此。

5. 某些病，用吐法則促其速死。

就《吐方考》的記載看，獨嘯庵從奧村處所習吐方，有《傷寒論》中的瓜蒂散、桔梗白散，以及或得於民間或其他方書的皂筴丸、苦瓠穰圓、藍汁等數個方劑。有意思的是，他經過親試實驗，居然證明只有奧村所居之地的瓜蒂具有治療效果：「余年二十一，往越前見奧村翁，受吐方。……余歸自越前，採瓜蒂於四方，悉不中用。唯越前所產可共吐方耳。翁而生其地，豈天歟?」這一點得到近代藥物有效成分研究報告的支援：日本醫學博士豬子吉人稱其有效成分為田瓜毒素 (Melotoxin)，可刺激嘔吐中樞，引起嘔吐。且以日本越前產者尤有峻劇之性，適量服用僅引起嘔吐，過量則導致胃腸炎⓭。

他在親試實驗後，對於老師傳授的不實之說，於《漫遊雜記》中也

⓭ 據《中國藥學大辭典》（北京：人民衛生出版社，1956 年，第 1184–1185 頁）「甜瓜蒂」條下所引用的日人研究資料。

有批判性的記述：「奧村翁曰：癲癇服吐方，痊。余西歸之後，試之不啻數十人，僅癒一二人。醫生之妄誕，雖耆宿亦如此。」同時還誠實地記述了自己年少氣盛，自越前歸來後施吐方於「不治之病」的敗績五則⓮：

其一，某女病咳，潮熱、肌肉脫落（肺結核），「快吐數升，安寢一夜，諸症悉去，三日而死」；

其二，某男病噎，食飲一切不通（食道癌），「快吐數刻，吐後一日，食飲復常，晝間忽然而殞」；

其三，某女病鼓脹，腹皮光瑩射人（肝硬化腹水），「吐穢物數升，又下之，腹脹減，不日如故，經數旬而死」；

其四，某男病喘，氣息奄奄，與吐劑「至吭不下，手足微冷，額上生汗，脈絕欲死，急與麝香末三分，徐徐得解」；

其五，某男病情如上例，進藥後「以雞翎探之，自旦至夕不吐，余羞赧而歸」。

當然也有許多大施三折肱，過關斬將的驗案記載。例如：

> 一女子，疫後數日，困悶不能食，眼睛不和，懶動作，時時惡寒，如將再病者。按其腹，當心下有畜水，連胸腹苦滿，其脈沈遲而欲絕。乃與苦瓠瓤二分吐之五次，湧黃水數升，其翌日氣宇豁然，飲啖復故。⓯

客觀地講，「吐法」並沒有使獨嘯庵在治療中獲得獨居他人之上，或如虎添翼的實際效果。可圈可點之處只是在於他對吐法的執著追求與研究，志在「汗吐下三法齊備」的精神。同時，他與那些徹底否定中醫基

⓮ 《近世漢方醫學書集成》第 14 卷，第 66–68 頁。

⓯ 《近世漢方醫學書集成》第 14 卷，第 68 頁。

礎理論的古方派之「極端人物」也完全不同。雖然盛讚《傷寒論》，但在學術上還是屬於兼收並蓄。例如他在《吐方考》開篇處即指出，「從事於此者，知死者與不治者，為第一義。」不點名批評地指出諸如吉益東洞一流在《醫斷》中所宣揚的醫家不論死生，唯事毒藥攻邪，並非「古方」正規，以維護古方榮譽並為其「正名」：「世醫不能知死者與不治者，汗吐下誤施，取兇暴之名，非古方之罪也。」接著談到：

> 欲決死生、定治不治者，當審腹氣虛實。候腹如易實難，其故何？則有如虛而實者，有如實而虛者；有邪來而虛者，有邪去而實者；有邪來而實，邪去而虛者。得之於手，應之於心，父不可以喻子也。
>
> 人有脈，如戶有樞。微乎微乎，可感而通，不可思而得。[16]

其中，腹診與脈診並重，且特別強調脈診的微妙；言虛實錯綜複雜之關係；即便是父子也難於言傳，只可意會（所謂「醫者意也」）等等，都屬東洞流的批判對象。

在本書中有專門一章講到日本歷史上的「腳氣病」，其要點在於說明在依據症狀診斷的時代，儘管某些病名與基於病因診斷的現代醫學相同，但卻不可完全等同視之。那些專以「腳氣」為名的著作，所記述的病例不過是一些症狀相似，病因卻可能迥異的疾病。但獨嘯庵《漫遊雜記》中的一段記述，卻似乎可以認為具備了「真腳氣」的病因與症狀要點：

> 腳氣急發者，毒氣尤甚。辛巳七月，南紀賈舶海運到於赤馬關。闔舡悉病水腫。乞治於一醫生，醫生不知其疾，延余診。余到診

[16] 《近世漢方醫學書集成》第 14 卷，第 166 頁。

> 左右脈滑數，胸腹動悸如怒濤，自腰背迨臍下悉麻痹，兩脛刺痛不可堪。問其病因，言先是泊熊野浦，連日飲雨水。余曰是急腳氣也，不可救矣。其翌一人死，其翌又一人死，如是數日，闔舡悉死。⑰

之所以說這段記述比較符合「真腳氣」的特點，首先在於其患病者為航海之人——具有較長一段時間無法從新鮮蔬菜等副食中獲得維生素 B1 的客觀條件；其二，腓腸肌疼痛（所謂「兩脛刺痛不可堪」）乃是此病的症狀特徵。在並不真正瞭解該病病因，自然也就不知應當如何治療的情況下，獨嘯庵以為「不可救」，顯然是符合客觀實際的。反之，那些大講如何用舒筋活血、清利濕熱之法治癒腳氣的驗案，卻反而可以證明其患者不過是一些症見腰痠腿疼、肢體脹腫的其他疾患。

類似之例在《漫遊雜記》中還能見到許多，如「勞瘵（結核）不可治，似勞瘵者可治；膈噎（食道癌）不可治，似膈噎者可治。世醫動謂治勞瘵、膈噎，蓋似者也。」又如因外傷而痙攣者，雖醫家有種種治法，但實際上「亦難救之」，並指出這就是「後世所謂破傷風」；又如「狂犬毒隔日發者，大概不治」等等⑱。獨嘯庵對於醫學作用的評價是：「大凡病者百人，不治而癒者六十人，其餘四十人：十人者難治，治必死；十人者，得治必活；十人者，不死又不癒，其命在於治不治之間；權衡屬於醫人者，十人而已。」⑲

從學術層面上講，在能夠真正弄清病因、病竈部位、病理改變，並以此作為診斷依據和標準的近代醫學形成之前；在基本是以症狀表現下

⑰ 《近世漢方醫學書集成》第 14 卷，第 93–94 頁。

⑱ 《近世漢方醫學書集成》第 14 卷，第 34–35、41 頁。

⑲ 永富獨嘯庵：《吐方考》。引自《近世漢方醫學書集成》第 14 卷，第 180 頁。

診斷、定病名的時代與傳統醫學體系中，能夠有意識地通過「可治」與「不可治」來辨別疾病屬性的「真」與「似」的醫家，實在是鳳毛麟角。這也正是觀察獨嘯庵時，應特別加以關注的地方。然而從另一方面講，儘管獨嘯庵具有犀利的目光與在東方思維體系中屬劣勢的邏輯分析頭腦，但他也沒有能夠達到超越傳統藩籬的束縛。這種典型的個案，對於我們思考近代科學何以未能在東方產生，是十分有益的。總之，透過這些經驗之談所能看到的，乃是寶貴而強烈的實事求是精神，在某種無形而強大的制約下的發揮。

四、儒志與醫業

獨嘯庵與當時許多其他醫家一樣具有儒、醫兼習的特點，而且曾以教授儒家六經為業，並在相當長的一段時期中存在著尊儒鄙醫的意識。後來在山脅東洋「儒志、醫業，兩不相妨」的教導下，最終選擇了「專心醫道」之路。客觀地講，就許多同類人物而言，應該說這種選擇並非自覺與主動，而是出於無奈。正像李時珍也不過是在仕途無望的情況下，才選擇了通過研究醫學來實現自己的人生價值。何況還有一個謀生之計的現實問題，是任何人都不能不考慮的。《漫遊雜記》中的一段話，清楚地表明了獨嘯庵對於這一問題的務實思考：

> 英雄隱於醫卜，固有故矣。夫醫卜者，無素封者之素封也。身非王侯而適如可以自行意焉矣。家苟無產業，有父母且老，則雖剛明俊傑之士，亦不得高臥養志也……夫出處進退，必以其時者，判然有間矣。余觀當世聰辨之士，或老於講官，或困於舌耕，鬱

> 鬱不樂者無它，不慮諸其初也。[20]

然而深識時務，及時選擇了以醫為業的獨嘯庵，雖然自謂「一心於醫」，但也沒有放棄「儒志」的精神追求。其所著《囊語》分為五節，以短短千餘字說明了他的政治見解。這五節的標題與主旨分別為[21]：

> 出處第一：大丈夫之士，必與天地消息，故進退不得其時，則事必否塞，作「出處」；
>
> 道術第二：治國之士君子，不知道術之至賾，則貪暴固我，作「道術」；
>
> 文武第三：有文物之跡，有文武之真，不知其真，則迷其跡，作「文武」；
>
> 將法第四：天下雖安，忘武則危，士君子之職，常須講明其道，作「將法」；
>
> 時蔽第五：士風之污隆，自時學之污隆，豪傑之士須擇其所依，作「時蔽」。

藤元隆昌〈再刻漫遊雜記囊語二書序〉[22](1807)，簡明扼要地說明了獨嘯庵撰寫此書的心志所在：

> 《雜記》，則其漫遊之間雜記醫事者也；若《囊語》則不然，雖僅僅小冊子，事關經世，其平生之志，蓋在於此矣。……先生嘗與

---

[20] 《近世漢方醫學書集成》第 14 卷，第 25–26 頁。

[21] 《近世漢方醫學書集成》第 14 卷，第 135、137、139、141、144 頁。

[22] 《近世漢方醫學書集成》第 14 卷，第 5–10 頁。

人書曰：「吾精神之所寓，不欺己者也。」……嘗以經世自任，其言曰：「學道，志也；行醫，業也。不以志廢業，不為業棄志。志不可不勉焉，業不可不精焉。」……名噪四方，諸侯多厚幣重祿招之者，而並不應，遂以處士終年。……先生易簀之際，命門人盡焚棄之，所留裁（才）此二書與《吐方考》而已。

那麼亦儒亦醫的獨嘯庵又是如何看待所謂「儒醫」的呢？

和華今古之儒流，譚及吾技者不為少矣。夫未試之事實而言者，率皆不空闊迂僻，則虛誕詐偽，何知其機緘之所存適，足以見其腐臭之態矣。

顯然，他並沒有像某些醫家那樣以「儒醫」自詡，而是明確區分二者為「志」與「業」。就醫業而言，重要的是實踐：

醫雖才氣秀出於人者，試治方於危篤之病，不過千人則知見不明，得處難諦；

凡醫生無師授憲章之事，親試病者多年，自然善治術者往往有之，較之徒守師法不經事之徒，則不可同日而論也。㉓

但同時他又對那些不學無術，僅以糊口為目的的醫家大加鞭笞：

觀世之為方技者，多是世家膏粱之子，不然則亡命輕猾之徒，失

㉓ 永富獨嘯庵：《漫遊雜記》卷之上。引自《近世漢方醫學書集成》第14卷，第27、55頁。

> 餬口之資遑遽為醫。是其心固不為拯人，故視富貴之人則撓情從之如奴隸，視貧賤之人則掉頭避之如寇讎。[24]

因而從其注重醫德，強調經典著作《傷寒論》的學習，甚至是在務實的態度方面，似乎又都能看到通常所說「儒醫」的特點存在。

[24] 永富獨嘯庵：《吐方考》。引自《近世漢方醫學書集成》第 14 卷，第 180 頁。

生育的人文關懷
——賀川玄悅父子

金澤文庫藏有鎌倉時代的一本產科專著《產生類聚抄》，其上卷採六十餘種佛經中有關分娩之說；下卷輯錄與《醫心方》中有關內容大致相同的諸家之說。故酒井靜對此時及以後相當長一段時間內日本產科狀況的總體評價是：僧侶與陰陽師起著遠比醫生重要的作用。值分娩之際，除祈神、弄咒、姑息手段外別無他法❶。

又據杉立義一❷介紹，在以賀川玄悅父子為代表的賀川流產科形成之前，日本「產科」的情況大抵是這樣的：

1.《啟迪集》卷七、《半井家產前產後秘書》，僅僅是使用內服藥，看不到產科醫生直接接觸產婦；

2.《中條流產科全書》(1668)，記述了陰道坐藥等若干外科性處置法；

3.香月牛山《婦人壽草》(1692)，是摘編中國醫書的養生法，沒有涉及具體的產科處置；

4.甚至比玄悅晚得多的蛭田克明所著《產科新編》(1819)，骨盆位分娩六十例中也只有一例存活。

---

❶ 酒井シヅ：《日本の醫療史》，第134–138頁。

❷ 《近世漢方醫學書集成》第106卷載有杉立義一以「賀川玄悅與賀川流產科」為題撰寫的〈解說〉，是本文介紹賀川父子生平的主要參考文獻。

總之，在江戶時代，臨產的母嬰面對的是死亡。而且在當時以分娩為「污穢」之觀念的籠罩下，一般庶民不過是在陋室一隅，坐草而產。

正是在這種情況下，並無特別師承，而主要是靠自學與研究的賀川玄悅，從實證的精神與立場出發，開始在產科中創造性地使用手術療法，從而對正常胎位有了客觀認識；並疾呼破除生育方面的迷信惡習，所著《子玄子產論》奠定了日本近代產科學的基礎。

一、玄悅的一生

賀川玄悅 (1700～1777)❸一名光森，字子玄。其父為槍術名家，玄悅為庶子，故養於其母之娘家而得賀川之姓。厭農業，而習針灸、按摩。壯年至京都，晝販古董舊銅鐵器，夜施針灸之術以謀生。此間提出「按針十二法」，被稱之為「賀川流按針法十二針」❹。自學古方與產科，「立志精苦，與其妻異寢者三年，以攻其術」❺。

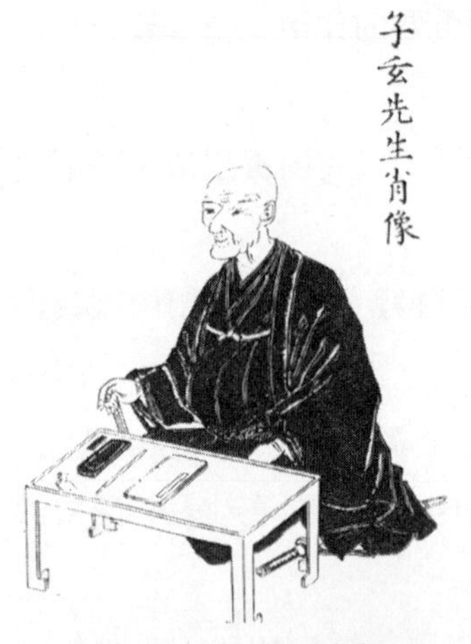

圖二十一　賀川玄悅

一日鄰家婦人難產而求診，胎兒一手外出而瀕臨死亡。賀川徹夜思其解救之法，後以秤鉤❻結繩將胎兒引出，使產婦得救。此乃日本產科領域使用手術之法的嚆矢。由此

❸ 酒井シヅ：《日本の醫療史》第336頁述其生年為1701年。

❹ 《近世漢方醫學書集成》第106卷，杉立義一所撰寫的〈解說〉第9頁。

❺ 淺田宗伯：《皇國名醫傳》卷下。見《近世漢方醫學書集成》第99卷，第494頁。

❻ 一說所用為提燈之柄。

玄悅痛感在救治難產方面，手術性操作比內服藥更重要。

然可謂「回生術」之雛形的這一手術性操作，在金代張子和的《儒門事親》中已有記述，故玄悅用此法究竟是屬於獨立創作，還是效法子和，並不明確。

玄悅的住所周圍，皆為貧民，他常讓這些貧窮的產婦寄宿家中，觀察其妊娠、分娩的過程。

在山脅東門所撰《子玄子產論》序、原南陽《叢桂亭醫事小言》、森立之《遊相醫話》中對玄悅之為人有所記載。謂其惡虛飾、貴實、任俠、心厚。對自己的技術絕對自信，時有旁若無人之態。「有貧窶孤寡之疾病，即必匍匐就事，尚且為之施與，必救其急患；即雖富貴輿載之招，有毫髮不容於其心，則亢眉不肯顧焉。又見華言巧飾之徒，則焄燎以弄之，亦訴厲以鋤其趣操焉。以故人或稱之為狂或癡。而能知之者，如子之慕慈母也。」❼

二、玄悅的業績

玄悅依孕期、分娩、產後三個階段及對「陋習」之批判，分別論說其學術主張與技藝，著成《子玄子產論》❽四卷。其中值得稱道者，可概括為以下三方面。

---

❼ 《子玄子產論》山脅東門序。載《近世漢方醫學書集成》第 106 卷，第 11–19 頁。

❽ 《近世漢方醫學書集成》第 106 卷、《皇漢醫學叢書》第 9 冊均收有此書。

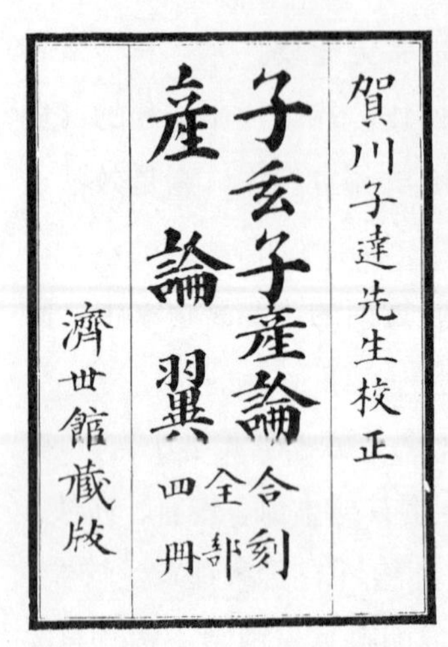

圖二十二　《子玄子產論》與《產論翼》合刻本

1.正常胎位的認知

自古以來都認為胎兒的孕育階段是頭在上，只有到了臨盆的時候才轉身向下。在卷一的〈緒論〉中，玄悅首先指出中國傳統醫學與西方有關胎位的描述都是錯誤的：

> 古來論胎孕之狀，皆以為妊娠十月，子頭向上，及將生則轉而向下。頃餘又閱紅夷所傳內景圖，亦畫胎孕之形一同其說。乃知傳謬誣真，非特漢土也。

既然知道了「上臀下首、背面倒首」才是正常胎位，那麼自然就面臨如何調整異常胎位的問題。玄迪將內服藥物與手法調整分別稱為「治法」與「治術」。如果用藥物調整胎位，則「宜第一和劑之類」，並指出其病因為「交接而壓其胎」，這些都表現出他對傳統的繼承。然經驗必然告訴他，內服藥的效果是有限的，所以玄悅同時又說要靠「整胎之術主之」，即手法的運用。

2.手法與器械的使用

手法的使用貫穿於胎前、產後及分娩三個階段。卷一〈治術〉中可見孕期手法調整胎位的說明：

> 其整胎之法，先使產母解帶仰臥，消息半時許。醫徐用兩手就之，

> 初自胸腹按摩起，以次下及右邊小腹。凡妊娠已五六月者，其胎大已如瓜，當任脈之經橫骨之際而居焉。而左為血室，常蓄氣血；右為委食之府，為空虛。故胎動輒易偏右側。而欹斜甚者，或當得之小腹橫骨之際。醫既審按，以揣其胎畢，膝頭據產母之左脅下，以此為用力之地，雙手略提其胎，輕輕用力推送於任脈下之本位。但孕婦有燥屎者，亦須分理排定……。

卷二名〈占房〉，實即臨盆之事：

> 夫妊娠之治，莫要於臨產。而期間救護居十八，而湯藥居其二焉。故救護失術則湯藥無效矣。然乃今之醫，徒論湯藥之性而不知講救護之術。至其產母坐草起居之宜，與生子臨盆死生之候，一任之產婆。

湯藥 + 產婆 = 傳統醫學的產科。玄悅與傳統的不同，自然是在於強調「抒倒」、「整橫」等手法在接生中的重要。同樣，在卷三有關產後五大治術（一鉤胞、二禁暈、三遏崩、四納腸、五收宮）的論說中，也能看到在處理胎盤不下時重視用外科方法——鉤出。

3. 陋習批判

卷一的〈緒論〉中，在評古來、外來有關胎位描述的謬誤之說時，還提到一些常見之說亦屬陋習傳承。如：

> 妊娠禁伸腳而寢者，其意蓋恐其臥肆體，則產致橫難也。然檢漢人古醫籍，並亡是說。而雖本邦古名醫，亦未聞有此議。則知此

> 言徒出近時兒女之臆見者，而偶然傳承，遂成是陋習者耳。
>
> 妊娠禁食川鱗，亦是近來始有此陋習。竊繹其意，蓋惡流產而忌之也。夫傷產自由母氣不足與物傷其胎而有之，豈川鱗之所能為乎？

而由「產椅」（圖二十三）與「鎮帶」兩論構成的卷四，則可謂對直接危害產婦健康最大陋習的抨擊。其「產椅論」謂：

> 我邦近世，婦人大產之後，必用產椅。椅製不一，而大抵皆後面有倚，左右有牆，而前小橫板及底面皆可抽換。產婦已下胞衣，則椅中周圍先置疊被，板牆上亦皆覆以綿被。而後使婦人自起步就椅中，而其坐必令端然跪坐。始產七晝夜，又不許睡而俯首，於是代設看視相守達旦。少有偏側，叱令改之。一七日而始才免此苦楚矣。而今俗，上自天子后妃，下達士庶妻妾，皆莫不甘受是嚴責。而倖免乎斯苦者，山野海濱樵婦漁姑之屬耳。

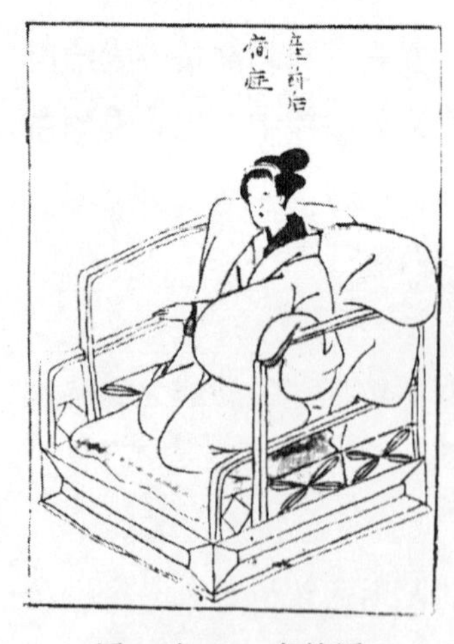

圖二十三　產椅圖

此後論產椅有八害，總之都是不利於產婦健康。再看「鎮帶論」：

> 本邦婦人妊娠五月，必以綿線作帶束於胸下。曰：以鎮胎氣，使不上沖也。蓋方今此風乃已遍於四方遐陬。相傳昔神功皇后征三韓時，方有身而被鎧，鎧不能合，因作此帶束之。既凱旋而誕應神天皇，竟無菑害，昇

平富樂。鎮帶之製創起於此，而後世婦人欽慕而倣云。……禽獸草木胎孕含苞，未嘗假夫鎮帶之施設也。今謂人不與此同者惑之甚也。是故鎮帶之設亦所謂混沌之鑿也！

鎮帶俗稱「岩田帶」。當代產科多要求產婦在分娩後使用腹帶，這與孕期使用鎮帶完全不同。

玄悅整理多年所積累的經驗，融入自家獨創之說的名作《子玄子產論》刊行於明和二年 (1765)，此時他已六十七歲。儘管此書的刊行可謂公開了賀川流的產科秘術，但實際上其中所強調的「治術」(手法與器械) 仍然處於秘而不宣的境地。例如卷二講分娩時胎兒手臂先出等需要使用「回生」之術，但卻沒有說明具體方法，只是說：「於是有茲一術，有微意，難以筆錄」；卷三講產後五種治術，針對胎盤不下的「鉤胞」之術涉及臍帶已斷或未斷兩種情況的處理方法，但也只是說：「下之術頗極神奧，非筆墨所能盡。」其長子賀川玄吾亦說：「口訣多，此條極秘也。非其器，不可傳。」究其僅限口傳的原因，應該說是多方面的：首先是作為時代共性的技術保守，非執禮入門弟子焉能輕易得知；二是手法技藝確屬「非筆墨所能盡」，又恐人亂用。而隱存其心底的還有一點，即在當時無論是主觀還是客觀上，畢竟還有視此種方法為「殘忍」之嫌。或因「保守」，或因「避嫌」，或因兩方面的綜合考慮，所以他們絕不讓人見到「回生」的器具——鐵鉤 (圖二十四)，及其使用過程❾。

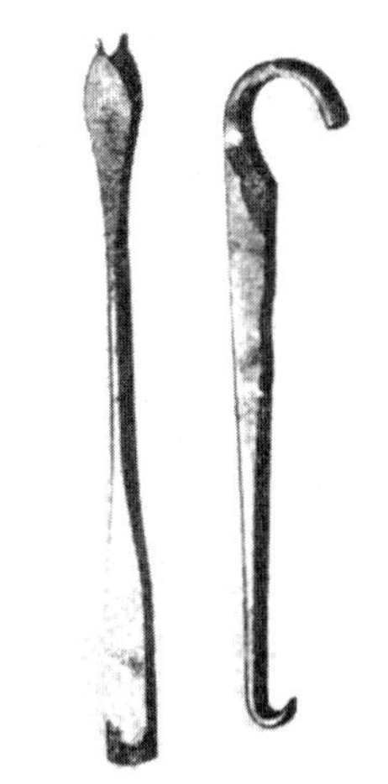

圖二十四 「回生術」所用鐵鉤

❾ 酒井シヅ：《日本の醫療史》，第 340 頁。

三、賀川流產科的繼承與發揚者[10]

賀川玄吾 (1734～1793) 雖是玄悅的長子，且亦以產科為業，著有《產道口訣手術解》等著作，卻因分家別立而成了旁系。其子滿定 (1772～1835) 使得祖父以來的家業獲得了最高的榮譽——於文化十三年 (1816) 被任命為已然空缺了四百年之久的「女醫博士」。滿定不僅留下了《產科記聞》、《產科秘要》、《產科治術秘訣》等著作，而且改進祖傳之「回生術」為「無鉤回生術」。滿定長子蘭臺 (1796～1864) 的「纏頭絹」，蘭臺次子滿載 (1830～1891) 的「整橫紐」，都可謂是對回生術的繼承與發展。

繼承玄悅家業的是其養子玄迪 (1739～1779)。玄迪字子啟，本為出羽國 (秋田縣) 醫師岡本玄適之子，二十歲到京都師事玄悅，先為女婿，終因勤勉可嘉而繼承了玄悅衣缽。他盡力補充《子玄子產論》之不備，敷衍其說，並添加懷孕圖三十二幅而成《產論翼》，刊行於入門十七年後之安永四年 (1775)。

就門人而言，正如立野龍貞在《產科新論》自序 (文政二年，1819) 中所云：「當今產科十之八九皆以賀川氏為鼻祖。」賀川流產科乃江戶時代產科學的主流。據賀川玄吾家的〈門人簿〉記載，自 1769～1875 年間入門學藝者多達九百五十人。其中著名者如片倉鶴陵，於寬政十二年 (1800) 以町醫的身分入江戶城，大施「回生術」解救了使侍醫束手的將軍側室。

而玄迪的弟子奧劣齋 (1780～1835)，更是憐憫回生術只能達到保全

[10] 本節所述在杉立義一所撰寫的〈解說〉之外，還主要參考了宗田一《圖說日本醫療文化史》第 174–176 頁的有關論述。

產婦之目的，於是苦心探索在胎兒未死之前就能將其取出的方法，最終創立了「雙全術」。即現今所謂的足位回轉術。又發明了針對新生兒窒息問題的「發啼術」。並使用了導尿管。

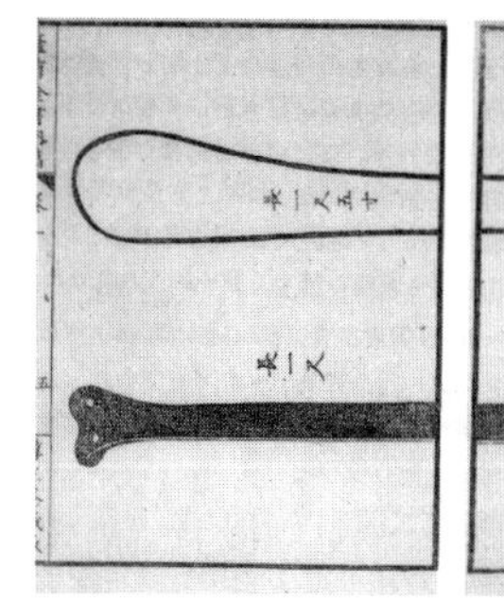
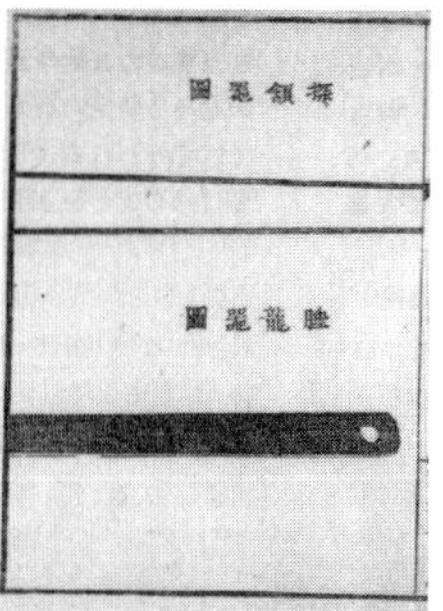

圖二十五　水原三折「探頷器」

其弟子水原三折 (1782～1864) 繼承奧劣齋「雙全術」的理想，設計了可以稱為「日本式產鉗」的探頷器⓫（圖二十五）和「奪珠車」(圖二十六、二十七)，天保五年 (1834) 刊《產科探頷圖訣》。又參考西洋產科、解剖書，完成江戶時代的產科大成之作《醇生庵產育全書》十二卷（1849 年刊)。探頷器不僅可以用於頭位，還可用於骨盆位、橫位（圖二十八、二十九、三十)。明治之後很長一段時間仍在使用。

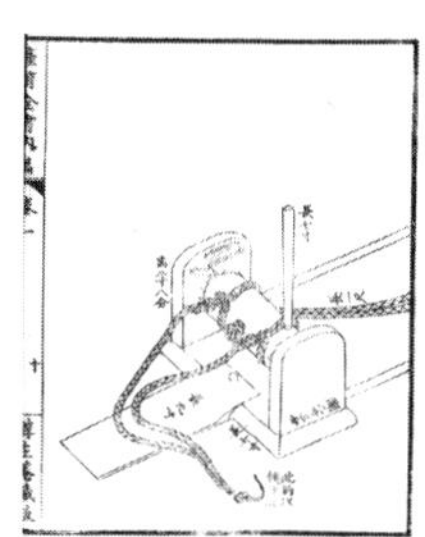
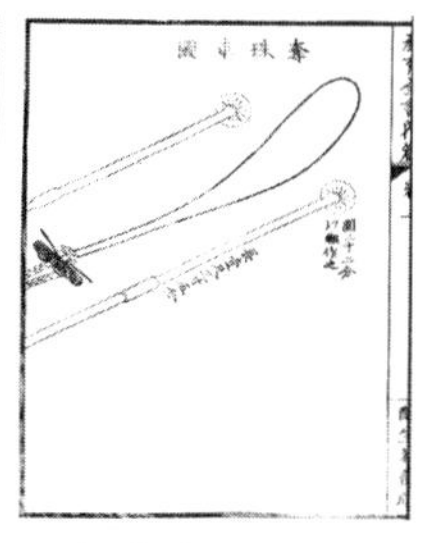
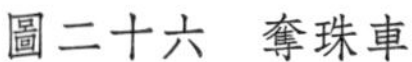

圖二十六　奪珠車

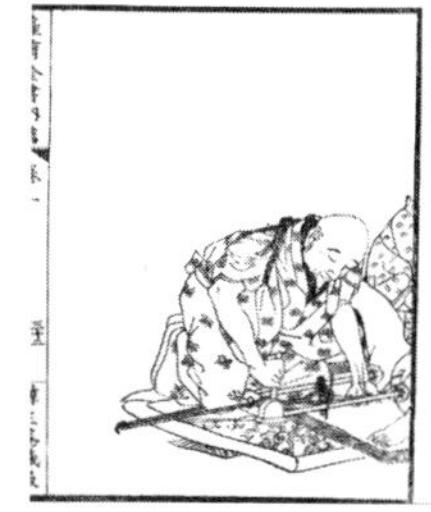
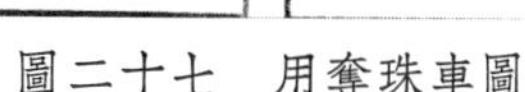

圖二十七　用奪珠車圖

⓫ 另外，立野龍貞以鯨鬚製「包頭器」以使胎兒娩出的方法，對水原三折發明探頷器亦有影響。

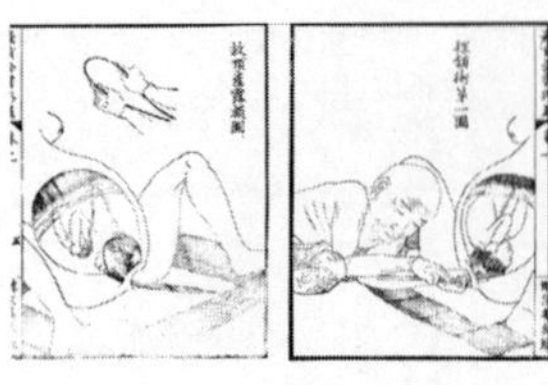

圖二十八　「探頷術第一圖」與「救順產露額圖」

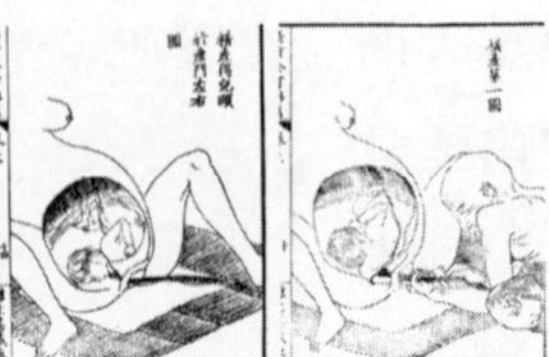

圖二十九　「橫產第一圖」與「橫產得兒頭於產門左右圖」

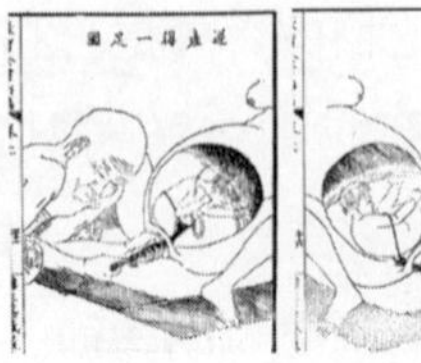

圖三十　「橫產得兒背圖」與「逆產得一足圖」

四、評　價

賀川流產科在藥物治療方面雖然未脫漢方醫學之藩籬，但就其基本屬性與特點而言，顯然與近代醫學更為接近。然而儘管在其繼承者中可以見到對於荷蘭醫學知識的採用⓬，但創建的基礎、發展的過程，卻都不是由於近代西方醫學的影響。因而日本醫史學家將其歸結為「古方派所倡導、漸成醫界時代思潮的實證精神落實到產科領域」的結果。1823 年到日本的荷蘭商館醫師錫伯路多，命門人翻譯玄悅的《子玄子產論》，以《日本的產科》(*Obstertrique an Japan*) 為名刊載於西方的雜誌上，也顯示了其學說的獨創性與歷史價值。

其二，從這一學派的創立者玄悅到集大成者水原三折，在大約百年的時間中，「回生術」從鐵鉤穿顱引出死胎而保全母體，發展為可以達到母子雙全的「探頷器」。同時，對於手術方法、器械使用的一般觀念也在隨之變化。在今人眼中，不僅不會再有視器械與手術為「殘忍」的念頭，而且看到了「日本式產科器械上所凝聚的人文精神」。

⓬　例如片倉鶴陵所著《產科發蒙》的六十張附圖中，有二十七張來自荷蘭產科醫、二張取自英人 William Smellie 的著作。

折衷派

一、「折衷」之名

生活於江戶時代後期的中川修亭 (1771～1850)，在其著作中記述了當時之人對於「古方」、「後世」兩家的評說：

> 夫人之有疾，如宅中有盜賊。古醫方唯謀驅賊，而敢於不顧家之存亡；新醫方唯主保守其家，不敢問賊之去否。❶

因而無論是在理論方面，還是臨床實際治療中，出現兼採兩方之長的所謂「折衷派」，乃是必然與自然之事。一般認為，折衷派的先驅是欲取兩派之長、補其短，以使治療臻於完璧的望月鹿門。其後，在京都有福井楓亭、和田東郭；在東京則有山田正珍、多紀元簡等人。為使讀者直觀瞭解這一點而又不至冗雜，所以從這三個學派中各選兩名代表人物，通過標示其生活時代，以期展示這一學術流變的時間順序（表二）。

---

❶ 《醫方新古弁》卷上。見《近世漢方醫學書集成》第 112 卷。

表二　後世派、古方派、折衷派代表人物的生活時代

——（安土桃山）——1603————（江戶時代）————1868（明治）

曲直瀨道三 1594　（後世）

曲直瀨玄朔 1631　（後世）

1659 後藤艮山 1733（古方）

1702 吉益東洞 1773（古方）

1725 福井楓亭 1792（折衷）

1743 和田東郭 1803（折衷）

當然，表二僅僅是略舉各學派形成期的代表人物，其後繼者自然綿延不絕。另外，許多被史家以某種理由納入某一學派的醫家，其學術觀點亦未必如此絕對。例如學《傷寒論》於古方派醫家中西深齋十有餘年、以研究《傷寒論》著稱的川越衡山 (1758～1828)，在其所著《傷寒脈證式》❷的〈緒言〉中明確地闡述了某種「折衷」味道的觀點：

> 古方家之徒，劃方於《傷寒》《金匱》，而大羞於用唐宋元明之方，斷然不顧矣。仲景氏旨不然矣。……可謂世稱古方家者，未知古方也。
>
> 其所謂式也者，言其所有憑依，而便取法也。

就所謂折衷派而言，有以下幾點值得說明：

1. 持折衷觀念的醫家，是以「治病」為本。江戶後期的許多臨床醫

❷ 見陳存仁編：《皇漢醫學叢書》，第 12 冊。

家基本上都是採取這種務實態度。

2.日本的醫史著作對於折衷派不甚重視，原因大致有二：其一，折衷派不像古方派那樣具有日本醫史學家樂於稱道的「實證性」與「獨特性」；其二，在「兼收並蓄」這一點上，與同時出現的以注重文獻研究著稱的「考證派」相同。往往被歸為一體，而在「折衷派（考證派）」的標題下略加陳述。

3.折衷的立場，還表現在對於中國與西方兩種醫學知識體系的兼收並蓄方面，故又有「漢蘭折衷」之說。本書中有關華岡青洲的介紹，可謂這方面的典型代表。

二、「剛柔相摩」的和田東郭

和田東郭（1743～1803）❸，名璞，字韞卿、泰純，號東郭，又號含章齋。父為瘍科醫官。因東郭為末子，不必繼承其業，故使其選擇本道（內科）。東郭幼從鄉村竹中節齋學；稍長遊學大阪，入後世派醫家戶田旭山之門。作為名儒的旭山為人極其忠厚，除給予東郭正宗的儒學教育外，其精神修養亦對東郭具有極深的影響。另外，旭山雖為後世派醫家，但對《傷寒論》卻極為推崇，謂：「醫學應宗古經方，而此古經方則應以《傷寒論》為中心。」❹

明和五年（1768），二十六歲的東郭又入古方派大家吉益東洞之門學習。但他對這種所謂古方派的學問並不十分滿意，故在東洞逝後即退出

❸ 有關和田東郭的生平介紹，主要依據《近世漢方醫學書集成》第15卷所載松田邦夫撰寫的〈解說〉。

❹ 引自松田邦夫撰寫的〈解說〉。載《近世漢方醫學書集成》第15卷，第9頁。

古方之門，依自身之見解，獨成一家——折衷之道。他認為：

> 古來名工碩師，精神於醫術，各有所得。筆之遺於後學，其惠厚。我曹生於千歲之下，讀其書而學其道，各法其善而闕其所疑，則古人孰非吾師？《傷寒》、《金匱》固我道之《詩》、《書》，然而殘缺不完；宋元方書雖旨趣不同，亦孔注鄭箋。所謂夏取時，商取輅，周冕韶舞採擇不遺。學醫法亦如此而已矣。❺

東郭在充分肯定古方價值的同時，也瞭解其所存在的種種不足。他認為欲補此不足，則唯有博採後世之方：「一切疾病之治療，皆以古方為主，然應以後世方等補其不足。」❻

世人評論東洞與東郭，謂：「東洞醫如韓信行軍，背水絕糧，置之死地而後生；東郭醫如李靖之用兵，度越縱舍，卒與法會。各有其長，不易優劣。」❼

東郭初仕二條公，寬政九年 (1797) 成為御醫，敘法橋之列。中宮無子，召東郭視之，以為「久有寒，宜以附子溫經則效」。翌年皇子得降。天皇獎其功，特旨晉升尚藥，登法眼之列。如此，東郭於 56 歲時得居醫人之最高位，四年後病逝。

東郭無子，擇門人中之逸才中村哲（通稱泰沖）為養子，與長女婚配後繼其嗣。其著作則全部出自弟子筆記。其後刊行於世的有《導水瑣言》(1805)、《蕉窗方意解》(1813)、《蕉窗雜話》(1821)、《傷寒論正文解》(1837)、《腹診錄》及《腹診後錄》(1850)。

---

❺ 引自松田邦夫撰寫的〈解說〉。載《近世漢方醫學書集成》第 15 卷，第 9 頁。

❻ 引自松田邦夫撰寫的〈解說〉。載《近世漢方醫學書集成》第 15 卷，第 9–10 頁。

❼ 淺田宗伯：《先哲醫話》卷上。收入《中國醫學大成》第 39 冊。

東郭生於後世派漸衰、古方派榮盛，而折衷性批判已見萌芽的時代。在旭山與東洞兩位老師的影響下，形成既不拘泥於古方，也不偏任後世方，而是以「治病」為本的折衷之道。實際上，當今中日兩國傳統醫學界所持基本立場，正是這種中庸之道。

在其門人久保喬德撰集東郭談話的《蕉窗雜話》中，有「取先生遺稿中，揭於卷首」的「東郭先生醫則」，計八條、三百八十四字，可謂簡而要地概括了和田東郭的主導思想，錄之如下：

> 醫之為任，唯察病而已矣。勿視富貴，唯病之察；勿視貧賤，唯病之察。勿劇視劇病，必也察劇中之易矣；莫輕視輕病，必也察輕中之危矣。克察之於斯而勿視彼，亦唯醫之任也，察病之道也。
> 醫之所可用心者，其唯變乎？揣變於未變，而以非變待變，此之謂能應變也。視彼之變，而我動乎其變，此之謂眩乎變。眩乎變者，不翅不能處其變，亦不能全其常。能應變者，既已知其變，故其處方也不殆矣。
> 凡病之為情也有二，故藥之用亦有二：曰剛，曰柔。柔以當柔，剛以當剛；剛之制柔者有焉，柔之制剛者有焉。剛耶？柔耶？二而百。柔耶？剛耶？百而二。唯智者知之，而愚者反焉。《易》曰：「剛柔相摩。」我道雖小，亦復爾矣。
> 古人之診病也，望色不以目，聽聲不以耳。夫唯不以耳目，故能察病應於大表矣。
> 古人之診病也，視彼不以彼，乃以彼為我。其既無彼我之分，是以能通病之情也。
> 用方簡者，其術日精；用方繁者，其術日粗。世醫動輒以簡為粗，以繁為精，哀矣哉?!

> 欲得活路者，必陷死地；欲陷死地者，必得活路。
>
> 醫之臨劇病也，欲使彼活於我手者，愛我也；欲使彼死於我手者，愛彼也。愛我者，終不能盡我矣；愛彼者，誠能盡我矣。古語曰：不入虎穴，不得虎子。余於醫亦云。❽

其中所言「剛」、「柔」，並非有如通常使用時那樣抽象，而是針對「古方」與「後世」兩種具體的不同治療方法。而「愛我」、「愛彼」之論，則不僅具有醫德方面的意義，且表現了作者贊同「疾醫攻病」的基本立場。同樣，其子和田泰沖所撰《醫學說》，亦秉承折衷旨意。摘錄如下：

> 我邦百年以前，諸醫多取宋元之書而不能解釋義理，執古方新病安有能相值者之說，拘陰陽之理，不能通病之情，以調補為務，遂失有故無損之訓。暨東洞翁出焉，大憂之，自稱古醫法，曰萬病一唯毒，若藥不瞑眩，厥疾不瘳。……然此言一出，晚輩末流唯以攻伐為己任，犯……於是乎吾道分成二派，曰古方、曰今方、……學者若欲明察陰陽、審虛實、方證相適、補瀉不誤之方，必也以黃岐為經，以長沙為緯，窮其理，通其變，錯綜乎諸家，揀擇其精粗，甄別其長短，而後有所得焉已矣。❾

---

❽ 《近世漢方醫學書集成》第 15 卷，第 15–17 頁。

❾ 山本世孺編：《洛醫彙講》，文政元年，讀書室版，狩野文庫藏（編號：№ 9–21834–3）。

三、「以仲景為臣」的中神琴溪

從古方派，特別是出自吉益東洞門下而轉變為折衷派醫家的著名人物，還可以中神琴溪為例。

中神琴溪❿(1744～1833)，名孚，通稱右內，字以鄰，號琴溪。三十歲時，讀六角重任《古方便覽》而大受感動，從而發憤熟讀東洞之書，與東洞的思想多有共鳴。因東洞的《門人錄》中有其名，故可知琴溪曾在東洞垂暮之年，於其門下受教。琴溪早年居於大津，以用輕粉為妓女治梅毒有效而知名；寬政三年 (1791)，四十八歲時移居京都開業，生意興隆。寬政十年 (1798) 參加山脅東海（東洋之孫）的屍體解剖。文化十二年 (1815)，七十二歲時遊學長崎；翌年又遊學江戶；後隱居近江的田上等地，樂於植桑種茶之間。其名聲之大，可從「從遊者頗多，門下列籍者一時多達三千餘人」⓫獲知。

淺田宗伯云琴溪治術的特點為「醫道俊邁不拘常則，而每有奇驗」；「嘗曰：予使法，不為法使。故能為臣仲景，不為仲景臣。世之奉仲景者，率啗其糟粕、甘為之奴僕」⓬。所謂「能為臣仲景，不為仲景臣」，是說琴溪自認為秉承仲景醫學之道的「疾醫」，但在治療方法上不會墨守拘泥於仲景之法。甚至在《傷寒論約言》中說：

---

❿ 有關中神琴溪的生平介紹，主要依據《近世漢方醫學書集成》第 17 卷所載山田光胤撰寫的〈解說〉。

⓫ 富士川遊：《日本醫學史》，第 429 頁。

⓬ 淺田宗伯：《皇國名醫傳》卷下。見《近世漢方醫學書集成》第 99 卷，第 529–530 頁。

> 二千年間之醫，皆以仲景為君而用之；吾異之，自為君主。二千年間始於仲景之醫皆為器使之臣下。仲景以此罪我，吾所不辭也。⓭

琴溪在《生生堂醫譚》各標題中的論說，清晰地展現了其折衷派的基本立場。例如：

> 《傷寒論》：應該「尊信」，但要「活用」；
>
> 「讀書」：對於後世之書，如《儒門事親》，只取其方，不必注意其理；
>
> 「古方後世並有弊」：當不偏攻補，從其宜。⓮

在本書後面有關「考證派」的介紹中，可以見到有學者從對待《傷寒論》與《黃帝內經》的態度有無差別的角度，論說同樣是「兼收並蓄」的折衷派與考證派有何不同。以上有關和田東郭與中神琴溪醫論的介紹，即含有展現折衷派「有差別立場」的目的。換言之，「折衷派」並非可以顧名思義地將其理解為在治療中既用古方、亦用後世之方。

四、「五經一貫」的內藤希哲

日本醫學史著作沒有指認出生年代與吉益東洞基本相同，與後世、古方兩派代表人物沒有直接師承關係的內藤希哲 (1701～1735)，在學術

⓭ 引自《近世漢方醫學書集成》第 17 卷所載山田光胤撰寫的〈解說〉，第 20 頁。

⓮ 分見《近世漢方醫學書集成》第 17 卷，第 19–20、33–36、63–65 頁。

上歸屬於哪個學派。但其「五經一貫」的思想，卻可以作為瞭解江戶時代的日本醫家是如何在廣泛接觸不同來源的中國醫學知識的過程中，加以融會貫通並構建體系的。

內藤希哲⓯，名甫（或父）⓰，字師道，通稱泉庵。少年學醫於同鄉清水先生，術成出遊江戶。有患熱病而厥者，眾醫皆主張用附子，獨希哲以為不可。據《傷寒論》內有大熱亦可見手足厥冷之論而認為當用白虎湯，五六日癒。希哲與太宰純的關係極好，「餘暇共講文藝以自娛」⓱。當希哲以35歲之英年謝世後，這位碩儒在翌年撰寫的〈醫經解惑論序〉中盛讚其學，並追憶了該書的編撰過程：

> 來東都業醫三歲，經彌明，方彌精；經以正方，方以驗經。以經與方參伍相徵，表裏正反，靡不合應。
>
> 頗有著述，其一曰《解惑論》十餘萬言。未敢自以為是，使純正

⓯ 有關內藤希哲生平的介紹，主要參考其著作的眾多〈序〉、〈跋〉（見刊載其著作的《近世漢方醫學書集成》第70、71卷），與寺師睦宗撰寫的〈解說〉（載於第70卷）。以及淺田宗伯《皇國名醫傳》卷下・內藤泉庵（《近世漢方醫學書集成》第99卷，第487–488頁）。

⓰ 寺師睦宗與淺田宗伯皆未談到其名「甫」。內藤希哲《醫經解惑論》所載烏海寬玄達1770年所撰寫的〈後序〉中言：「內藤師道甫者，以天縱之才云云」（《近世漢方醫學書集成》第70卷，第449頁）；又太宰純（春臺）1736年〈序〉中描述其與希哲相識過程時云：「甲寅春，忽得師道父。師道者，信州松本人也」（同前，第8頁），是知其名為「甫」（或「父」）。而如寺師睦宗將此釋為：「被時人尊奉的名儒太宰春臺，尊稱比自己年輕二十歲的希哲為『父』云云」（同前，〈解說〉，第28頁），以證其了得，為誤。

⓱ 淺田宗伯：《皇國名醫傳》卷下・內藤希哲。見《近世漢方醫學書集成》第99卷，第488頁。

> 其文理，因序之。純不知醫而好為方，尤悅仲景……，時師道方草稿，每成一卷，持來示予。予隨閱之。稿未成半卷，乙卯秋，師道忽病沒，年三十五。
>
> 予未嘗學醫，何知師道所論是否？予特惜師道豪傑，秀而不實云爾。⓲

這位反覆強調自己不懂醫道，認為「今所謂儒醫，以醫求利，以儒求名。故為醫，非好其道，好其利也。旁學文藝以買名譽也」；稱「儒醫是比蝙蝠（非鳥非獸）更劣等之物」的碩儒，「在尚未得志的放浪時代，卻曾因沒有糊口之資而為醫。」⓳由此可知，在儒醫大行於世的時代，亦有類似中國漢代之名醫淳于意師徒、華佗那樣唯願以儒者形象面世，而以知醫為恥的人。在此不談儒醫問題，還是看看內藤希哲在《醫經解惑論》的〈自序〉中，是如何詳述自己在從「學」到「惑」、因「惑」而「學」的過程中，一步步走向「五經一貫」學術主張的：

> 余自幼好醫，故有微知醫者則就問焉；有一貯書者則借讀之。而聞今之世醫書雖多，其最善者莫若龔雲林，乃求其書，以為醫之道盡乎於茲矣。然試其方，奈不如其言何？於是乎始惑焉。（一惑）
>
> 又聞醫非熟讀《內經》、《難經》、《本草》，而探討河間、東垣、丹谿、立齋數家則不可，乃求彼諸書，而復惑焉。（二惑）
>
> 又聞醫非蒐羅百家而兼通十三科則不可，乃不擇何科，隨在求之，而復惑焉。（三惑）
>
> 又聞中原之書雖詳，而地殊人異、時移世變，故用之今日，不合

⓲ 《近世漢方醫學書集成》第 70 卷，第 9–13 頁。

⓳ 分見安西安周：《日本儒醫研究》，第 46–48、164 頁。

者多。唯本邦近代名醫之驗方，簡便而適中，乃自濟民燈下、規矩口訣之類，以至諸家密傳秘方求之，復惑焉。（四惑）

又聞醫者意也，又理也，精意而窮理，隨時而制宜，不全拘於方書，而後可致十全之功焉。苟不知權變，偏信古人之糟粕，何得治病？又聞天下之書無盡，天下之病無窮；撿無盡之書，治無窮之病，皆得的中，此雖聖人亦所不能也。唯取《正傳》、《入門》、《回春》、《明鑑》，一一而熟讀之，隨證投藥，積月累歲，則機變自生於見病多，應用自出於彼書中，而百發百中之績可庶幾焉。乃勤如兩說，而復惑焉。（五惑）

惑而求之，求而惑之，余心憮然。偶有聞仲景《傷寒論》、《金匱要略》二經，總括《素》、《難》、《本草》之要，明辯陰陽虛實之機，其言圓通，其方神驗，實為萬世之法，群方之祖。醫而不精於此，則枉殺人命，暗受天罰，明絕子孫，令祖先之靈，自己之鬼，無所依憑。余於是愕愕然、悚悚然，乃急求之，始得趙氏《仲景全書》。讀之期年，初如銜枚，中如嚼糖，後則復惑焉。（六惑）

於是更取方氏《條辯》、喻氏《尚論》、程氏《後條辯》、名古屋氏《註解》、沈氏《編註》等書，參伍照看，識其大意，潛心精思，深考博尋，忘食忘憂，讀之百遍。且類脈、類證、類方、類經，謄寫者五六次。才如小得其本旨者，然後有病而乞治者，則諦其脈證、處其方劑，小試則小效；大試則大效；無所不試，則無所不效。又取《內經》、《難經》讀之，覺其旨趣大異於前日，乃如微會其一貫之旨者。後又取諸家讀之，其得者、失者、粗者、迂者、怪僻者、駁雜者、鑿而深者、似是而非者，可以辯識焉[20]。

---

[20] 《近世漢方醫學書集成》第 70 卷，第 23–29 頁。

此後，希哲還談了許多感想與感受，不再多錄。總之，在經過「六惑」之後，內藤希哲終於達到了融會代表藥物學的《神農本草經》、針灸學的《明堂經》、基礎理論的《黃帝內經》和《難經》，以及被古方派視為與此四部經典相互對立之《傷寒雜病論》為一體的境界。

漢蘭折衷的代表人物
——華岡青洲

近讀 2004 年發表的一篇綜述〈乳腺癌外科手術發展史〉的文章❶，其中雖然廣徵中外文獻，追溯認識與手術治療該病的源頭直至古希臘著名醫生希波克拉底，但對近世日本醫家在這方面所做工作卻未見言及。由此可知我們對鄰邦的瞭解還十分不夠。而作為這段歷史及其主人公華岡青洲 (1760～1835) 的有味之處，並非僅僅在於較早的使用麻藥、完成世界首例乳癌切除手術。青洲以「內外合一、活物窮理」為核心理念；在尊崇中國傳統醫學的基點上吸收荷蘭外科技藝，成為漢蘭折衷的「華岡流」醫學流派。在全面瞭解華岡青洲及集其大成的弟子本間棗軒之生平、事蹟後，借助與漢代同類醫家華佗的比較，期待能夠與讀者一同步入有關中日兩國科技發展歷程中異同點的深入思考。

❶ 高金波、史雯嘉：〈乳腺癌外科手術發展史〉，《中華醫史雜誌》，(3)：第 166–169 頁，2004。

一、生平概要❷

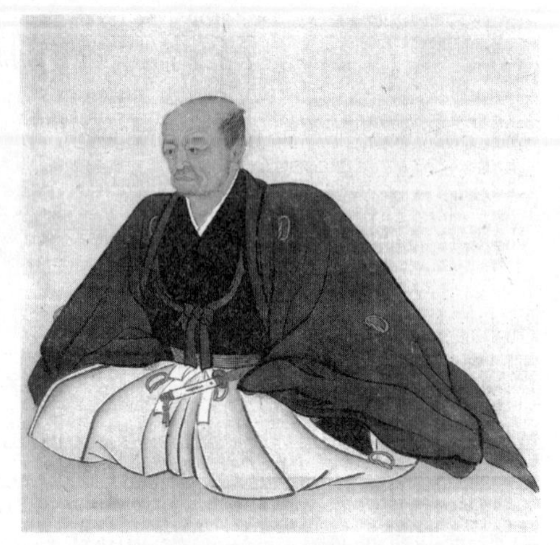
圖三十一　華岡青洲

十八世紀末，坐落在和歌山縣之高野山北麓的「春林軒」，建有專為安排慕名來此求治的患者與求學醫生住宿的「快快堂」（舊塾）和「布袋屋」（新塾）。然而即便如此，前來就診者仍常常只能寄宿在周邊的民宅中。後來，春林軒又在和歌山城下設立了診療分室，在大阪設立了稱為「合水堂」的分塾。如此盛況的營造者，乃是以在麻醉條件下成功完成首例乳癌切除手術而聞名的春林軒主人華岡青洲。

華岡青洲名震，字伯行，通稱隨賢，號青洲，寶曆十年 (1760) 生於世醫之家。二十三歲遊學京都，其內科學於古方派醫家吉益南涯，應當即在此時。然短短的三年後，他就離開了名醫雲集的京都。據〈墓誌銘〉

❷ 收錄華岡青洲著作的《近世漢方醫學書集成》第 29 卷前，載有已故日本醫學史家宗田一在參考吳秀三、森慶三等前賢多種有關青洲生平事蹟專著的基礎上，撰寫的相當於研究性傳記的〈解說〉。其中引用了許多有關華岡青洲生平事蹟的原始資料，如〈墓誌銘〉、乳癌患者的《姓名錄》、詩文等，並編製了《年表》，以及所收著作的「解題」。本文中所引宗田一的觀點，或資料未另注出處者，均係據此。

說，在青洲遊學京都的三年中，「無常就之師匠，於反覆鑽研中忽有所悟得。知世間之醫者局舊方、泥經語，不能活用，分內科等諸科，不知合一之理，是其治療不奏效之故。翻然決意」回歸鄉里。三年後，同為吉益南涯弟子的中川修亭，入青洲門下❸。享和二年 (1802)，四十三歲的青洲受紀州藩之召，入武士之列，許帶刀。兩年後的文化元年 (1804)，青洲完成了使其名聞遐邇的乳癌切除手術。

據說青洲曾多次謝絕紀州藩的招聘，一生樂為活躍於實際診療的在野醫生。其理想與追求，正如他在一首詩中所抒發的那樣：

> 竹屋蕭然鳥雀喧，風光自適臥寒村。唯思起死回生術，何望輕裘肥馬門。

天保四年 (1833)，七十四歲的青洲再次受到紀州藩主的召請，授以奧醫師的身分與待遇，並特例准其隨意出勤(即可不必按規定入侍當職)。兩年後，七十六歲的青洲謝世。

華岡青洲雖曾就學於吉益南涯，但在所著《傷寒論講義》中對吉益流的學問有直言不諱的嚴厲批評。在外科方面，他曾師事蘭醫流的傳人大和見立 (1749～1827)；另外據其孫華岡清子的筆記，謂青洲曾遊學長崎。從其外科技藝的角度考慮，這是極有可能的，但並無更多的史料依據。從總體上講，華岡青洲展現的人格特徵應該是雖有兼收並蓄——博採漢蘭、內外諸家學識的一面，但更多的乃是批判、研究與創新。

---

❸ 但大塚敬節、松田邦夫等醫學史家認為青洲與中川修亭的關係應屬「親密朋友」。見《近世漢方醫學書集成》第 112 卷所載松田邦夫為中川修亭撰寫的〈解說〉。

二、最早的乳癌切除手術

漢字中本無「癌」字，更不要說符合其故有定義❹的疾病範疇、診斷標準了。作為其造字的基礎——「喦」，原本通「巖」、「嵒」，都只有表示高峻山崖的意思。或許正因如此，顯露於婦女體表特有之「山峰」之上，「腫如覆碗、按之堅硬、形如堆栗、高凸如巖頂」的乳腺癌，才會較早被古代的醫生所認知，並賦予其「乳巖」這樣一個基於直觀形象的獨立病名。有意思的是，在英語中，Cancer（癌）的原始含義也是乳癌的意思。那麼，對於這一疾病又該如何治療呢？古代的中醫認為此病源於「肝脾兩傷，氣鬱凝結而成」，「速宜外用灸法，內服養血之劑」。隨著病情的發展，雖有種種內服、外用之治療方藥的論說，但畢竟得承認「即成敗證，百無一救」❺。而當代中醫學則客觀地承認：「早期適於手術者，應盡可能爭取手術根治」；只有晚期及無法施以手術者，才「可用中醫藥治療並結合放療、化療以延長患者生存期，提高生存質量。」❻

與中國傳統醫學長期固守內服、外用藥物治療乳癌形成鮮明對比的，是華岡青洲早在1804年就嘗試以手術切除的方法進行治療，並且取得了成功❼。在華岡家族的後人手中，保存有記錄著經青洲治療之乳癌患者

---

❹ 特指上皮組織生長出來的惡性腫瘤。

❺ 古代中醫的種種治療方藥，詳見謝觀編纂：《中國醫學大詞典・乳巖》，北京：商務印書館，1954年重印版，第1458–1459頁。

❻ 《中國大百科全書・中國傳統醫學・乳腺癌》，北京：中國大百科全書出版社，1992年，第377頁。

❼ 在日本醫學史研究中，對於華岡青洲首例乳癌手術究在1804年，還是1805年

姓名、住址、年齡的《乳癌姓名錄》。從文化元年至青洲逝世的天保六年(1835) 的三十一年間，其患者數計有一百五十六人。華岡青洲的首例乳癌手術對象，是一位六十歲的老年婦女，雖然成功地完成了腫瘤的摘除，但卻在術後四個半月原因不明地死去了。「但一百五十六位接受手術之乳癌患者的大部分，在術後結婚了，朝夕供奉青洲之像，過著愉快的生活。」

另外，華岡青洲在當時就已經開始採用類似現代手術前需要簽字的程序了。眾所周知，現在的醫院在做手術前，都會和患者的家屬簽一份「協定」：寫明醫生以及醫院，對手術中和手術後可能發生的哪些問題不承擔責任——例如麻醉意外、大出血造成死亡，術後創口不癒合，某些組織發生粘連等等。華岡青洲在施行乳癌手術前，均要求患者本人及其親屬在寫有下述內容的文書上簽字：

無論養生中發生任何不測之變，屆時均無一語之怨。

從華岡青洲的《留熱秘錄》中，可以瞭解手術的大致過程。例如他對文化十二年 (1815) 所施的一例手術是這樣記述的：

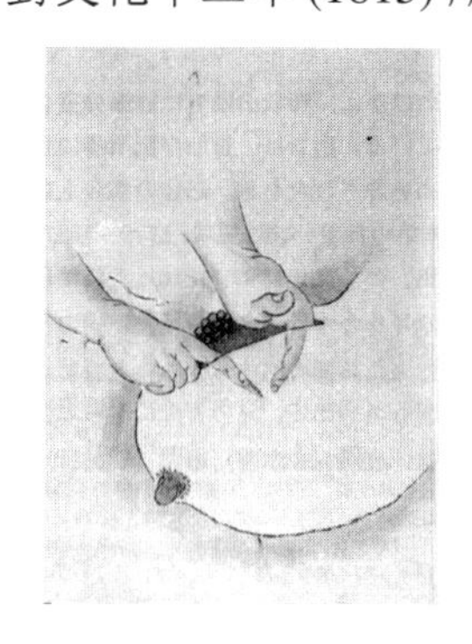
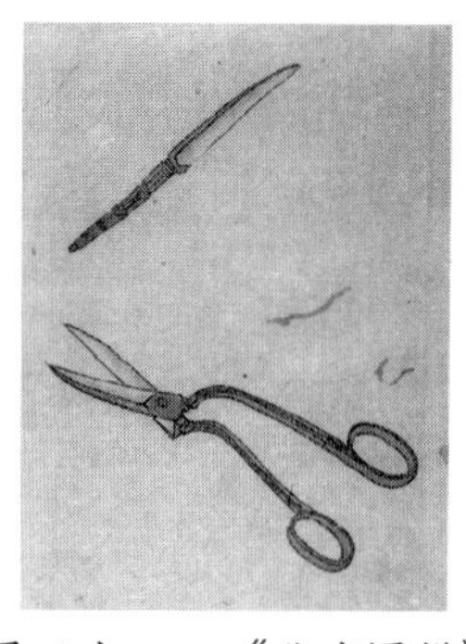
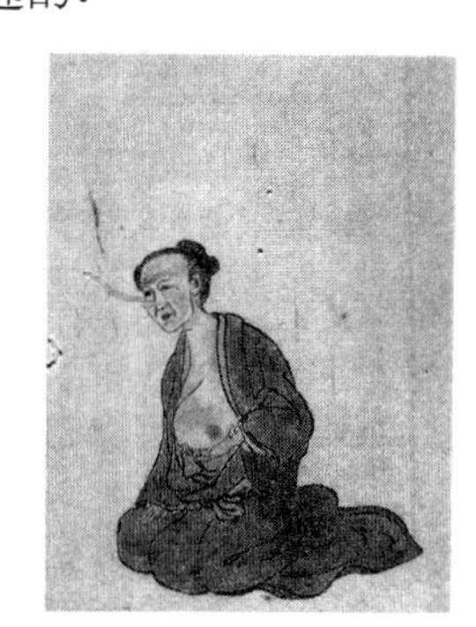

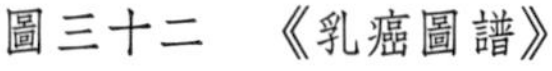
圖三十二 《乳癌圖譜》

有不同看法。

> 讚州小豆島實村長太夫之妻，患乳癌。年五十一。六月八日來診治。初投清熱解鬱湯，兩天後施以手術。早晨先給予麻藥二匁❽五分。加水二合，煎至一合半，與之。二時許瞑眩（意識消失）。馬上切開乳房，取出核。創口二寸五分許。核重五十三匁。

住院四個半月後，這位患者基本恢復了健康，愉快地回到了故鄉小豆島❾。

三、麻藥的研究

華岡青洲所用麻醉藥的最主要構成藥物是曼陀羅花。這種植物是在相當晚的時候，才從朝鮮傳入日本作為供觀賞的園藝植物的❿，所以日本人將花似牽牛的曼陀羅稱之為「朝鮮牽牛」⓫。

據研究，中國將曼陀羅作為藥物使用相當晚。至元代危亦林《世醫得效方》(1337) 中，可見到整復骨科時，有在作為麻藥的「草烏散」中加入曼陀羅花，以增強藥效的用法。草烏散的構成藥物包括豬牙皂、木鱉子、紫金皮、白芷、半夏、烏藥、川芎、當歸、川烏、茴香、坐拏、草烏、木香等十三種植物，其中許多都屬服用過量可致中毒的藥物。整骨之前，先用酒拌服上述散藥二錢；達不到麻醉效果時，再加用草烏、

---

❽ 日本的重量單位，約合 3.75 克。

❾ 中島陽一郎：《病氣日本史》，第 294–296 頁。

❿ 《和漢三才圖會》(1713)：「按近頃自朝鮮來，今人家多栽之。」

⓫ 山田慶兒：《古代東亞哲學與科技文化——山田慶兒論文集》，瀋陽：遼寧教育出版社，1996 年，第 327 頁。

坐拏、曼陀羅花各五錢。

另一方面，據宗田一介紹，在被日本人稱之為南蠻流、紅毛流的西方醫學著作《南蠻流金創療法》(1671 年抄本) 中，也有服用曼陀羅莖葉，可行「斬肉」、「縫針」之術的記載；日本最早的西洋藥物著作譯本《和蘭本草和譯》(1743) 則謂服用曼陀羅花，可以使人「在吐逆之後，迅速入睡」。這種吐逆之後的「迅速入睡」，顯然不應理解為「安眠作用」，而應該看作是古代醫生對於所謂「麻醉狀態」的表述方式。西方使用茄科植物作為鎮痛藥的歷史，可以追溯到古希臘和古埃及人對一種名叫曼德拉草的認識與使用 (圖三十三)。這種含有東莨菪堿與莨菪堿的植物可以使人「通神」——進入迷醉狀態，因而除了巫術目的外，「古希臘的醫生還拿它的煎汁做安眠藥和鎮痛藥」⓬。另外，近代藥理學還認識到，在手術中使用這類生物鹼，還具有減少腺體分泌、消除平滑肌痙攣等作用。「曼德拉」草與「曼陀羅」雖然不是同一種植物，但同屬茄科植物，含有相同的生物鹼，而且讀音也十分相近，這就很難不讓人考慮古代東西方在使用這類植物作為鎮痛 (麻醉) 藥方面，是否有可能存在著某種知識的傳播。

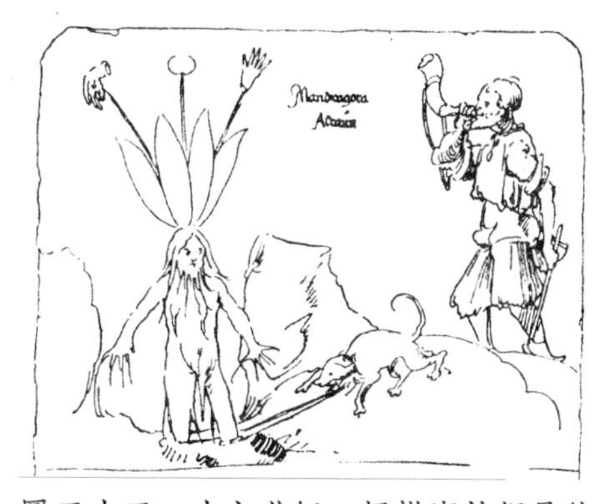

圖三十三　十七世紀一幅描寫挖掘曼德拉草的圖畫：一條狗拉出曼德拉草的根，挖掘者吹號，以使號聲蓋過酷似人形的曼德拉草發出的叫喊聲。

在華岡青洲的《青囊秘錄》，以及其弟子中川修亭所著《麻藥考》(1796) 中，收錄了若干個「麻

⓬ 〔德〕伯恩特・卡爾格—德克爾：《醫藥文化史》，北京：三聯書店，2004 年中譯本，第 78 頁。

沸湯」的配方。其中花井、大西⑬兩氏的麻藥配方與華岡青洲的麻沸湯極為相近，而與危亦林《世醫得效方》「草烏散」的配方相距較遠（參見表三）。又因為其所用為曼陀羅莖、葉，與明言「花不可用」的《南蠻流金創療法》一致，因而一般認為華岡青洲麻沸湯的源頭應該追溯到以花井、大西配方為先驅的漢洋折衷醫家那裏，而不是只有在服用「草烏散」效果不佳時才加用曼陀羅花的中國醫學。

表三　麻藥配方的比較

方名＼藥名	曼陀羅	草烏	川烏	白芷	當歸	川芎	豬牙皂	木鼈子	其他藥物	服法
草烏散		1	5	5	5	5	5	5	紫金皮、烏藥、半夏、茴香、木香、坐拏	酒
花井方	5		5	5	5	5	5	5	小茴香、天南星	酒
大西方	5	10	15	15	15	15	15	15	小茴香、天南星	酒
華岡麻沸湯	6	2		1	2	2			天南星	水

（表中數字為劑量。草烏散的計量單位為「兩」，其他均為「分」）

然而從另一方面講，華岡青洲的麻沸湯雖然在以曼陀羅為主藥這一點上秉承了花井、大西配方的旨意，但在使用曼陀羅花而不是莖葉這一點上又被認為是「間接繼承了《世醫得效方》」。再者，青洲將自己的著作名之為《青囊秘錄》；稱麻藥方為「麻沸湯」，也都表現出他尊奉中華醫家華佗為麻藥之祖的心態。

需要說明的另一點是，雖然從以曼陀羅為主藥，而不是在服用後效果不佳時才加用曼陀羅；以及從使用的是莖葉而不是曼陀羅花這兩方面看，花井、大西兩氏的麻藥配方明顯具有西洋醫學的要素，但決不能認為這個麻藥方劑是源於當時傳入日本的西洋醫學體系。只要借助表三，

⑬ 這兩位率先將曼陀羅用於麻醉藥組方中之醫家的生平不詳。

將兩氏的麻藥配方與危亦林《世醫得效方》「草烏散」的配方略加比照就足以看清這一點。換言之，花井、大西兩氏的麻藥配方，正是漢洋折衷的產物。而華岡青洲又在此基礎上，通過實驗對其組成藥物加以進一步研究、簡化，並增加了主藥曼陀羅花的用量，最終形成了定名「通仙散」⓮的華岡麻沸湯。

四、著作與思想

青洲著作無刊本，皆為門人筆錄。因而同名異書、異名同書，反覆抄寫所至謬誤、脫漏等多見⓯。幕末之文久元年 (1861)，其門人佐藤持敬編過《華岡氏遺書目錄》；其後吳秀三氏又有補充；但如翻閱岩波書店的《國書總目錄》，則歸在青洲名下的著作就更多了。宗田一氏將其歸納為以下十一類：

1. 金創（神書、治要、秘錄、秘話、要術、口訣、口授、瑣言等）。

2. 瘍科（神書、記聞、漫話、辨略、要訣、同校考、自在、瘍注缺唇治術、兔口治術、外科摘要、鎖陰治法記、瘰癧辨明、乳巗准、乳巗辨、乳巗辨證、乳巗治術口授、乳巗治療書、醫談等）。

⓮ 雖然日本醫學史著作均稱華岡青洲的麻藥組方名為「通仙散」，但在青洲及其弟子的著作中，甚至直到刊於 1808 年的二宮彥可《正骨範》中，均無「通仙散」之名。檢閱手中文獻，唯見淺田宗伯《皇國名醫傳》中談到：「於是用其意製麻沸之方，號曰通仙散。」

⓯ 《近世漢方醫學書集成》第 29、30 卷收錄的華岡青洲著作有：《外科神書》、《瘍科瑣言》、《燈下醫談》、《青洲先生治驗錄》、《產科瑣言》、《青囊秘錄》、《春林軒丸散方》、《膏方便覽》、《貼膏考》、《瘍科方筌》、《春林軒撮要方筌》，本文中涉及這些著作的引用文字，均係據此。

3.黴瘡（黴治談、黴瘡、天刑秘錄等）。

4.治驗錄（乳巗治驗錄、治驗傍聞私錄等）。

5.圖譜（治術圖、奇患圖、活術圖說等）。

6.整骨（秘錄、圖說、卷木綿圖、繃帶圖訣等）。

7.產科（胎產瑣言、瑣言、圖說等）。

8.內科、痘科（腳氣翼方、痢疾瑣言、陰證問答、舌診要訣、痘疹要方、傷寒論講義等）。

9.眼科（秘錄等）。

10.製藥、藥方（青囊秘錄、丸散膏方、丸散膏方便覽、丸散方考、膏方秘錄、貼膏考、禁方錄、禁方錄續、拾錄、奇方集、奇方拾遺、瘍科方筌、內科撮要方、方函、三術湯辨、三術附辨等）。

11.其他。

無論是瀏覽這些書名，還是閱讀其內容，縱觀青洲著作給人的第一印象是「全科醫生」，即內外婦兒各科都有涉及。例如《春林軒撮要方筌》，始自「中風」，終於「小兒科」，內容皆為內服方藥；又如《產科瑣言》，在承認以手術療法為特徵之賀川流產科長處的同時，批評其對藥方的選擇存在疏漏：「如賀川氏之《產論》，於術，多古來未發之說，因可隨用也；如其方法，多疏漏、不適症者，是以選諸方書中之方，分類示之。」[16] 由此可見，青洲對於內服方藥的重視，絕不亞於外科手術。從學術思想的角度講，這也正是他所強調「內外合一」的具體表現。

其二，青洲的「外科」如同中國古代一樣，實際上包含各種體表疾患，而在當今的分科概念中，這些疾病大多屬於皮膚科的範疇。如其所著《瘍科瑣言》，係按照陳實功《外科正宗》所列病名，分述病狀、診斷、治方等。而諸如《春林軒丸散方》列黴毒、諸瘡之治方，《春林軒膏方》

[16] 華岡青洲：《產科瑣言・總論》。見《近世漢方醫學書集成》第 29 冊，第 516 頁。

講「用膏三綱領」[17]，《青囊秘錄》有以「黴毒熏藥」為首的耳聾、乳癌、蟲痔、喘咳、鵝掌風、彭祖先人等熏藥方等等，均展現著所謂「外科的膏藥時代」這樣一個時代的普遍共性。

其三，無論是在醫學理論還是治療技術方面，青洲都是持兼收並蓄的態度。勿庸贅言，在手術技藝方面他無疑從當時傳入日本的洋醫那裏學到了很多東西；同時在藥物學方面也是一樣。例如在《春林軒膏方》見有：「凡蘭名云『安哈啦思』，為『硬』也；云『因庫哦恩多』，為『軟』也。」[18]其常用的大玄膏方，也是源於西方醫學：「紅毛謂此方萬能」[19]。然而儘管青洲在手術療法方面深得洋醫之益，但在理論方面卻又能夠接受中國醫學的基本觀念。例如在《春林軒撮要方筌》的目錄中列有「補益」之項，而不是像古方派那樣對陰陽、虛實等概念大加批駁。在他看來，「欲療疾病，當先精其內外；方無古今，惟在致其知。」[20]同樣，在《燈下醫談》中反覆強調的也是這樣的觀點。如：

> 凡欲為外科，當先精內科，不然無益於治術，今是有患瘍瘡者，診之有陽虛者，有血虛者，有氣血共虛者，視是施治術且投藥。

---

[17] 所謂「用膏三綱領」即：凡風毒腫或附骨疽、虎脛痛之類，「右擊」，次「先鋒」、「左突」……。見少有膿氣，用「左突」既，針之。膿潰，貼「破敵」。膿次第出，順行，即用「大玄」。少有惡肉殘留，難一次拔去，貼「青龍」，拔後再用「大玄」。癰疽之類，先「先鋒」，次「左突」。見有膿氣，貼「破敵」，云云。其中的「右擊」、「先鋒」、「左突」、「破敵」、「大玄」、「青龍」等，皆是膏藥名。

[18] 華岡青洲：《春林軒膏方・膏藥煉法》。見《近世漢方醫學書集成》第 30 卷，第 196–197 頁。

[19] 華岡青洲：《春林軒膏方・大玄膏方》。見《近世漢方醫學書集成》第 30 卷，第 199 頁。

[20] 引自《近世漢方醫學書集成》第 29 卷，宗田一所撰寫的〈解說〉，第 50 頁。

醫究理如宗儒之學。㉑

可見他的「內外合一，活物窮理」，並非是在既治內科疾患，又作外科手術的低級層面上，而是真正從理論與治療兩方面將內外融合為一體。因而評說者認為青洲「屬漢蘭折衷派，其思想的基礎在漢方，在術的方面吸收了洋方外科。」

五、華岡流外科的繼承者

遙想當年「春林軒」車水馬龍的盛景，新舊兩塾住滿了前來求治的患者與求學的醫生，可知青洲亦屬桃李滿天下的人物。其弟子雖然多達一千一百三十餘人㉒，但其中最值一提的乃是終身以青洲為師、且被譽為「華岡流外科之大成者」的本間棗軒㉓。

本間棗軒 (1804～1872)，名資章（後改「救」），字和卿，通稱玄調，號棗軒。其名改「救」，是因為水戶烈公讚歎他醫技卓越，救人眾多，故賜此名和「肩衣」。

本間家族中始為醫者名道悅，寬永十四年 (1637) 天草之亂時從軍，驍勇無比，但卻負了不治之傷。自謂「破鼈不可列士林」而志於醫，建藥室「自准亭」。道悅又是日本古代最著名詩人芭蕉的弟子，所以喜愛水

㉑ 《近世漢方醫學書集成》第 29 冊，第 383、398 頁。

㉒ 藤井尚久：《明治前創傷療治史》。收於日本學士院編：《明治前日本醫學史》第 3 卷，第 283 頁。

㉓ 本節中有關棗軒生平的介紹，主要參考《近世漢方醫學書集成》第 21 卷所載矢數圭堂以「華岡流外科之大成者」為題撰寫的〈解說〉。

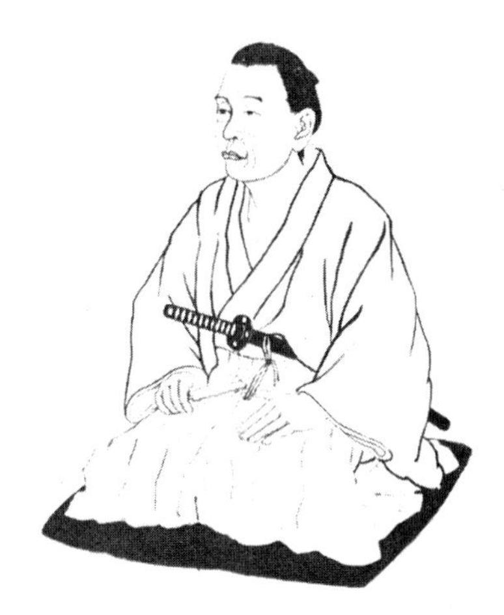
圖三十四　本間棗軒

鄉的芭蕉亦時常造訪自准亭。六代道偉無子，故迎女婿棗軒為養子。

棗軒於十七歲時來到江戶，入原南陽㉔之門學習。但南陽逝於當年(1820)，故棗軒師事南陽的時間極短。他還師事杉田玄白㉕之子立卿，學習蘭方；隨儒者太田錦城修經義。

文政十年(1827)，入青洲之門。兩個月後，又赴長崎，就蘭醫錫伯路多㉖學種痘術。在他給岳父的信中談到，錫伯路多雖有「頗奇妙之事，但並非出於華岡之上的人物」。從長崎歸來後，棗軒曾一度在京都師事高階枳園㉗，後又入青洲門下。據說棗軒曾因違反嚴格的華岡塾規，懼怕受到「灌水」的懲罰（整日浸泡在門前的河流中，只許將頭露出）而逃跑㉘。棗軒之所以最終還是回到青洲門下，畢生以華岡為良師，是因為他認定「天下第一的人物，唯華岡一人也」。

數年後，棗軒在江戶日本橋開業行醫，聲名鵲起後擔任水戶烈公的侍醫。此烈公一直與棗軒的岳父道偉一起致力於人痘、牛痘的研究，因

㉔ 原南陽(1753～1820)，自謂：「余之所學，方無古今，用其驗者。」故在學術上屬折衷派人物。

㉕ 杉田玄白(1733～1817)，江户中後期著名的蘭方醫。譯《解體新書》。

㉖ 錫伯路多(Ph. Fr. von Siebold, 1796～1866)，德國人，於1823～1829、1859～1862先後兩次滯留日本。為長崎荷蘭商館醫師，從其學者數十人。

㉗ 高階枳園與望月三英、福井楓亭等著名醫家構成的「京都派」，在學術主張上與江户醫學館的考證派基本相同。

㉘ 酒井シヅ：《日本の醫療史》，第332頁。

而才會讓棗軒到長崎學種痘之術。此後棗軒於弘化三年(1846)著《種痘活人十全辨》，亦是以此為契機。天保十四年(1843)，棗軒成為設立於弘道館內的醫學館教授。

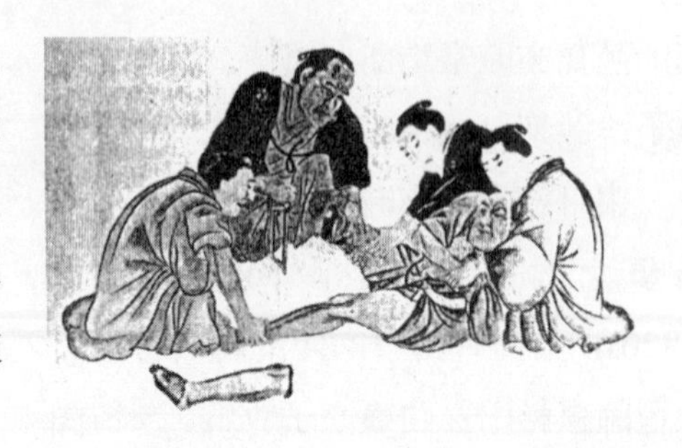

圖三十五　棗軒的脫疽患者下肢截斷手術

棗軒於天保八年(1837)著《瘍科秘錄》十卷，公開了華岡流的秘術；後又著《續瘍科秘錄》(1853)㉙。

安政四年(1857)四月五日，棗軒使用青洲「痲沸湯」，成功地完成了脫疽患者的下肢切斷手術，從而聲名大振(圖三十五)。在《續瘍科秘錄》卷一〈脫疽〉中，棗軒談到雖本邦及漢蘭醫家皆認為其「治法以截斷為第一良策」，但具體方法「特詳於和蘭，未聞本邦及漢土有能行此術者。世云截脫疽，無非截指或僅去黑腐處、從生肉處截斷。即便如我青洲先生，亦唯截指而禁從腳、腕及膝等斷之事，其說詳載於《瘍科瑣言》，予亦奉遺教，不過常截指……」㉚。然而因他在江戶開業時有機會目睹某下肢截斷的脫疽患者獲癒，故效法之——從股骨(大腿骨)處將患者岡部辰藏兩個腳趾已爛掉、毒勢侵蔓至膝上的右腿截斷(圖三十六至三十八)。

此外，棗軒在該書中記述的還有血瘤、肉瘤、神經瘤、水脈瘤、粉瘤、包莖翻花瘡、舌疽、鎖陰，以及用手術矯正先天性足內翻或外翻(蹠戾)的方法等。因而被譽為是青出於藍的青洲第一高足。

㉙　《近世漢方醫學書集成》第21–23、114–116冊收錄的本間棗軒著作有：《內科秘錄》、《療治知要》、《種痘活人十全辨》、《瘍科秘錄》、《續瘍科秘錄》。

㉚　《近世漢方醫學書集成》第116卷，第33–34頁。

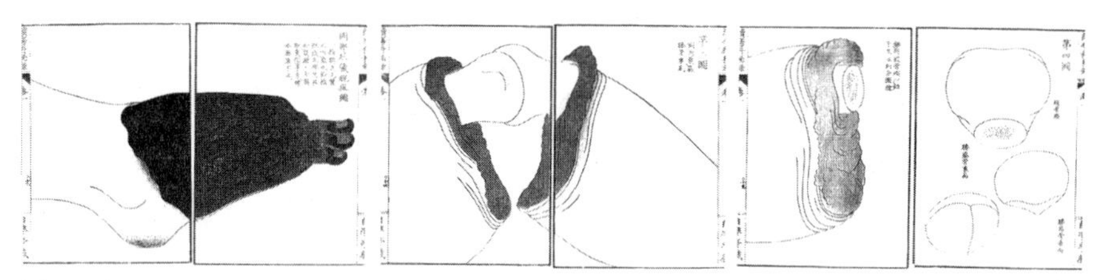

圖三十六 岡部辰藏患脫疽的右足　圖三十七 割肉截筋膝骨畢見　圖三十八 鋸斷股骨頭，以錯（銼）子及刀刮令圓滑

棗軒門人富田透的後代，至今仍保存著當年棗軒親筆所書的麻藥〈秘傳書〉，其文字如下：

> 麻藥風茄兒九分五釐芎藭四分五釐當歸同上白芷一分五釐天南星同上烏頭炒同上右六味以水二合煎服一合八杓安政四年歲舍丁巳閏五月棗軒本間救和卿畫押富田透。

一同保存的還有〈誓約書〉，即向「日本的大小神祇起誓」，保證：

> 朋友自不待言，即便是對父母兄弟也不能講。[31]

麻藥的主要藥物風茄兒，即曼陀羅花。其他藥物的作用被認為是「預防副作用」。

與兩部外科著作齊名並列的是《內科秘錄》十四卷 (1863)，展現了棗軒並非僅是擅長外科手術的完整形象。在醫學觀上，棗軒亦完全繼承了青洲的主張。《內科秘錄》卷一首論〈醫學〉：

---

[31] 《近世漢方醫學書集成》第 21 卷，第 12 頁。

> 本朝醫道雖多分派，然言其大體乃古方學、後世學、西洋學、折衷學之四流，各有所長。

又謂：

> 折衷學，本邦先哲所唱，先師華岡青洲、原南陽二先生所述即是也。[32]

而棗軒的「醫道訓」（圖三十九）則以短短的五十二個字，表明了對於醫學基本價值的判定（活物），治學之道（窮理、博採、試驗），體用（尚軒岐、不排蠻貊之術）等多種基本理念：

> 吾所主張亦活物窮理，尚軒岐未必盡信其書，惡蠻貊未必盡排其術，博採諸五大州中，日試月驗一以歸爾活人，即是神州之醫道耳。[33]

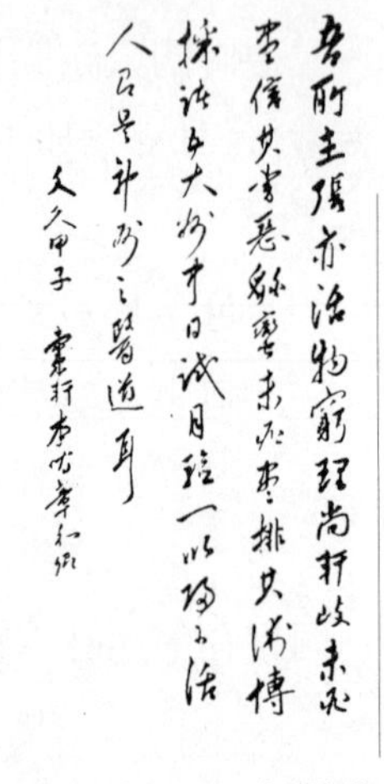

圖三十九　本間棗軒書《醫道訓》

棗軒之所以說「惡蠻貊」，是因為他在政治上為幕末攘夷的急先鋒。而他對「儒」與「醫」的關係則持如下態度：「醫學應先從儒學始。醫經非儒學之力難讀也。」然如此又容易改變素志，而放棄醫學當儒者。讀書度日，終身只是一書生。「入儒學而不忘醫學，入醫學而不廢儒學，最為緊要。」

[32] 《近世漢方醫學書集成》第 21 卷，第 41、45 頁。

[33] 《近世漢方醫學書集成》第 21 卷，第 18 頁。

對於如何學習療治之法，則主張「當以先多視病人為第一要務。」[34]

六、漫步在華佗與青洲之間

如果用「華佗再世」來比喻日本江戶時代的醫家華岡青洲，恐怕是再合適不過的了。這是因為雖然前後相距一千五百年，但同樣都是生活在注重藥物治療、拙於外科手術環境中的這兩位古代醫家，不僅均致力麻藥的研究與使用，而且都因能夠實施複雜的外科手術而聞名。所不同的是，史書中有關華佗手術的記載較多傳奇色彩，而華岡青洲於十九世紀初，在世界上首次成功地完成了乳癌切除手術，卻是確鑿的史實。

其二，兩人雖然均以擅長手術而聞名，但實際上又都是各科疾患兼治的「全科醫生」。只要認真清點一下《後漢書》、《三國志》等史書的記載，就會看到華佗的十八個治療病例中，施以開腹手術的僅有一例。其治療方法實際是以藥物為主，並視情況兼用針灸、心理療法等等[35]。換言之，華佗的「手術專家」形象，乃是源於後人各種心理需求的構建[36]。而華岡青洲一生雖然留下了一百五十六例乳癌治療記錄，並大量實施足

[34] 《近世漢方醫學書集成》第 21 卷，第 47、55 頁。

[35] 山田慶兒在〈名醫的歸宿〉一文中，通過對於史書所載華佗治療病例的分析，最先注意到後人心目中的這位外科手術專家，其本貌應屬兼用各種治療方法、且以藥物為主。詳見《古代東亞哲學與科技文化——山田慶兒論文集》，瀋陽：遼寧教育出版社，1996 年，第 322–337 頁。

[36] 對於普遍注重藥物療法之社會環境下，醫學體系中獨具特色者的好奇與特別關注，就小說家而言，或許僅僅是基於構建人物形象的需要；而史學家則不僅需要「英雄人物」、「古代科技成就」，還存在著以此證明中國傳統醫學之全面性、完整性的心理需求。

關節離斷、膀胱結石摘出、膣直腸瘻閉鎖等多種手術[37]，但同樣仍然是一位內外婦兒各科疾患均治的綜合性醫家。其不同之處在於，就華佗而言，不管其主觀上是否願意內外婦兒兼治，從所處客觀環境即社會發展程度——城市規模、人口密度、患者數量等，都決定了當時的醫家不可能只做外科手術就能滿足維持生活的需求。但就一千五百年後的華岡青洲而言，其所處的社會經濟環境已然不可同日而語——已然具備了作為某一專科醫生存在的條件。但由於華岡在理念上認為醫道分內科、外科是根本性的錯誤，在學術上強調「內外合一，活物窮理」，因而在其各科兼治的表現形式背後，實際上還有更深層面的理論性原因與自覺性。

第三，華佗之所以能夠成為家喻戶曉的人物，與文學作品《三國演義》的渲染及廣泛流傳具有密切的關係。同樣，青洲之名得以流傳於民間巷閭的重要原因之一，也是因為有小說家以自願充當青洲麻醉藥試驗品的兩位偉大女性為題材創造的《華岡青洲之妻》存在。不過這部文學作品的素材卻是真實的：在實驗的過程中，其母身亡，妻子也因中毒導致雙目失明，而青洲卻終於得到了適當的麻藥配方與使用劑量。然而兩部文學作品的著眼點卻完全不同，前者凸顯「神醫」形象，以適應寫作、編故事的需要；後者卻著重於情感世界。

第四，在這兩位醫學人物身上，都存在著「外來文化」影響的問題。就華佗而言，或許是因為外科手術技藝與中國傳統醫學的總體形象多少顯得有些格格不入，因而有些學者試圖從外來文化影響的角度加以解釋，甚至認為華佗為外國人等等[38]。而這一問題在華岡青洲身上則是清晰明

---

[37] 石原明：《日本の醫學——その流れと發展》，第 168–169 頁。而日本學士院編《明治前日本醫學史》（第 3 卷，第 282 頁）中所列舉的青洲手術還有：鎖口、鎖陰、鎖肛、兔唇、舌疽、骨瘤等多種。

[38] 參見夏以煌〈華佗醫術傳自外國考〉（《中西醫藥》，1935 年第 1 期），吳錦洪〈關

確的——其醫學知識、手術技藝乃是漢蘭折衷的結果。

最後，我們還可以從學術傳承的角度對這兩位醫學人物加以比較。華佗的知名弟子為吳普、樊阿，雖然「皆從佗學」，但前者好「五禽戲」、著《本草》，後者「善針」[39]——總之，他們又回到了傳統醫學的套路上。而華岡青洲卻有以本間棗軒為代表的眾多繼承者。儘管兩位開創者相距一千五百年，所處的時代背景與知識環境不同，但這並不能成為解釋某種新知識是否能夠延續下去的唯一理由。兩種不同的結果，同樣可以視為是「傳統」的作用結果。華佗的弟子回歸到固有的醫學模式；後世醫家繼續秉承這個傳統，將華佗的技藝視為異端邪說[40]；而青洲的弟子們卻熱衷於新知識、新技藝的學習。因而這個「傳統」，並非某一時點上存在的知識體系，而是民族性格——由此決定了某種新知識能否被普遍接受而不是作為曇花一現的偶然與特例。

於華佗國籍爭論的芻議〉（《安徽中醫學院學報》，1986年第1期），郎需才〈考證麻沸散和再論華佗的國籍〉（《中華醫史雜誌》，1986年第2期）。又如何新在《諸神的起源》（北京：三聯書店，1986年，第178–179頁）表述了對於陳寅恪認為華佗名號源於「佛教故事」的贊同，謂「華佗一名，實際來自梵語“agado”——藥王神的對譯音。」

[39] 范曄，《後漢書・華佗傳》，北京：中華書局點校本，1965年，第2739–2740頁。

[40] 例如宋代張杲著《醫說》，其中評價華佗「剖臆續筋之法」為「別術所得，非《神農本草》經方條理藥性常道爾」，並說只有張仲景的著作才是「眾方之祖，學者當取法云」。明代醫家虞摶著《醫學正傳》，讚揚《黃帝內經》、《難經》是「醫家之宗」；東漢張仲景的《傷寒論》是「千古不刊之妙典」；對於華佗「刳腹背、湔腸胃而去疾」的治療方法——手術療法，則指責為「涉於神怪」。清代喻昌著《醫門法律》，指責華佗是「浸涉妖妄，醫脈之斷，實儒者先斷之也。」

考證派
——漢方醫學的落日餘暉

自 1603 年德川家康在江戶建立幕府，至 1868 年明治新政誕生，是史家稱之為「近世」或「江戶時代」的日本封建社會晚期。在這一時期，由於幕府以朱子學為官學，從而使得儒學脫離此前依附於禪宗的從屬地位而獨立發展。繼而又出現了與其爭妍鬥豔的古學、折衷等儒學流派，兼之當時雖已有以「蘭學」為代表的西學存在，但所涉內容尚不及政治、哲學等領域，所以構成了儒學在整個社會意識形態、思想領域的主導地位。

另一方面，就技藝之學而言，由於醫學自身所具有的種種特點——既是「仁術」與「格物窮理」之一端，又是官吏之外的文化人體面謀生的最佳選擇，且與所有人的生活需求都具直接關係，因而儘管醫學不如儒學高貴，但也同樣受到知識分子的普遍關注與青睞。從某種意義上講，當時的「自然科學」，幾乎就是醫學。而在當時日本的「西學」中，醫學也是主體。

同時，「儒」與「醫」之間又有密不可分的關係。能夠以儒謀生者，視「醫」為「學」，故樂於研究；志在行醫濟世或無奈只能業醫者，或因視儒學為基本素養，或為滿足「儒志醫業」的心理需求，通常也都有投於名儒門下學習的經歷。從而構成了儒者與醫者、儒學與醫學間的密切關聯。

自十六世紀以來，日本在不斷吸收中國醫學最新成果並加以改造，逐漸形成同源而異流之漢方醫學體系的過程中，先後出現了四個主要的流派。首先是以曲直瀨道三師徒為代表、以宋明醫學理論與治療方法為主體的所謂「後世派」；其後則是獨崇漢代張仲景《傷寒雜病論》，認為只需根據病症選擇藥物，全面摒棄陰陽五行、臟腑經絡、脈診等中醫基礎理論的「古方派」；以及折衷「古方」與「後世」或「漢法」與「蘭方」（荷蘭醫學）的折衷派。在此基礎上，最後又出現了注重文獻研究的「考證派」。

一般認為上述後三個流派的產生，分別受到儒學復古、折衷與考證之風的影響。本文所要討論的僅僅是與儒學折衷、考證之學既有密切關係，又非一語即可說清的醫學考證派。迄今醫史學家對於這一學術流派的論說與評價，或是將其併入「折衷派」而一語帶過；或是盛讚其為「高度學問性業績」，是「可以在全世界引以為榮之文化遺產。」❶或謂因考證之興，前世「臆造之說勝，而訂詁之義微」的「粗梗武斷之風始除」❷；或在認可這一說法的同時，又感歎「可惜此前因古方家而將勃興的日本醫道，至此再度退到蒙昧之中。」❸或褒其治學、育人之功；但又斥其把持教育方向、導致「學」與「術」分離之過等等。史家所以會有仁智不同的種種評價，除各自視角、價值取向不同外，還在於產生與活躍於江戶時代中後期、構成明治維新取締漢方醫學之前最後一道亮麗風景線的醫學考證派，不僅自身的學術構成十分複雜，而且是由諸多有血有肉有

❶ 《近世漢方醫學書集成》第107卷，小曾戶洋撰寫的〈解說〉，第13頁。

❷ 淺田宗伯：《皇國名醫傳·多紀桂山》。見《近世漢方醫學書集成》第99卷，第541頁。

❸ 富士川游：《日本醫學史》，第438頁。

情之軀構成的、與社會具有種種聯繫的一個共同群體。

一、從儒學到醫學的考證

利用各種方法，揭示文字記載之歷史的本貌，或文字語言所要表達的本義，即是考證。因而對於歷時千載之文化積澱的儒學與醫學，無論是立足史學解釋還是現世應用，都離不開考證。所以在所謂考證學派出現之前，「考證」實際上已然客觀存在於儒學的「古學派」與醫學的「古方派」之中。但這與繼折衷派之後出現的「考證派」，畢竟在目的與價值取向上不可同日而語。

對於形成於江戶後期，構成一個醫學流派的考證派，石原明是這樣描述的：

> 考證派之源發於折衷派，是受清代儒學中之新學風影響而形成的學派。……日本亦有以井上金峨、吉田篁墩等為核心的考證學興起，試圖融合古方派與後世派長處之折衷派的一部分人受其影響，通過多紀元悳、目黑道琢二人，形成了以文獻學為中心論證古典之整合性的醫學中的考證派。狩谷棭齋以「實事求是」為口號的書志學性研究，通過一手掌握幕府醫事行政的多紀氏家族得到擴充，考證派最終壓倒其他傳統醫學各派，成為幕末的醫學主流。而且不斷有燦爛的巨著面世，表面上似乎體系完備，但作為醫學的內容，在臨床方面並沒有脫離單純根據經驗的折衷派之藩籬，學與術完全分離。至多紀氏三代之元簡及其子元胤、元堅的時代，出自目黑道琢之門的伊澤蘭軒及享譽「蘭門五哲」的高足——澀

> 江抽齋、森立之、岡西玄亭、清川玄道、山田業廣等的共同研究的古醫書的書志學性研究，通過後來由森立之編纂成的《經籍訪古志》八卷與《留真譜》十卷而流傳，作為宋元版與舊鈔古醫書的研究，堪稱空前絕後的文獻。❹

在這段簡短煉達的文字中，不僅概述了考證派形成與發展的源流，還道出了儒、醫兩方面的代表性人物與成就，以及他們的地位與學術特徵。首先是如何從儒學折衷派中產生出考證派的問題。

江戶時代的日本儒學在朱子學、陽明學、古學派相繼興起後，又出現了力圖超越各學派的對立抗爭，以求融會貫通地闡說「聖人之教」，從而引領十八世紀後期學術風潮的折衷學派。其代表人物為生活在江戶的片山兼山 (1730～1782) 和井上金峨 (1732～1784) 等人。兼山一方面批評朱子學和陽明學都是「陽儒陰佛」，同時又承認他們有「一洗漢唐諸儒鄙陋之見」的功績；一方面認為古學派能夠「窺見先王禮樂之宮牆，其功至大」，但又責備他們「難免自以為是之過。」總之，兼山的主張是提倡到中國秦漢以前的古書中去尋找「古道」。而他所說的古書，既包括儒家，也包括其他諸子百家；甚至佛教思想也並非完全不足取❺。

另一位更具影響，且與江戶醫家具有直接聯繫的名儒井上金峨的祖、父均為醫家。至金峨辭其祿，改業為儒。從井上蘭臺學荻生徂徠之說，後悟其非，遂著書數篇以斥其非，於是名始顯。金峨之學，訓詁取捨於漢唐註疏，義理折衷宋明之諸家，故謂之折衷學。由是以降，唱其說者接踵而起，江戶學風為之一變，徂徠之學漸衰。明和二年 (1765) 多紀元

---

❹ 石原明：《日本の醫學——その流れと發展》，第 172 頁。

❺ 以上有關片山兼山的介紹，均引自王家驊：《儒家思想與日本文化》(杭州：浙江人民出版社，1990 年)，第 144 頁。

孝創建私立醫學教育機構躋壽館時，親將子元悳就其家迎金峨至館中，一任經營萬事，又委託總理學政，於是其名大彰❻。

正是由於折衷派不可能離開古書去自由地抒發自己的見解、構建學說體系，因此便成了孕育所謂「考證派」的溫床。一些秉承折衷立場的學者（無論是儒者、醫家，還是在其他學術領域中），或因個人素養與興趣所在，或因價值理念更加傾向務實求是，或因受中國清代考證學的影響，在學術上表現出更加注重古典的實證研究，甚至唯考證是務，於是便有了所謂的考證派。井上金峨的弟子吉田篁墩（1745～1798）❼就是這樣一位藏書頗豐，一生「不惜重金購買古書、字畫，辨其文字異同，以博洽而聞名」；「專奉漢唐疏傳，首倡考證學，近世稱宋版、明版等，尊舊槧古鈔之事由其而起」❽的學者。富士川遊也是從這一角度來分析考證派從折衷派析出之原因的：「嗣之而起的考證派，倡導折衷，卻至其極，遂為訓詁箋注之事。」❾

而前引石原明文中提到的狩谷棭齋（1775～1835）❿，則是不僅插架極富，且因精於鑑別，故被視為書志學嚆矢的人物。可以說，當某些學者的研究重點、價值取向從理論的折衷移至文字與版本的考證後，便派

---

❻ 詳見森潤三郎：《多紀氏の事蹟》，第 119–122 頁。其中錄有多紀元悳為井上金峨所撰〈墓誌銘〉的全文。

❼ 吉田篁墩：名坦，字資坦；後名漢官，字學生、學儒。通稱坦藏。其家世為水戶侯醫官，寶曆八年（1758）父喪，篁墩襲其醫職。後因故奪祿，易名佐佐木坦藏，至江戶為儒。後復吉田之姓。

❽ 森潤三郎：《多紀氏の事蹟》，第 125 頁。

❾ 富士川遊：《日本醫學史》，第 370 頁。

❿ 狩谷棭齋：名望之，字卿雲，通稱三右衛門。少時志於律令之學，窮搜唐典而不得其源，乃上溯漢籍、修「六經」，而恍然有悟。終身尊崇漢學，藏「漢鏡」等漢代五物而自稱「六漢老人」，問其另外一物為何？答曰：「漢學」。

生出只可謂之「考證」，無法再將其統攝於「折衷」之下，近乎獨立專門的分支性學科——「校勘學」與「書志學」。這才是「考證」得以自立門戶的決定性要素，也就是石原明所說「學」與「術」分離的含義所在——這種研究已然與作為治療疾病之技藝的「醫學」毫無關係。

「考證」之所以得稱一派，首先是因為有可資比較的「折衷」存在。而在此之前漢唐疏注，雖然也是考證，但卻無學派可言，因為那就是當時的經學。「折衷」與「考證」兩個學派，在學理層面上呈現出的圖像是：後者源於前者，但又有千絲萬縷無法確分的關係。於是才會有或著眼於「同」，而將其併入折衷派；或著眼於「異」，而將其另作一派的不同觀點。可以說日本醫學史著作，基本上都是站在上述「以儒為本」的立場，或詳或略地論說醫學考證派的產生與源流。一言以蔽之，即在吉田篁墩、狩谷棭齋兩位最主要的儒學考證派人物影響下，醫學領域也隨之出現了考證派。例如森潤三郎據海保漁村 (1798～1866)⓫為森立之等編撰的《經籍訪古志》所寫〈序言〉，將考證學從儒到醫的擴展過程，描述為⓬：

1. 吉田篁墩的「旁系」→多紀元簡。

2. 狩谷棭齋的「直系」(從遊、受教) →澀江抽齋、森立之「旁系」→市野迷庵、多紀元堅、伊澤蘭軒、小島寶素。

3. 澀江抽齋、森立之二人的「旁系」→多紀元昕、伊澤通道、小島尚真、堀川濟、海保漁村。

然而在海保漁村於 1856 年撰寫的序文中，只不過是說：「篁墩同時有若桂山丹波君 (多紀元簡)」；「卿雲 (狩谷棭齋) 所友則又有若迷庵市野光彥，有若寶素小島君學古及伊澤蘭軒 (1777～1829)，相與上下其議

⓫ 海保漁村：名元備，字純卿，通稱章之助。大田錦城之弟子。安政四年 (1857) 以元堅之薦為醫學館儒學教授。

⓬ 森潤三郎：《多紀氏の事蹟》，第 6 頁。

論，而藏書亦皆頗富」；「而茝庭丹波君亦柔（多紀元堅）亦嘗與卿雲交最親」⓭云云——不過是同時代或密友而已。

如果注意一下醫學考證派代表人物的生年——例如前引石原明文中所言及的多紀元悳、目黑道琢均大大早於吉田篁墩和狩谷棭齋，以及這些醫家之間的血緣、師承關係，則會想到實際情況也許未必如此簡單。

二、內驅力的作用

「內驅力」通常是指存在於某一門學問或學科內部，從而促使其發展的要素；並相應地將社會需求等要素稱為「外部動力」。而在此借用「內驅力」這一概念，主要是為了從醫學考證派自身的方方面面，去分析促使其發展的要素。換言之，是在將上述「儒學的影響」定義為外部動力的意義上使用的。

首先，來看一看日本醫學史著作中公認的考證派重要人物的生年。按照生年順序排列，包括：多紀元悳 (1732～1801)、目黑道琢 (1739～1798)、山田正珍 (1749～1787)、多紀元簡 (1755～1810)、多紀元胤 (1789～1827)、多紀元堅 (1796～1857)、喜多村直寬 (1804～1876)、澀江抽齋 (1805～1856)、森立之 (1807～1885)、山田業廣 (1808～1881) 等。其中，前兩位的生年均早於吉田篁墩，比狩谷棭齋更是早了四十年左右。而他們恰恰又是醫學考證派的開創者。即便是元悳之子，被現代漢方醫學史家稱為「立於考證學派頂峰」的多紀元簡也要年長於狩谷棭齋二十歲。此後，較晚的一些考證派醫家雖有投在儒學考證名家門下學習的經歷，但在承認源自儒學考證家之影響的同時，也不能忽略醫學範疇內的

⓭ 見《近世漢方醫學書集成》第 53 卷，第 270 頁。

師承關係。上述醫學考證派代表人物中，多紀家族祖孫三代就佔據了四席之位。既然多紀家族「自改姓金保後，連綿十一代皆以考證之學著稱」⓮，自然無庸贅述其間幼承庭訓、耳濡目染在學術道路上所起的重要作用。又如前面所提到的，因編撰《經籍訪古志》而躋身考證名家的澀江抽齋與森立之，原本乃是出自學、術兼優的福山侯侍醫伊澤蘭軒之門。而伊澤蘭軒這位「幕末屈指可數的考證學家」⓯，又是出自醫家目黑道琢門下。從森立之在蘭軒門下若干年後，獲蘭軒許可才開始學醫；後又師事考證學家狩谷棭齋這一學習過程看，在醫家系統內，同樣存在著儒學或考證學傳授的渠道。

其次，再來分析一下書志學研究的兩重性。站在書志學已經成為一門相對獨立之學問的立場上觀察「考證」者認為：

> 考證學為經學之一派，其趣意在於，讀經籍時盡可能搜討古版本、古抄本，得到與其原本相近者後，進行對比校勘。這一學派之源發於水戶的吉田篁墩，由狩谷棭齋假以發展，棭齋與市野迷庵⓰等共同研究的結果，後又進一步完善而成為澀江抽齋、森立之共同編輯的《經籍訪古志》。⓱

⓮ 《近世漢方醫學書集成》第 41 卷，矢數道明以「立於考證學派頂峰的多紀元簡（桂山）之偉業」為題撰寫的〈解說〉，第 5 頁。多紀元悳的七世祖以先祖之名「兼康」為家號，江戶幕府德川家康掌權後，為避其諱而改姓「金保」。傳五代後始改姓「多紀」。

⓯ 《近世漢方醫學書集成》第 53 卷，大塚恭男所撰寫的〈解說〉，第 17 頁。

⓰ 市野迷庵 (1765～1826)：名光彥，字俊卿、子邦；初號篔窗，後迷庵。通稱三右衛門。迷庵與棭齋，年齡以迷庵為長；以考證學之學統言，棭齋為前輩。二人皆通稱三右衛門。

⓱ 森潤三郎：《多紀氏の事蹟》，第 5 頁。

這可以說是從書志學的角度來論說考證學派的定義，以及從儒家到醫家的發展源流。但這個定義顯然太膚淺、片面，觀海保漁村為《經籍訪古志》所寫〈序言〉，可知在其心中確實還有更深一層的追求：

> 讀書必先剖析其書之淵源，擇其最古且善者而從之，然後六藝經傳以至百氏，始可得而誦習焉。不然則書之流傳既久，彼此乖異之不定，而何由能求古人之意？於言語文字之間而莫所失乎？此漢儒校讎之學所以涉萬世而不可廢也。[18]

「擇最古且善者」的目的，在於據此才能知「古人之意」。知本意，才能進而知其演變。因而可以說，儘管書志之學已成專門，儘管在書志研究者頭腦中已然只有「書志」，但如果一旦被問到其意義與目的時，恐怕還得從這樣的角度去解釋其價值所在。

其三，在江戶，被後人納入考證派的代表性醫家，基本上都身兼江戶醫學館教師與幕府醫官雙重身分。作為教學者，在授業、傳道、解惑的過程中，必然需要對古代醫學經典做出文字的解釋。另一方面，江戶醫學館校勘、刻印了大量醫學著作，這也使得考證成為不可或缺的必要過程，由此促進了考證學的應用與發展。從後面有關代表性人物的具體介紹亦可看出，許多醫家實際上是在進入江戶醫學館任教後，才開始致力於考證的。相比之下，在京都雖然也有皆川淇園 (1734～1807)、太田錦城 (1765～1825) 等儒學考證派和一些醫家考證派人物存在，形成與江戶之考證派遙相呼應之勢，但從總體上講，其規模、影響及業績都遠遠遜色於江戶。

一些研究江戶時代日本儒學的著作，基本上都是聚焦於朱子學、陽

---

[18] 《近世漢方醫學書集成》第 53 卷，第 270 頁。

明學⑲，或古學派⑳。只是偶見提及考證派「確實彌補了初期儒學的粗雜性，在廣泛搜集文獻和校勘方面留下了較大業績。」㉑中國的日本儒學研究者對於考證派的評價也不高，認為他們與中國清代考證學者的不同在於：更為尊信古典，而缺乏中國清代考證學派那種疑古辨偽的精神；考證不徹底，較之詞語更為重視「文辭」（即文字表現能力）的研究；中國的考證學派是清代學界的主流，而日本考證學派的影響力並不深遠㉒。這就使得我們更應注意醫學領域考證派發展的內驅力。換言之，從儒學與醫學分別經歷了宋儒之學與後世派，古學派與古方派，各歸折衷之學——這三個內容雖然不同，但在性質上完全可以類比的階段觀之：兩方面均出現「考證派」，也可說是自然或必然規律。

實際上，在當時的社會文化環境中，儒學與醫學、儒者與醫者，儘管在職業與身分上較易區分，但就知識佔有而言，恐怕就沒有類似當代「社會科學」與「自然科學」那麼明確的界限了。例如前面提到的京都儒學考證派名家皆川淇園曾應弟子之要求，指導他們將「上自經傳，下涉百家」之著作中與醫學有關的內容，「立門分類，類聚成語，國字譯之，編成命曰《醫案類語》。蓋為初學習業者撰也。」㉓儒者知醫，醫者通儒，

⑲　例如市川太郎著《日本儒教史》（四）〈近世篇〉（東京：汲古書院，1994 年）即是由「朱子學派」和「陽明學派」兩部分構成；衣笠安喜著《近世儒學思想史の研究》（東京：法政大學出版局，1976 年）也是以朱子學、陽明學為主要研究對象。又如和島芳男著《日本宋學史の研究》（東京：吉川弘文館，1962、1988 年）、源了圓編《江户の儒學——「大學」受容の歷史》（京都：思文閣出版，1986 年），顧名思義即知是以朱子學為核心內容。

⑳　例如田原嗣郎著《德川思想史研究》（東京：未來社，1992 年）是以〈山鹿素行〉、〈荻生徂徠〉、〈伊藤仁齋〉三章構成。

㉑　衣笠安喜：《近世儒學思想史の研究》，第 165 頁。

㉒　王家驊：《儒家思想與日本文化》，第 145 頁。

相互之間更像朋友。江戶醫學館創立伊始，多紀元孝攜子元悳親赴金峨府邸，迎其入館任教，故元簡得以從金峨受經書；京都考證派儒者大田錦城的弟子海保漁村，於安政四年 (1857) 以元堅之薦成為醫學館的儒學教授。如果站在儒學本位的立場上看，是醫家受教於儒者、學其考證之法；但細想其主動權實際上是掌握在考證派的醫家手中——是他們給了這些儒者執教的機會，是他們按照自己的好惡與需要選擇了適宜的儒家學問，並規定了傳統醫學的方向。這就是前引石原明文中所說「考證派最終壓倒其他傳統醫學各派，成為幕末的醫學主流」的含義。然而石原明在充分肯定其在文獻學研究方面的重大貢獻後，又將傳統醫學的沒落歸咎於考證派的主導地位與控制權：

> 考證派在日本醫學史上的意義，並不在其性格與業績。而是在於：幕末新舊醫學對決時，代表傳統醫學向西洋醫學挑戰，試圖借助政治方面的壓力來壓制西洋醫學而失敗，進入明治後最終導致漢方的沒落。㉔

三、考證派的視野

醫學考證派的研究對象，或者說其關注的問題十分廣泛。從總體上講，不外醫學著作本身，以及這些著作內容中所涉及到的各種問題。

就醫學著作而言，考證派醫家的目光，幾乎都是首先聚焦在中國醫

㉓ 皆川淇園譯定：《醫案類語・中山玄亨序》，京都：皇都書林，安永三年 (1774) 刻本。

㉔ 石原明：《日本の醫學——その流れと發展》，第 173 頁。

學典籍中成書於東漢末年，最早載有大量可供臨床實際應用之方劑，並明示其使用方法的張仲景的《傷寒雜病論》（後演化成《傷寒論》和《金匱要略》兩部獨立著作）上。在這點上，雖透露著當時的醫家與儒家都有「尊古溯源」、注重古典考證的共性，但卻不能因此而說這些醫家乃是以「古」為尊——他們並沒有將目光首先投向早於此書的《黃帝內經》等醫學經典；也不是以「考證」為目的——普同一等地對針灸、經脈、藥物等與「醫學」有關的問題加以考證。實際上，由於大多數所謂醫學考證派的人物，畢竟是出身於尊崇與使用藥物療法的醫家，因而自然要以「方劑」為本；兼之思想上畢竟存在著基於史學理念的源、流價值判斷，所以才會對享譽「眾方之祖」的《傷寒雜病論》格外青睞。並在考證的過程中，注重研究《傷寒雜病論》中「六經」概念的本義，以及與之相關聯的陰陽、表裏、寒熱、虛實等概念。

然而儘管考證派人物在學術研究中，對於古方派奉為圭臬的《傷寒論》和《金匱要略》極為重視，甚至可以說是「考證」的主要對象之一，但對於其後的中國醫學著作也絕不排斥。具體表現在以下兩個方面：

首先，在對《傷寒論》和《金匱要略》的考證過程中，廣泛參考與引用後世注本以為依據。例如多紀元簡所編撰的《傷寒論輯義》和《金匱要略輯義》㉕，均是在先廣泛研究中國諸家之說的基礎上，再試圖加以融合折衷。而其子多紀元堅所著《傷寒廣要》㉖，更是廣引百餘家的批註，直至清代吳大烈彙集江南名流討論時疫、溫病之病理特點與治療方法而成的《吳醫彙講》。其次，在治療方劑的採擷方面，考證派的態度也是如此。例如多紀元簡刪訂老父元悳所輯《觀聚方》（八十卷）而成的

㉕ 分別收入《近世漢方醫學書集成》第41、42卷；陳存仁編：《皇漢醫學叢書》第6、7冊。

㉖ 收入陳存仁編：《皇漢醫學叢書》第5冊。

《觀聚方要補》（十卷）[27]，其「採摭書目」上自漢代《傷寒論》，下迄清代董西園《醫級》，共計二百一十二種。

可以說考證派在理論方面既然能夠接受漢以後醫家對於《傷寒論》和《金匱要略》的解說，在治療方法上能夠博採後世方劑，也就標誌著他們對陰陽五行、臟腑經絡、四診八綱等中醫基礎理論的認同。當然，也可以反之說正是由於考證派認同這些基本理論，才使得他們能夠接受後世的理論解說與治療方法。正因如此，一些醫史著作才會將其併入「折衷派」體系之中。如藤井尚久所作〈醫家諸系譜〉之七的標題為：「漢醫方折衷派（考證派）」[28]；富士川遊《日本醫學史》[29]、稻田龍吉《明治前日本醫學史・序論》[30]在有關江戶時代中期和後期的論說中，亦都是以「折衷派（考證學派）」為標題。在他們看來，既然在學術上表現出兼收並蓄的態度，也就與「折衷派」沒有什麼區別了。

被視為考證與校勘對象的其他醫學典籍，包括《黃帝內經》、《難經》、《神農本草經》，以及唐代《千金方》和《外臺秘要》等。這些醫學著作受到重視的原因是多方面的，但首先就是教學的需要，例如目黑道琢在醫學館中擔任《素問》、《靈樞》的授課，三十四年中講解此書三百遍，自然需要對其文字進行考證研究。其次則是刊行的需要，作為考證派大本營的江戶醫學館，先後刊印了許多醫學著作，自然需要校勘、注釋。其三則是因為傳世的早期醫籍有限，故唐代著作亦值得注意。但同時也應看到，雖說注重古典，但在他們的言論中，較少像中國醫家那樣言必引《黃帝內經》為據。表現在校刊方面，則是寧願選擇《千金方》、《外

[27] 收入《近世漢方醫學書集成》第45–47卷。

[28] 藤井尚久：《醫學文化年表》，第361頁。

[29] 富士川遊：《日本醫學史》，第368、433頁。

[30] 收入日本學士院編：《明治前日本醫學史》第1卷，第27、32頁。

臺秘要》之類的唐代方書，但卻不太注重《黃帝內經》。

就書中內容的具體考證而言，基於史學的價值取向和教學的需要，考證派醫家對醫學著作中的名詞術語等多有所考證，例如見於《史記·扁鵲倉公列傳》中的「火齊湯」究為何意；「神農嘗百草」是關係食物，還是藥物；《傷寒論》中，哪些文字屬於後人竄入，藥物的煎煮方法和劑量，以及字義讀音、軼事趣聞等，也都屬於考證的對象。多紀元簡遭貶時，集平日筆記而成的《醫賸》就是這種文字與典故考證的代表。此外還有專門性的書志研究。從而展現出與折衷派不同的一面。

著眼於考證派視野中這些與折衷派不同之處者，認為可從價值觀的角度對二者加以區別。例如安西安周將對待《傷寒論》之「法」與「方」，以及對待以《黃帝內經》為代表之「法」和後世之「方」的態度，作為辨析其不同的依據：

「考證派者，總合四種而取其法與方者也。此派的特點尤在於無價值性差別地對待四種的法與方，以及認為作為其自然的歸納，可以《內經》與《傷寒論》之兩法使其相貫通這一點上。」

> 折衷派者，於法以《傷寒論》為主，以《內經》為輔；於方以古方為主，以新方為輔者也。即折衷派在採四種之法與方這一點上雖然與考證派相同，但與考證派不承認其價值差異相反，賦予這些法與方以優劣性，此派主張以《傷寒論》和古方為主體，不足之處以《內經》和新方補之。[31]

正因如此，安西安周又將考證派稱為「平等派」，將折衷派稱為「差別派」，以示兩者在「採四種之法與方」這一點上雖有共同之表像，但就

[31] 安西安周：《日本儒醫研究》，第29、32頁。

其價值觀之深層而言，則有所區別。而岡西為人謂考證派「以嚴肅之科學性史眼，批判檢討所有的醫籍」㉜，顯然也是同樣的意思。

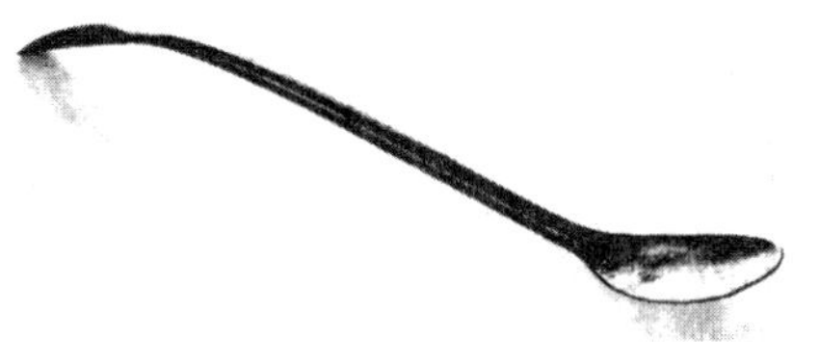

圖四十　多紀元堅的刀圭

然而問題的複雜在於，雖然從表面上看，考證派視野中的一些事情大多與臨床治療無關，僅僅是史學性的考證研究。但又不可一概而論。例如許多考證派醫家都對古代劑量有所研究㉝，多紀元堅甚至還在他人的幫助下，在參考度量衡考證專家狩谷棭齋所藏貨布、刀錢的基礎上復原了「古制刀圭」(圖四十)。但其目的卻不是基於「史學」性價值取向，而是著眼於如何準確量取古代所謂「一刀圭」的藥量㉞，以使用《傷寒雜病論》的古方。

當思考「考證派的視野」這一問題時，尤當注意的另一點是在他們心目中，教育的重要在於「醫醫」。黑川維孝在為既是醫學館教師，又是考證派名家之喜多村直寬所著《金匱要略疏義》寫的跋文中說：

> 愚嘗謂上醫醫醫，其次醫疾，……栲窗喜多村先生夙負良醫之譽，擢為醫學教諭。……其所指導名工國手林林輩出……若維孝亦幾得明其精妙，施諸治術矣。由此觀之，先生之意蓋在醫天下後世之醫使不謬於治術邪。以論其功，亦迥然在上醫之上矣。㉟

㉜ 《近世漢方醫學書集成》第 74 卷，松田邦夫撰寫的〈解說〉，第 10 頁。

㉝ 例如小島學古著《古方權量考》，山田正珍著《權量撥亂》，喜多村直寬所著《傷寒雜病類方》中有古今計量論說等。

㉞ 《近世漢方醫學書集成》第 48 卷，矢數道明撰寫的〈解說〉，第 23–24 頁。

㉟ 《近世漢方醫學書集成》第 91 卷，第 603 頁。

另外，喜多村直寬每年歲首還要為學生講解《千金方》的《千金方・大醫習業》這一堪稱醫德教育的名作[36]。視「醫醫」——人才培養為自身歷史責任與學術研究之目的，醫學館教師們為此而致力於醫學著作的考證研究，從價值取向的角度講應該說具有超乎一般文字學家之上的地方吧。

總之，將考證派併入折衷派而一語帶過的，大多是撰寫時代較早的醫學史著作。這多少與當時的研究者大多是將「醫學」作為一門學科、主要關注其學術思想、治療技藝以及對疾病的認知等問題有關。因而才會批評考證派醫家在學術上缺少獨創見解、「學」與「術」分離等等。隨著社會發展，使得越來越多的專門性分支學科得以獨立存在時，專門從事文獻研究的學者自然會從史學角度對其前輩重新予以評價。例如前引盛讚其為「高度學問性業績」，是「可以在全世界引以為榮之文化遺產」的小曾戶洋，就是這樣一位專門從事古代醫學文獻版本研究的著名學者。

四、重要的考證派醫家

1. 目黑道琢——醫學考證派的始祖[37]

目黑道琢 (1739～1798) 名尚忠，字恕公、道琢，號飯溪。三歲習文，

[36] 《近世漢方醫學書集成》第 88 卷，長谷川彌人所撰寫的〈解說〉，第 18 頁。

[37] 以下有關目黑道琢的介紹，主要參考淺田宗伯《皇國名醫傳・目黑道琢》(《近世漢方醫學書集成》第 99 卷，第 534–535 頁)，以及《近世漢方醫學書集成》第 107 卷前所載小曾戶洋所撰寫的〈解說〉。其中附有多紀元簡所撰〈墓誌銘〉，是瞭解其生平最主要的資料。

嘗取麻子以演〈九章算術〉為戲，故人稱神童。稍長則言：「吾烏能同野眾村民秉鋤耰力作乎隴畝，而老死於下邑僻壤之間哉!?」遂履草鞋、挑書擔而至江戶。師事典藥頭今大路西岡公，又遊學各地，返回江戶後以醫為業。明和二年 (1765)，多紀元孝建醫學館時，廣募學生於諸方，並迎請博學通醫者任教。道琢「以學富術精，亦與在請中矣。」寬政三年 (1791)，幕府命多紀元悳負責教授官醫子弟。此後醫學館的教授，以從官醫中選拔學識優秀者為原則。而唯目黑一人以市井之醫的身分晉升教授之職，且歲末蒙賞賜白銀，皆為破格之事。寬政十年 (1798)，奉將軍家齊之命，每月一日，入高官之列望詣殿廷。是年病逝。

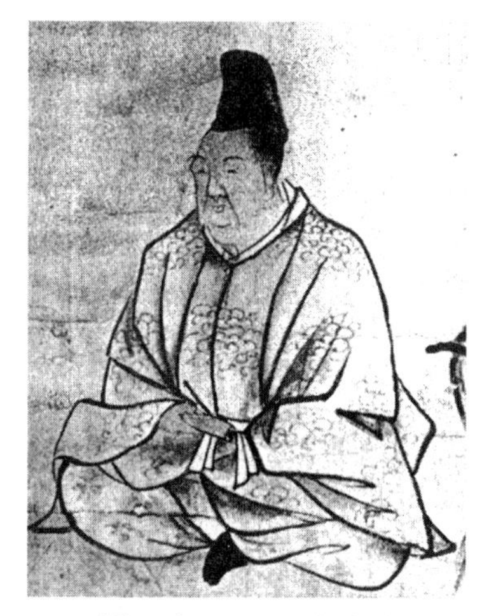

圖四十一　目黑道琢

杏雨書屋藏《驪家醫言抄書》後有其三子吉田昌言所撰〈驪先生著述目錄小引〉㊳，計十六種：《靈樞義》、《傷寒論集解》、《金匱標注》、《難經筆記》、《神農本經釋》、《傷寒論會纂》、《挨穴編》、《雪庵隨筆》、《驪家醫言》、《驪家醫言續編》、《雪庵文章》、《雪庵詩章》、《醫事百問》、《雪庵試效方》、《藥議》、《醫語錄》。此外，在京大富士川文庫、杏雨書屋，以及大塚恭男等人手中均藏有雖不見於上述「著述目錄」，但卻題為「目黑道琢著」的《餐英館療治雜話》㊴。「餐英館」是目黑道琢的醫館之名，取意於《楚辭・離騷》中的名句：「朝飲木蘭之墜露兮，夕餐秋菊

㊳ 《近世漢方醫學書集成》第 107 卷，第 643–646 頁。

㊴ 大塚恭男所藏抄本收入《近世漢方醫學書集成》第 107 卷。該卷還收錄了富士川文庫、鶚軒文庫、杏雨書屋所藏《驪家醫言》的三種抄本。

之落英」。

在學術方面，由於道琢的老師乃後世派鼻祖曲直瀨道三的第八代衣缽繼承者西岡玄佐，因而在學術上強調「不固執方書所舉幾種主治而已，活用為肝腰也」。這就是《餐英館療治雜話》的開篇之語，其後或以典型方劑為題，述其活用之法；或以病名為目，闡說辨證論治之法。例如所舉第一個方劑「小柴胡湯❹⓪之訣」條下，即首先指出「此方非唯傷寒半表半裏之證而已，其用極廣」。在長達九頁的論說中，列舉了諸如頭痛、痢病、月經不調、蛔蟲等多種可用之症及加減化裁之法❹①。然而儘管道琢對於《傷寒論》方劑的使用，早已超越了該書的規矩；儘管他使用的方劑不分古今，但從《餐英館療治雜話》所列方劑的來源與排列順序看，還是明顯有偏重《傷寒雜病論》的傾向。若僅從這方面觀察，則難免將其併入折衷派。但道琢之所以得享醫學考證鼻祖之譽，在於他「究典籍之奧義，尤以校勘學為卓越。」《素問》、《靈樞》、《難經》、《傷寒論》、《金匱要略》自不待言，就連臨床治療用書也都滿佈注釋，「行間上下莫有白處。」（〈墓誌銘〉）就目黑道琢這樣一位多年從事實際治療、具有豐富實踐經驗的醫家而言，之所以會轉而成為醫學領域中的考證名家，應該與其長年從事教學具有密切關係。中日兩國講授醫學經典者，無論是從自身知識修養需要講，還是從工作過程看，都更接近於語文老師，而且是必須更接近於語文老師。換言之，醫學經典的教授與一般語文（或文學、歷史）老師相較，無非是在語言的解釋上，將典故、詞藻換成了醫學術語；將思想性、社會秩序之「禮」換成了生命之「理」而已。從這個角度考慮，醫學考證派的產生，從某種意義上講，也可以說是應運而生。

---

❹⓪ 「小柴胡湯」出自古方派所尊崇的《傷寒論雜病論》。主治病在半表半裏之「少陽」，故症見往來寒熱等。

❹① 《近世漢方醫學書集成》第107卷，第9–18頁。

這個「運」，無非就是傳統醫學特有的學校式醫學教育的興起，是經典作為一門獨立課程的需要與產物。道琢「以《素問》、《靈樞》為家業，講誦三百遍，常諳誦此二書。」㊷

作為授業、解惑的老師，在「講誦三百遍」的過程中，在對有關名詞、術語進行解釋的過程中，逐漸走向「專業化」——即僅僅是為了弄清其本意，並以此作為價值取向、追求的目標與衡量學識高下的標準，而不是著眼於「有用」與否。例如在《史記・扁鵲倉公列傳》中有作為藥物使用的「火齊（劑）」或「火齊粥」之名㊸，由於時隔久遠，後人已不知其意為何，道琢對此考證曰：「火齊湯非方名矣，泛指湯液而言也。觀曰『液湯火齊、米汁、陰陽、水火之齊、火齊粥』，可見也。火齊者，蓋煎煮之謂也。明劉宗厚以火齊湯直為黃連解毒湯，可謂無稽矣。全出乎劉氏臆斷，決不可從矣。」㊹

更有意思的是，一件實屬無礙大局的小事，竟令考證家們大感得意與驕傲，並被後人常常引用來讚譽他們的學識：荻野元凱自京師被召來江戶，於醫學館講授其得意的《溫疫論》時，因將書中的「膜原」讀作「募原」（ぼげん），而當場受到道琢等醫學館中考證派人物嚴厲的批評，以至「荻野遂論敗，逃歸京師」㊺。這是因為「膜」、「募」兩字在古代本通用，但必須讀作「ばくげん」（即「幕原」）才能表示其義——即「膜」之形狀如「幕」，而如果讀如「募」字的發音，就與人體無關了。

對於被譽為醫學考證派始祖的目黑道琢，有以下幾個方面值得特別

㊷ 喜多村直寬：《五月雨草紙》。收於安西安周：《明治先哲醫話》，第 219–220 頁。

㊸ 「火齊」之名出其中之〈包公〉傳，即西漢醫家淳于意的傳記。

㊹ 目黑道琢：《驪家醫言・火齊湯》。見《近世漢方醫學書集成》第 107 卷，第 491–492 頁。

㊺ 喜多村直寬：《五月雨草紙》。收於安西安周：《明治先哲醫話》，第 219–220 頁。

關注。首先，其生活時代較早，當道琢以學富術精而進入多紀元孝創立的躋壽館任教十年後，狩谷棭齋才剛剛出生。其二，就師承關係而言，僅知其師事後世派醫家曲直瀨家族的傳人，而未見師事某位考證派名儒的記載。其三，目黑道琢在江戶醫學館講經 34 年；講授《素問》、《靈樞》三百遍，一方面說明其「能講經」——這或許為當時通常都是從官醫中選拔醫學館教授的情況下，唯有道琢能以「市井醫」的身分晉升教授之職的重要原因。但另一方面也可說是這種「工作需要」，使其成為考證學家。其四，在其弟子伊澤蘭軒的門下，又造就出號稱「蘭門五哲」的澀江抽齋、森立之、岡西玄亭、清川玄道和山田業廣。凡此種種，都提示著在醫學考證派產生的過程中，存在著所謂「內驅力」的作用。

2. 山田正珍——在惟忠與元簡之間[46]

山田正珍 (1749～1787) 字玄同，號宗俊、圖南。其書齋名杏花園。正珍家族世代為幕府醫官，祖上留下的萬卷之書，成為正珍學有所成的必要基礎。據大田錦城所撰〈墓誌銘〉[47]記載，山田正珍「為人魁偉清秀，聰敏英持。踰年齒時，日誦書數百言，嶄然見頭角，眾謂菅氏代代不乏神童。稍長，賦詩屬文下筆不休，俄傾千言。議論泉沸，踔厲風發，無人能當此。」寶曆十四年（即明和元年，1764），年僅十六歲的山田正珍在鴻臚館接待韓國使者李慕庵醫師，並與其隨行人員應對詩文。其友人稻垣長章在當時的筆談記錄——《桑韓筆語・序文》中說：

---

[46] 以下有關山田正珍的介紹，主要參考淺田宗伯《皇國名醫傳・山田圖南》（《近世漢方醫學書集成》第 99 卷，第 503–506 頁），以及《近世漢方醫學書集成》第 74 卷所載松田邦夫撰寫的〈解說〉。

[47] 有關〈墓誌銘〉的文字，皆係引自《近世漢方醫學書集成》第 74 卷，松田邦夫所撰寫的〈解說〉。

> 韓人每見圖南，讚其穎脫敏捷，稱以神童。良醫（指李慕庵）亦驚其少年才學優長，特達軒岐之道，兼明本草之學，數數云後世可畏。[48]

正珍的儒學受業於折衷派儒者山本北山 (1752～1812)。在其教誨下，正珍「淹通經史，貫宗子傳，涉獵小說雜記，泛濫停蓄，蘊積宏博，深遠如無涯涘。」（〈墓誌銘〉）另外，與正珍同門的大田錦城，亦是以廣泛研究和漢諸儒之說，集折衷派之大成而聞名的儒學考證派人物。由此可見，儒門的師誨友染與訓練素養，對於正珍後來在醫學領域的學風所向，具有直接的影響。

正珍在醫學方面，除承家訓外，還受教於醫學館：

> 初受《素》、《難》於加藤俊丈，受本草於田村藍水，陰陽運氣之說、延年輕身之談，無不窮研其蘊。後漸悟其非，自用力於《傷寒》、《金匱》諸書，而於《傷寒》殊極其精。凡讀千歲之注家，且無不通。輯湊正義，削條空理，稽信於本論，驗效於今病。其未盡之處，參考群籍；百方搜索，以得為期。一語關涉，相互引徵；一句近似，就相匡正。扳援該博，證據精確，不苟一字，纖悉具備，沈潛鑽研，積二十年始至其閫奧。（〈墓誌銘〉）

身為幕府醫官的山田正珍，後來在醫學館擔任的教學科目，亦是其著力研究的《傷寒論》。

淺田宗伯《皇國名醫傳》評論山田正珍的學問時說：

---

[48] 引自《近世漢方醫學書集成》第 74 卷，松田邦夫撰寫的〈解說〉第 11 頁。

> 傷寒之學，京師有中西惟忠，江戶有正珍。二子之功力正相敵，均前所未有也。㊾

中西惟忠 (1724～1803) 號深齋，是古方派吉益東洞的弟子。他認為「東洞之道達則達矣。雖然，榛莽未悉除，後進者不能識正路而進，所以徒長紛紜也。」於是「杜門謝客，一意攻讀，殆三十年」。著成《傷寒論辨正》，其書「判裁正偽，考據詳明；末義小訓，不必縷晰。務在推甄大旨，以立治療之通規焉。」㊿

而松田邦夫則在中西惟忠《傷寒論辨正》[51]、山田正珍《傷寒論集成》的基礎上，併入江戶後期最著名的考證醫家多紀元簡所著《傷寒論輯義》[52]一起比較，稱:「若從《集成》、《輯義》、《辨正》三書觀察對於《傷寒論》的解釋，則《辨正》(惟忠) 為代表古方派之作；《輯義》(元簡) 係代表考證派之作；《集成》(正珍) 乃代表折衷派之作。」[53]以下我們就來具體瞭解一下這位介於惟忠與元簡之間者的學術思想。

十六歲的山田正珍會見韓國使節李慕庵時，曾面呈自著〈骨度辨誤〉一篇，並希望身為醫家的李慕庵能為其作序，這或許是他最早的考證之作。後來又因「曾用物茂卿[54]所考漢量煎《傷寒》之湯藥，藥凝非湯」，於是「研修演算法累年，始悟其非。考確歷代之沿革，著《權量撥亂》

㊾ 《近世漢方醫學書集成》第 99 卷，第 505 頁。

㊿ 淺田宗伯:《皇國名醫傳・中西惟忠》。見《近世漢方醫學書集成》第 99 卷，第 499–500 頁。

[51] 收入《近世漢方醫學書集成》第 35 卷。

[52] 收入《近世漢方醫學書集成》第 41–42 卷，及《皇漢醫學叢書》第 6 冊。

[53] 《近世漢方醫學書集成》第 74 卷，〈解說〉，第 36 頁。

[54] 物茂卿，即名儒荻生徂徠。著有《素問評》、《鑑定傷寒論》(又名《傷寒論摘古》) 等醫學著作。

一卷」;「書成之際，喀血數度，猶孜孜不已。足以見其好學精勤，然亦以此不能終其天年也。」(〈墓誌銘〉) 這也是充分顯示其作為考證派學者的代表事例與著作。

山田正珍熱衷於考證，與存於內心的「尊古心態」具有密切的關係。在《新論・古醫術論》中，闡述為醫者何以必須研究《傷寒論》的道理時說:「孔子亦稱:『我非生而知之者，好古敏以求之者也。』醫也雖小技，術繫死生，其任非輕。若不徵之於古昔聖哲之訓，而妄取諸臆，則其不戕賊人命者，幾希矣。」然而上古聖賢的醫學著作早已不傳，「傳於今者，悉出於後人偽託」，所以只有《傷寒論》「可窺古醫療病之術」[55]。在這一點上，可以說他與古方派的觀點完全一致。

據淺田宗伯《皇國名醫傳》所言，山田正珍的著作計有十一種[56]。其中最為重要的自然是既能展現其考證之功，又明確表達了著者理論主張的《傷寒論集成》與《傷寒考》[57]，大田錦城在為《傷寒論集成》一書所作的序中，有如下讚譽之詞:

> 凡其所論，本於字句，而不局卑近；辨於義理，而不鶩高妙。有《傷寒》注釋之書以來，未有如此書之精博也。[58]

---

[55] 阿部煥輯:《圖南新論》，文化四年 (1807) 松井延年寫本，狩野文庫藏。

[56] 即:〈骨度辨誤〉、《傷寒考》、《傷寒論集成》、《傷寒撿證》、《金匱撿證》、《天明辨》、《新論》、《備用方》、《權量撥亂》、《敗鼓錄》、《桑韓筆語》。見《近世漢方醫學書集成》第 99 卷，第 506 頁。

[57] 兩書均收錄於《近世漢方醫學書集成》第 74、75 卷中，又《皇漢醫學叢書》第 6 冊收有《傷寒論集成》。

[58] 陳存仁編:《皇漢醫學叢書》，第 6 冊。

山田正珍對於《傷寒論》的推崇，屢現於其著作的字裏行間。如《傷寒考》的開篇之語即為：

> 余嘗讀仲景氏書，觀其立法之意，循循然莫不有規矩。說補不偏乎補，說瀉不偏乎瀉。曲盡機變之妙，以極其源。其文簡而達，其法約而中。苟能熟之，則不眩於疾病之多，無憾於法方之少。[59]

然據此又可知其與古方派對《傷寒論》的看法有所不同——承認藥物的「補」、「瀉」作用。並對中西惟忠秉承其師東洞之觀點，以為病無虛實、藥無補瀉；只能用食物補「虛」的觀點予以批駁：

> 中西惟忠不知虛實之有常變，妄謂實者邪氣之盛也，攻之以草木蟲石；虛者精氣之奪也，養之以穀肉果菜。證以《素問》語，痛斥補虛之說。殊不知《素問》所謂養精以穀肉果菜者，則所以養常，而非處變之術矣。……惟忠乃欲以養常之法，以應於變，不亦愚乎?! [60]

所謂「變」，即病態；而「處變之術」，自然就是醫家的治療方法了。接著，正珍又以《傷寒論》談到「發汗後病不解，反惡寒者虛故也」；「脈微而惡寒者，此陰陽俱虛，不可更發汗、更下、更吐也」，值此之際，皆是使用乾薑、附子加以治療等條文為據，進一步論證攻邪、補虛不可偏執偏廢才是《傷寒論》的治療方法。

又如他在比較同樣是以「六經」（三陽、三陰）為名、為綱，來區劃

---

[59] 《近世漢方醫學書集成》第 75 卷，第 455 頁。

[60] 《近世漢方醫學書集成》第 75 卷，第 502–503 頁。

病程或病性的《傷寒論》與《素問·熱論》後，指出：

> 仲景氏設三陰三陽以統表裏脈證者，蓋拠於《素問·熱論》也。然所論大不同矣。[61]

簡單說，即由於《素問·熱論》所說的「六經」之病都是熱症，所以相應的治療方法為：病在三陽（表），用汗法；病在三陰（裏），用下法。然而在《傷寒論》中，卻是「三陽」為熱症，「三陰」為虛寒之症，所以治療原則也有所不同：病在「三陽」，或汗或下；病在「三陰」，主以溫熱之藥、所謂「回陽救逆」也。因而正珍認為《素問·熱論》的「六經」之病，雖有「表」（三陽、汗法）、「裏」（三陰、下法）之不同，但都是「發於實熱，故仲景約而統之三陽。而於三陰則別論發於虛寒之病。以從陰陽正名。若不如斯，則發於虛寒之病，無所統屬也。」[62]

從以上所舉兩個例子，似乎已可看清山田正珍的學術思想特點。首先，在承認虛實、陰陽概念的合理性、必要性上，已然與古方派不同。其二，正珍論說這些概念合理性與必要性的方法，不是引用後世注家之說為據，而是以考證《傷寒論》內容本身為依據。在這點上，他又與所謂折衷派有所不同，可以說是名副其實的考證派。其三，他的考證固然包括諸如「神農嘗百草」、「承氣湯」之名稱等，所謂一般史學性考證的內容，但不容忽視的乃是他運用考證之法對理論加以闡釋的特點。這，又是他與那些爬梳文字、羅列諸說，而缺乏自我之見的考證家的區別所在。

然而話雖如此，但山田正珍又確有不排斥後世之說的一面。所謂：

---

[61] 《近世漢方醫學書集成》第 75 卷，第 459 頁。

[62] 《近世漢方醫學書集成》第 75 卷，第 460 頁。

「《千金》、《外臺》、宋元遼明之瑣言家說，皆為我使用。」例如他在解釋「夫邪者一而已矣。人受之而生病，或為發熱惡寒之陽證，或為無熱惡寒之陰證者何也?」的問題時說：

> 以人之藏府形體素有寒熱虛實之異。所受之邪，每從其寒熱虛實而化爾。

此乃對《傷寒論》原文「病有發熱惡寒者，發於陽也；無熱惡寒者，發於陰也」所做的解釋。其中實際含有邏輯思辨的內容與過程。首先，外邪是一樣的，那麼何以病症不同，自然是受邪之體不同，由此導出「人之藏府形體素有寒熱虛實之異」的結論。然這一認識的來源卻是因為他在清代的醫學著作中看到了如下之語：

> 《醫宗金鑑》曰：六氣之感人雖同，人受之而生病各有異，何也?蓋以人之形有厚薄、氣有盛衰、藏有寒熱，所受之邪每從其人之藏氣而化，故生病各異也。是以或從虛化，或從實化，或從寒化，或從熱化……理固然也。[63]

既然人體有這樣的區別，治療自然也就需要有針對性對策，於是也就回到了中國傳統醫學「辨證論治」的軌跡上了。

儘管在小曾戶洋的「醫家考證學派系統圖」[64]中根本沒有山田正珍的名字，但許多醫史著作卻稱其為考證派中的知名者[65]；對其進行全面

[63] 以上引文分見於《近世漢方醫學書集成》第75卷，第456–458頁。

[64] 《近世漢方醫學書集成》第107卷，小曾戶洋撰寫的〈解說〉，第15頁。

[65] 藤井尚久：《明治前本邦內科史》（日本學士院編：《明治前日本醫學史》第3卷），

析說的松田邦夫，在承認留下了《傷寒論》研究者必讀之名著《傷寒論集成》而英年早逝的這位人傑是「考證之名家」的同時，又說他「屬主張在廣涉古今諸說加以考證之基礎上，確定治方的折衷派。」其原因在於：「山田正珍汲取他所謂正中之正的後藤艮山之思想，故與多紀一派不可同日而語。」[66]因而可以說在山田正珍身上所展現的，正是那種難以分辨究屬折衷派，還是考證派的色彩。

3. 山田業廣——辨析性考證與考證性辨析[67]

山田業廣 (1808～1881)，字士勤，通稱昌榮，號椿庭。祖、父均為高崎藩侯侍醫。椿庭十七歲因父病而襲其職。十九歲就考證派儒者朝川善庵學儒，又學醫於伊澤蘭軒。蘭軒歿後則隨多紀元堅，並受痘科秘訣於池田京水[68]。

三十歲時開始在江戶開業行醫。在完成了《經方辨》、《傷寒論釋詞》、《皇朝諸家治驗集要》，及長達三千餘頁的《傷寒雜病論類纂》後，於五十歲時才以這些業績學識成為江戶醫學館的講師。慶應元年 (1865)，五十八歲的山田業廣致仕。明治元年 (1868) 六十一歲時移居高崎，被高崎藩侯任命為一等侍醫兼政務參謀周旋局總裁。翌年又擔任高崎藩的醫學校督學。至六十五歲時完成了《九折堂讀書記》，大塚敬節謂此書：「是

第 57 頁。稻田龍吉：《明治前日本醫學史・序論》（日本學士院編：《明治前日本醫學史》第 1 卷），第 27 頁。中泉行正：《明治前日本眼科史》（日本學士院編：《明治前日本醫學史》第 4 卷），第 410 頁。

[66] 《近世漢方醫學書集成》第 74 卷，松田邦夫所撰寫的〈解說〉，第 7 頁。

[67] 日本醫學史中對於山田業廣向少記載。以下所述，主要依據收錄其著作的《近世漢方醫學書集成》第 92 卷所載寺師睦宗撰寫的〈解說〉。其中附有森立之於明治十六年所撰寫的〈墓誌銘〉。

[68] 山田業廣：《經方辨・自序》。見《近世漢方醫學書集成》第 94 卷，第 325 頁。

足以觀椿庭學力的好資料。」[69]明治七年 (1874)，山田業廣和家人再度回到東京居住；七十一歲 (1878) 時，及門人共創「濟眾病院」，被推舉為院長。翌年，在近代醫學取代漢方的大環境下，糾集同志，創立了以復興漢方醫學為宗旨的「溫知社」，親任第一代社首。漢醫演說，由此開始。並創辦月刊《溫知醫談》。明治十三年 (1880) 七十三歲的老醫榮幸地為皇太子明宮（大正天皇）診病、處藥長達月餘。次年一月「發痱」，喘息不止而亡。

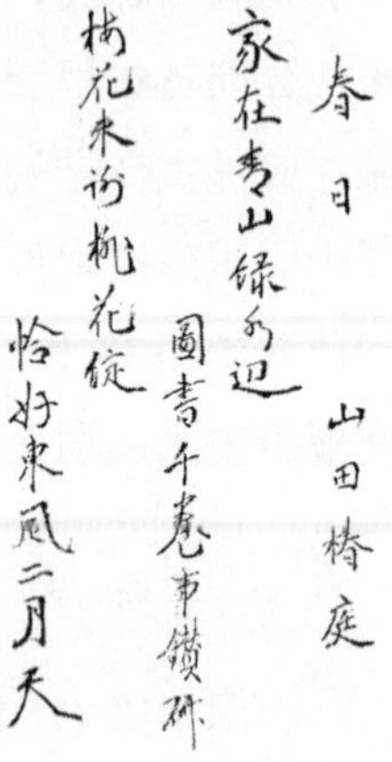

圖四十二　山田業廣《春日詩》

蘭軒之門長於醫書校讎，椿庭亦有大量註疏。森立之所撰〈墓誌銘〉謂其一生有及門弟子三百人；著書三十八部，計一百六十三卷。但現已不得其詳。安西安周給出的山田業廣著作目錄[70]，計有十九種：《素問次注集疏》、《難經本義集疏》、《批註傷寒論義疏》、《金匱要略集注》、《傷寒雜病論類纂》、《金匱類方》、《經方辨》、《醫經訓詁》、《醫經聲類》、《本草序例箋注》、《九折堂讀書記》、《傷寒考異》、《金匱考異》、《左傳和緩醫按解》、《扁鵲傳集解》、《玉函經證治总例箋注》、《溫疫論劄記》、《藥性古義》、《修治古義》。

山田業廣在其所著《經方辨・自序》中講，此書之作乃是源於當年在池田京水門下學習痘科時，先生為誘掖子弟，每於授課之餘，取《傷寒論》中的方劑為題，令學生們分析研究。其正文起始的第一道問題即「辨青龍、白虎、竹葉之石膏」，山田業廣從這三個適用病症不同，但都含有石膏的方劑中，首先推論出的是石膏的「功能」，進而言其所以然：

[69] 引自《近世漢方醫學書集成》第 92 卷，寺師睦宗所撰寫的〈解說〉，第 8 頁。
[70] 安西安周：《明治先哲醫話》，第 5–6 頁。

> 《傷寒論》中所用石膏有三義，曰發表，曰清熱，曰滋陰。其方則青龍也，白虎也，竹葉也。大青龍之為證，邪深侵骨節，是麻黄湯證而重數等者。麻桂之味得石膏而發鬱開閉之力更峻矣。……若石膏損其銖兩，麻桂不並用，則達鬱之功雖同，而開表之力大異，如麻杏甘石湯是也。[71]

這完全是一種類似「宋儒」、「義理」式的解釋，顯然與吉益東洞眼中的《傷寒論》完全不同。然異中亦有同：言石膏有三義，自然也是由「證」而來，只不過這裏的「證」不是《傷寒論》中明確寫在那裏的，不是諸如臨床所見頭痛、腹痛那樣具體的「症狀」。例如緊接其後在比較「青龍」、「白虎」兩個方劑適用症的區別時說：「表裏之分，乃有霄壤之隔」[72]。這表、裏，也可以看作是一種「證」，只不過是經過綜合、抽象化了的「證」。正因其是綜合「證」的抽象，所以變成了具有一定內涵與外延的「概念」。所謂東洞與中國醫家的區別，也就在此吧。再看下面一條「桂枝去芍藥加蜀漆龍骨牡蠣救逆湯 (A)、桂枝甘草龍骨牡蠣湯 (B)、柴胡加龍骨牡蠣湯 (C) 辨」，似乎就更明確了。

概括這三個方劑的異同點，要在：

1. 方劑 A 適用於「火逆之重者」；

2. 方劑 B 的適用症同 A，但屬「其輕者」；

3. 方劑 C「煩驚之證同前二湯，而不特所由來異（誤下所致），又有表裏之分」；前二湯屬「表虛」，後者屬「裏實」。[73]

重、輕、表、裏，如前所述，屬於根據種種具體症狀歸納、抽象而

---

[71] 《近世漢方醫學書集成》第 94 卷，第 329 頁。

[72] 《近世漢方醫學書集成》第 94 卷，第 330 頁。

[73] 《近世漢方醫學書集成》第 94 卷，第 330 頁。

來的「證」。「由來異」，則是在「證」的區分中又引入了新的區分標準。在這種「辨析性的考證」或「考證性的辨析」中，為要說明其中的道理，自然就要從原始文字中發掘一切可以提取的資訊。因而雖然主要是從「病證」進行分析，但藥物的構成、劑量、加工方法、服法等等，也都被納入了「考證」與「分析」的視野。例如在「五苓散、豬苓湯辨」條中云：

> 二方雖其證候全同，而就其藥而考之，彼則發表利水，此則滋陰利尿，更有大（太）陽、陽明之別。亦何患二方之不辨哉？[74]

又如在「辨大小陷胸十棗白散證」條中，可見根據「煮法」言說方劑之「立意」：

> ……十棗湯雖下蓄水，而以其煮法與消息見之，實非峻猛之藥，乃補脾之劑也。夫先煮大棗，深顧脾胃之義可知也。[75]

深入這些以「考證」為方法，以闡說「義理」為目標——具有雙重性格的醫家論說後，恐怕就不難理解何以在評價或概括「考證派」之特點時，會有種種仁智不同之見了。同時也要看到，即便是在山田業廣一人身上，其「考證」的價值取向也是前後有所變化的。在以闡說「義理」為目標的作業中，「考證」僅僅是工具、是方法：

> 凡醫家使用千百方法，要當先置流而探源，棄枝而索根。夫根源既究，枝流不勞而自得焉。[76]

---

[74] 《近世漢方醫學書集成》第 94 卷，第 337 頁。

[75] 《近世漢方醫學書集成》第 94 卷，第 333 頁。

但在山田業廣晚年所著的《九折堂讀書記》中，卻顯露出「為考而考」的純文辭考證傾向。例如該書中有關《傷寒論》的考證，首先是「辨太陽病脈證並治上」的「上」字，而考證的結果無非是證明古書「以語多簡策重，大分為上下，更無義也」；其後是「頭項強痛」，結論不過是「謂頭痛、項強」[77]。在寺師睦宗為刊行山田業廣著作所撰寫的〈解說〉中，以較長篇幅引用了其有關《傷寒論》「常須識此，勿令誤也」中的「常」字，乃「當」字之誤；「大陷胸丸」條文中「禁如藥法」的意思是「謹如藥法」的考證，以說明其深厚的考證功力[78]。然而如果仔細想想：以「當」易「常」，於文意並無大影響；說明了「禁」與「謹」、「慎」相互通用，但意思也還是不明——關鍵的問題在於何謂「藥法」？所以站在注重醫學之實用價值的立場來評價這種文字考證，則必然會認為大可不必；只有當在內心中，無論是自覺還是不自覺，已然形成了「學」與「術」的分離，才會嘔心瀝血於這種文字的考證。因為這就是他們「求真」與「治學」的具體過程，是其興趣所在、樂趣所在，也是其「自我實現」之所在。再者，這種考證對於教學來說也是需要和有價值的。例如「禁如藥法」的意思，通常會被理解為是講服藥的「禁忌」；而「謹如藥法」則會被理解為是強調煎藥、服藥的方法。

《九折堂讀書記》考證與解釋的內容為漢代張仲景《傷寒論》、《金匱要略》，和唐代孫思邈《千金方》、王燾《外臺秘要》中的難解之處、疑問之點，長達一千二百餘頁。對於何以要將唐代的兩部大型醫學著作作為考證的對象，山田業廣在其中的《千金要方讀書記・序》裏說到：

---

[76] 山田業廣：《經方辨・辨四逆、真武、麻黄之附子》。見《近世漢方醫學書集成》第 94 卷，第 331 頁。

[77] 《近世漢方醫學書集成》第 92 卷，第 5 頁。

[78] 《近世漢方醫學書集成》第 92 卷，寺師睦宗所撰寫的〈解說〉，第 15–20 頁。

> 古醫經之存於今者，落落如星辰。於是乎取孫氏《千金》、王氏《秘要》，以為古經之羽翼舟檝。[79]

於此，又出現了折衷派的身影。就山田業廣的臨床治療而言，也同樣可以看到古方與後世方並用的特點。由其門人井出正安筆錄而成的《椿庭先生夜話》，所述內容皆為臨床治療之法與方藥，開篇第一方即是出自明代醫家王肯堂《證治準繩》的「抑肝散」。山田業廣依據五臟與五行配屬的關係（即脾胃屬「土」、肝屬「木」），和五行生剋的理論（木剋土，扶土可以抗木），釋其方意云：「是方扶脾胃而緩肝之藥也。」並以具體病例證明其確實有用，且為自己臨床常用之方：

> 一男子，年十二三，外無些許病候，只朝夕發怒甚重。父母恐其長成後為狂亂之人，因乞治於余。余診之，毫無外在病候，則用抑肝散，凡半歲許，其怒悉止，成平人。余積年用此方，奏如此之功，不稀也。[80]

當社會變革危及到作為其「學」與「術」之載體的漢方醫學的生存時，已是「衰年懶質厭喧嘩」[81]的山田業廣，在年逾七十後又重回紅塵萬丈的江戶（東京）。創「濟眾病院」、「溫知社」和《溫知醫談》。可以說這在山田業廣的人生中，又是一種新的價值追求——以一名社會活動家的姿態，追求社會對這門「學」與「術」的認可，以達延續、振興漢

---

[79] 《近世漢方醫學書集成》第93卷，第9頁。

[80] 《近世漢方醫學書集成》第94卷，第243、245頁。

[81] 椿庭移居高崎後，曾有詩曰：「衰年懶質厭喧嘩，苔徑柴門鎖晚霞。若有舊友相問詢，光風霽月是吾家。」引自安西安周：《明治先哲醫話》，第2頁。

方醫學之目的。

4.森立之——不拘儒德的儒醫[82]

森立之，字立夫，初號伊織，後號養竹、枳園。祖上本為武士，因森宗純（或作宗順，?～1634）的父親隨其主一起被殺，故其母不願讓遺腹之子宗純再承父業，遂將其培養成醫生。綿延七代至立之。文化十四年 (1817)，十一歲的森立之拜僅年長其兩歲的澀江抽齋為師。六年後經抽齋同意，森立之始直接師事澀江的老師伊澤蘭軒。後得蘭軒之許可，才開始學醫；此後又拜考證學家狩谷棭齋為師。

天保八年 (1837)，三十一歲的森立之「因故失祿」。據森鷗外言，造成立之「失祿」的原因，是由於被人看到他在外面與戲子同臺演戲，從而使得頗好演戲的他受到如此懲罰。但川瀨一馬從其孫女處聽說的解釋卻與此不同，謂森立之與某妓攜手越牆夜逃時，卻突然被該女從屋頂推落，隨即被捉且身分暴露。遺憾的是，事後方知此女早有意中之人，不過是利用森立之幫她逃跑而已。

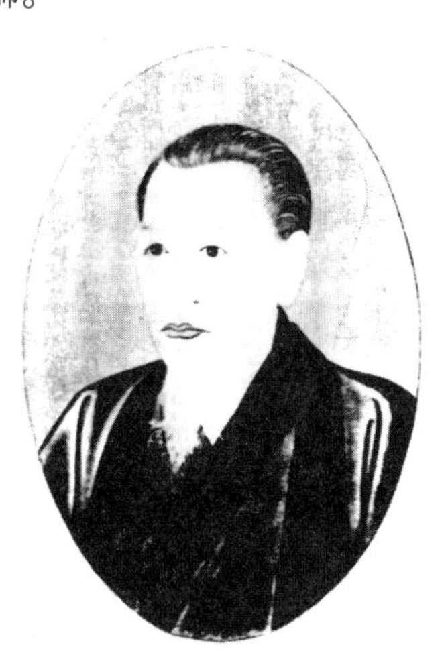

圖四十三　森立之

失祿之後的森立之衣食不保，為躲債而攜家人逃至相模（現神奈川縣）。在其自撰的《枳園立之壽藏之碑》中談到，這段長達十二年的落魄生活雖十分艱辛，但亦樂在其中。半儒半醫，居則以教授幼童為業，目讀奇籍，耳聽異聞。出則手持刀圭，足涉山川。不僅內外二科，即或收生、整骨，乃至牛馬

[82] 以下有關森立之的介紹，主要參考《近世漢方醫學書集成》第 53 卷所載大塚恭男撰寫的〈解說〉。

雞狗之疾，莫不施術。又入山採藥，下溪釣魚。著《桂川詩集》、《遊相醫話》；行樂中有裨益正名之學者，皆一一筆錄，以備後考，竟至一百餘卷。其他如《神農本草經》、《素問》、《靈樞》、《傷寒論》、《金匱》、《扁鵲傳》、《四時經》、《奇疾方》等，亦皆有考注。

弘化五年（嘉永改元，1848），森立之在友人的幫助下，獲准到幕府之醫學館協助多紀元堅校勘《宋版千金方》，始得重回江戶。安政元年 (1854) 成為醫學館的本草學講師，並受命參與《醫心方》的校勘。同時還與澀江抽齋一起從事《經籍訪古志》的編纂。在明治十八年 (1885) 為該書所撰寫的跋文中，追憶當時情景謂：

> 澀江全善、森立之、海保元備、伊澤通道、堀川濟輩也，此輩每月一、二次預卜夜而會於綠汀。綠汀者，本所綠町多紀樂春院（元堅）之別莊也。諸子環座，披閱古本，為之論定會。會後開宴，各自乘醉而歸。二州橋上踏月詠詩。此是三十年前之事。當時無邏卒之警、馬車之轟，光景與今日大不同。

安政五年 (1858) 獲准謁見將軍家茂，入「御目見醫師」之列。文久二年 (1862) 因出言不遜而被責令「閉門」，翌年春獲免。明治改元年，醫學館停課閉館。四年後其妻、子先後離世。此後森立之轉職於醫學校編書科、朝野新聞、工學寮等處。明治六年 (1873) 再婚，並開設私塾「正名學舍」，教授各種事情，學費為每月五十錢。同時還承接各種「代筆」業務：「發句」[83]，一句五錢起；絕句一首，二十錢起；律一首，五十錢起；文章、序跋等等亦各有規定。此外，動植物鑑定、不識之字的辨認，每種、每字均至少收取三錢。明治十二年 (1879)，森立之參與創立「溫

[83] 即漢詩或和歌的第一句。

知社」和《溫知醫談》之事，並於一、六兩日開設講座。是年再度喪妻，其後則分別與三名女傭共同生活了一段時間。

明治十四年 (1881) 中國學者楊守敬拜訪森立之，長達十八個月的筆談交流，固然是以切磋學問為主，但也有討價還價的貴重書籍轉讓交易。1884 年楊守敬從日本帶回大量珍貴的日本漢籍，先後刊印了《日本訪書志》等，成為當時中日文化交流的風雲人物[84]。至明治十八年夏天患喉頭癌，至十二月身亡，享年七十九歲。逝前月餘，稍見康復狀，故於日本橋三文樓舉辦壽宴，並以抓鬮的方式將自己的藏書「割愛」給來賓。遠田澄庵〈賀枳園先生病起開筵〉詩的最後一句，描述了這一盛景：「如君豪舉未曾有，萬卷藏書擲一宵。」[85]

森立之的著作甚多，據載有幾十種。其中的刊本有七種：輯復本《神農本草經》、《遊相醫話》、《鶴虱考》、《伊呂波字原考》、《自作壽藏之紙碑》、《經籍訪古志》《箋注和名抄訓纂》。此外則是未刊之寫本：《枳園漫錄》、《枳園隨筆》、《教訓指南》、《本草和名訓纂》、《爾雅正名錄》、《說文溫知錄補遺》、《左傳考注》、《十二青略記》、《三陽三陰辨》、《本草經藥和名考》、《藏府和名考》、《蘇唐徐三家腳氣方論》、《病間漫錄節抄附案》、《諸病奇方錄附諸物神秘傳》、《食品要方捷見》、《洋漢病名一覽》、《中央泳魚目》、《沈魚目》、《藏書印譜》，以及近三十種見聞錄、讀書筆記、詩文集、日記等。

對於「半儒半醫」的森立之，似乎可以從三個方面來觀察他的學問。首先，作為一個儒者，由於他的學習經歷主要是師承考據學家，固有諸如《爾雅正名錄》、《說文溫知錄補遺》、《左傳考注》等一類純屬儒學方

---

[84] 詳見郭秀梅〈江戶考證醫學初考——森立之的生平和著作〉，《新史學》，14 (4)：129–131，2003。

[85] 安西安周：《明治先哲醫話》，第 9–11 頁。

面的考據之作。同時，作為一名儒者，實際上他對社會問題也十分關注。例如安政七年 (1860) 井伊大老暗殺事件發生時[86]，森立之對此表現出極度的關心，並廣泛收集有關的記錄、巷說等，著成《桃雪錄》。其二，作為一名醫者，在十二年落魄生涯中，森立之醫不分內外，治不拘人畜，不愧是一位能夠處理實際問題的臨床醫生，而且可以說是一位「全科醫生」。然而這兩種角色雖然同時出現在森立之一人身上，但兩者之間並沒有內在的與直接的聯繫。如果僅止於此，則只能說他是「半儒半醫」、「或儒或醫」而已。但事實上，在森立之身上、在他的學問中，還存在著「儒醫」——儒之醫的一面。

(1)《神農本草經》的輯復：

森立之原本就十分注意實用性的藥物知識，所以他才能靠為人鑑定各種動植物而獲利。另外，與他一起採過藥的年輕學人曾有如是評價：「枳園先生的本草，非紙上學問，我等就草木之實物難詰之，每每應答如流。」然而從森立之所輯《神農本草經》的〈自序〉中，則不難看到他是如何在復古之風的影響下，一步步地從注意實用的藥物知識，轉到運用考據之法恢復古本草著作上的：

> 夫醫之有本草，猶學者之有《說文》也。……余從幼注意於本草學，日夜研究，殆卅年矣。每歎近世以本草為家者，大抵奉李氏《綱目》以為圭臬，不知古本草之為何物。則其弊有不可勝道者焉。余嘗竊欲復古本草之舊，乃取《證類本草》讀之，而始知《綱目》之杜撰妄改不足據矣。再校以《新修本草》，而又知《證類》之已經宋人删改不足信也。更以真本《千金方》及皇國《醫心方》、

[86] 井伊直弼 (1815～1860)，1858 年就任大老，至次年處置反對其專治者百餘人，史稱「安政大獄」。翌年被暗殺於櫻田門外。

《太平御覽》所引校之，而知蘇敬時校改亦復不少也。於是反覆校讎，而後白黑二文始得復陶氏之舊。白黑二文得復陶氏之舊，而後神農之經可因以窺其全豹焉。[87]

⑵《經籍訪古志》的編撰：

在森立之眾多著作中，最有價值和影響的，除《神農本草經》的復原本外，則是和澀江抽齋等共同編撰的《經籍訪古志》。此書非森立之一人所為，所考據與記述的古籍也並非僅是醫書，可以說是有關古書的書志學著作。但參與此書編撰的又大多是醫生，所以對醫書有特別的關注：「從來著錄家於醫書多略，而是編比他家殊詳者，我邦所傳醫籍最稱繁富。」[88]

此外僅從書名觀之，諸如《本草和名訓纂》、《三陽三陰辨》、《本草經藥和名考》、《藏府和名考》、《洋漢病名一覽》、《中央泳魚目》、《沈魚目》等，似乎也都透露著作者將儒學考據功夫運用到醫學知識方面的氣息。

⑶參與創建「溫知社」等：

由於明治維新後推行新醫政，漢方醫學面臨衰亡之厄。森立之與山田業廣等共同結成「溫知社」、刊行《溫知醫談》，以求漢方醫學之延續。原田種成謂其在溫知社中重被聘為講師後，「日日以講醫書為業，只療醫者而不療病人，不肯犯國法如此，實可歎也。」又據川瀨一馬《日本書志學之研究》云，森立之還組織了盲人會，常有二、三十盲人聽其講授針術[89]。關注教育與社會問題，可謂是所謂「儒醫」的一大特點。

---

[87] 《近世漢方醫學書集成》第 53 卷，第 11–12 頁。

[88] 森立之、澀江抽齋：《經籍訪古志・附言》。見《近世漢方醫學書集成》第 53 卷，第 272 頁。

然而森立之與一般具有儒學修養之醫家、學者的最大不同在於「不拘儒德」: 從上面的生平敘述中, 已然可以看到森立之在生活中實屬隨心所欲、不拘小節。從而導致他「因故失祿」、被罰「閉門」、屢被「免職」, 坎坷不斷。在十二年落魄期間, 這位風流才子經常回江戶, 寄宿於澀江家。其家中的女傭被森立之追得四處亂跑。或許正是由於有這些風流故事的流傳, 大塚恭男在撰寫〈解說〉時, 才會如此評論森立之的為人:「褒而言之天衣無縫, 貶而言之則是背離一般道德規範的輕度分裂型。」總之, 儒家學問對於森立之來說, 沒有像在其他人身上那樣成為某種精神約束, 而僅僅是影響了他的學問——構成了儒學與醫學間的有機聯繫。

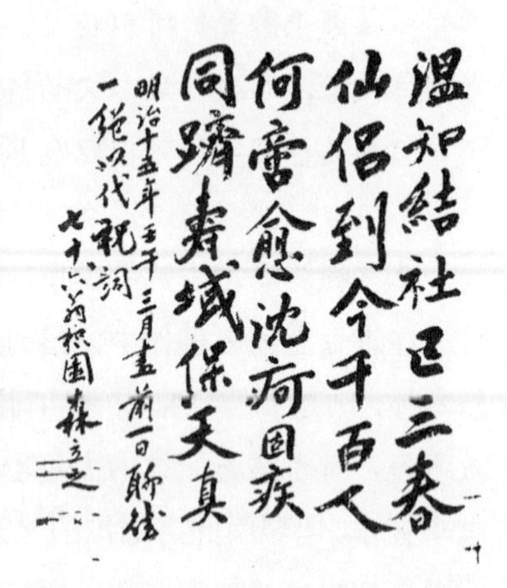
溫知結社已三春
仙侶到今千百人
何啻愈沈痾固疾
同躋壽域保天真
明治十五年壬午三月盡前一日所作
七十六翁枳園森立之
圖四十四　溫知社成立三年祝詞

5. 喜多村直寬——效顰宋儒的考證家[90]

喜多村直寬 (1804～1876) 字士栗, 通稱安齋, 後襲用其父醫官槐園[91]的「安正」之稱。栲窗為其號, 晚年號香城。直寬少年就朱子學派

---

[89] 原田種成與川瀨一馬之說, 均引自郭秀梅:〈江戶考證醫學初考——森立之的生平和著作〉,《新史學》, (4): 129, 2003。

[90]《近世漢方醫學書集成》第 88 卷所載長谷川彌人所撰寫的〈解說〉中, 基本訓讀了淺田宗伯撰寫的〈墓誌銘〉全文, 並謂這是瞭解其生平的唯一資料, 以下引用均係據此。並參考該〈解說〉的生平介紹。

[91] 喜多村直 (?～1838), 號槐園。森潤三郎《多紀氏の事蹟》(第 215 頁) 之醫學

儒者安積艮齋 (1791～1860) 學經義、古文。艮齋謂其「齡尚幼，沈靖（靜）寡言笑，好讀書，終日佔畢(92)聲不停」；遵其父「讀書若不手抄，則如不讀」之訓，讀書必手抄之。十六歲時已有集自撰文章三十篇而成的《栲窗文稿》，又長於寫詩。艮齋評其所作「霜落千山橘柚香，孤鴻鳴盡引愁長；人間樂事雲飛去，鏡裏剩看雪滿頭」之詩謂：詩非不佳，然不當為少壯所云之語(93)。其醫學於父親槐園。〈墓誌銘〉謂其：文政四年 (1821) 入醫學館，經考試後擢為「授讀」（只念不講）；「歷階進職」，天保十二年 (1841) 之秋，38 歲時始被選拔為醫學館教諭。「由是海內醫生（指學習醫學者），仰慕先生之名，來謁者日眾，咸虛往實歸。其名一時噪然也。既入內班，任為侍醫，敘法印。教諭如故，事務倥傯講究不倦，以繼開自任。」

又因感國家之恩，以武英殿聚珍版式，活字印刷《醫方類聚》二百六十六卷、《太平御覽》千卷，獻之於官；且置之諸學庠，以廣其傳。直寬選擇這兩部巨著的原因在於：「蓋《類聚》為醫家叢書之冠，而《御覽》則為考據之淵藪，在醫家亦不可缺之典也。」（〈墓誌銘〉）

喜多村直寬是與多紀元堅、山田業廣、澀江抽齋、森立之等同時代的醫學考證派名家。淺田宗伯在〈墓誌銘〉中稱讚他說：「文政、天保間 (1818～1843)，以醫學博通，負天下之重望者有三人，曰茝庭多紀先生，曰學古小島先生，曰栲窗喜多村先生。」森立之亦謂：「天保學舍之舉(94)，名師哲匠不乏其人，而茝庭（多紀元堅）、栲窗（喜多村直寬）、冬嶺（辻

館校勘人員中見有「外班直房醫官喜多村直」的記載。

(92) 原指只知照本宣科讀其原文，後泛指讀書吟誦之事。

(93) 《近世漢方醫學書集成》第 88 卷，長谷川彌人所撰寫的〈解說〉，第 8 頁。

(94) 不詳其所指為何事。然有關醫學館的記載中見有：天保十四年 (1843) 十月，醫學館置講師，許陪臣、町醫隨便來聽。

元崧庵）[95]之諸先生最為其巨擘。」

〈墓誌銘〉還說直寬因「不能展其所抱負」而「中道隱逸」；此後「恆與俳人、歌人弄風月，與桑門緇流論心性，怡然自樂」。史家推測其退職的時間與原因，或許與安政五年 (1858)，將軍家定患病（7 月 5 日歿）時任用伊東玄樸、戶塚壽庵、遠田澄庵、青木春岱等蘭醫為奧醫師，作為幕府醫官的漢醫湯川安道亦是在七月辭職之漢醫已漸失寵的環境有關[96]。但直寬隱退後，筆耕仍然未止，先後撰寫或刊行了《金匱要略疏義》、《老醫卮言》、《醫學典刊》、《醫學啟蒙》及《續編》等。明治七年中風，雖半身不遂，但仍以左手賦詩作文；九年 (1876) 卒，享年七十三。

長谷川彌人據各圖書館藏書目錄，搜得尚存於世的喜多村直寬著作（包括刊本與寫本）計有三十七種，而諸如「狩野文庫」的藏書中，還能見到直寬的多種其他著作。這些著作中相當一部分是有關《傷寒雜病論》的考證研究之作。他在《傷寒論疏義・自序》中，述其學習此書的歷史時說：「寬自受讀涵濡此經殆二十年。」[97]又在嘉永七年 (1854) 撰寫的《傷寒論彙考・小引》中說：「寬自幼好讀仲景書，嘗翻諸家方論及明清注書，每有所得，輒劄記別紙，積久滿冊，題曰《傷寒論彙考》。」[98]足見其對仲景之書的格外重視，原因在於：「其書實三代之遺，為文簡嚴而寓意深奧，義理判於毫毛」；「若業醫而不由仲景之門，猶儒家之不宗孔子而好尚諸子百家也。」[99]故其研究方法，重在闡發義理。一言以蔽之，

---

[95] 辻元崧庵 (1777～1857) 名昌道，字山松，號冬嶺。少學儒於山本北山，貧時賣糞以自給。長學醫於多紀元簡，業成為建部侯醫員。弘化四年 (1847) 為奧醫師。安政元年升法印，稱「為春院」。

[96] 《近世漢方醫學書集成》第 88 卷，長谷川彌人所撰寫的〈解說〉，第 12 頁。

[97] 《近世漢方醫學書集成》第 88 卷，第 9 頁。

[98] 嘉永七年 (1854) 寫本，狩野文庫藏，編號：9-22028-5。

謂「效顰宋儒」:

> 醫道與儒道通。醫之《素》、《難》，則儒之六經；醫之仲景，則儒之四子[100]也。六經不研訓詁，無由以得其解；四子不究義理，乃不能求其旨。然義理之與訓詁非敢分鑣異途者，唯各有所主而遂不以此易彼也。而世之攻漢學者，斥義理為支離學；宋儒者訾訓詁為芻狗胥，均失之。此余平日所持論也。故愚於《素》、《靈》、《難經》端治訓詁，而注仲景書，所以特效顰宋儒矣。[101]

然話雖如此，但實際上他對於仲景之書的研究，還是不離訓詁考證的。多紀元堅在為直寬所著《傷寒論疏義》撰寫的序文中，有如下之描述:

> 每章先舉音訓，次解全章之義，次載諸家之言可以備考者，其意在使人蚤（早）知各條要趣之所在，故於異同之說不復臚列。此編抽繹諸家，一掃轇轕，加以歷年質驗，融會參酌，鎔鑄出之，約不失疏，詳不失繁，深得注書之體。
>
> 然君之所論，或有與鄙見不同，各尊其所聞，行其所知耳。[102]

至於說到「義理」的闡釋，可以《傷寒論》之「六經」與經脈學說

---

[99] 喜多村直寬:《傷寒論疏義・卷首・傷寒論總評》。見《近世漢方醫學書集成》第 88 卷，第 25、42 頁。

[100] 當是指《四書》。

[101] 喜多村直寬:《金匱玉函要略方論疏義・自序》。見《近世漢方醫學書集成》第 90 卷，第 9–10 頁。

[102] 《近世漢方醫學書集成》第 88 卷，第 5–7 頁。

是否有關係為例。喜多村直寬認為:「本經無六經,字面所謂三陰三陽唯是不過假以標表裏寒熱虛實之義,固非臟腑經絡相配之謂也」;「所謂三陰三陽,所以標病位也。」[103]為此,他還專門撰寫了《傷寒六經析義》[104]一冊。在此書〈序言〉中,他闡明撰寫此書的目的:「意在使人知仲景書言言皆法,字字皆理,如盤走珠,如珠走盤。」其後之正文開宗明義地指出:

> 按《傷寒》六經之目,原出於《素問·熱論》。蓋〈熱論〉依經絡以論病之常理,而張子乃全經不言經絡,惟是就陰陽對待、虛實並峙之義,以標其病位。而從來諸家從無斷定,今熟思慎考,

乃得出其後〈陰陽統說〉一節中的結論:

> 《經》曰:病有發熱惡寒者,發於陽也;無熱惡寒者,發於陰也。是為全經之綱領……其人陽盛,邪從陽化,此自太陽而受病也;其人陽虛,邪從陰化,此自少陰而受病也。竊嘗論其略曰:
> 太陽病,表裏熱證也;
> 少陽病,半表半裏熱證也;
> 陽明病,胃熱證也;
> 少陰病,表裏寒證也;
> 厥陰病,半表半裏寒證也;
> 太陰病,胃寒證也。

[103] 喜多村直寬:《傷寒論疏義·卷首·傷寒論總評》。見《近世漢方醫學書集成》第 88 卷,第 35 頁。

[104] 嘉永四年 (1851),學訓堂刻本。

蓋三陽為實，三陰為虛。而三陽三陰中亦各有寒熱。

概言之，直寬是從疾病的陰陽、寒熱、表裏、虛實的角度去闡釋《傷寒論》的「六經」概念，而不管其名稱是否與經脈學說之「六經」相同。這就是所謂「宋儒之法」，即其在本書〈序言〉中所說「茲所撰述，就經說經，不相繞繳」的意思。故今人評價其學術特點在於：「致力於古醫書的訓詁與闡明義理，尊重有用之學。因而注釋之書，於考證注解繁簡得宜，沒有博引旁徵的衍學性內容，不拘泥於文句，無流於穿鑿之弊。」[105]

另一方面，雖然喜多村直寬自稱其對於《素問》、《靈樞》、《難經》則「專事訓詁」，但實際上他在接受與運用這類經典的理論性內容方面，確較同類漢方醫學家明顯。他著有《黃帝內經素問講義》十二卷[106]，在嘉永七年 (1854) 撰寫的〈跋語〉中感言：「蓋鑽研日久，而益知聖經之所論，同布帛菽粟，不可一日離也。」並引用《黃帝內經》之語作為闡發《傷寒論》之「義理」的依據[107]；所著《傷寒藥議》在解釋何以「藥性之效功，以氣味為主」時，亦是引用《黃帝內經》中的氣味之說以為論據[108]。同時他還認為張仲景的《傷寒雜病論》，也是恪守《黃帝內經》而成。即在他看來，疾病在「三陽三陰」間的傳變次第應該是「陽則太陽、少陽、陽明；陰則少陰、厥陰、太陰」，但公認的實用醫學著作《傷寒論》卻沿襲《素問・熱論》的「太陽、陽明、少陽，太陰、少陰、厥陰」之序，

[105] 《近世漢方醫學書集成》第 88 卷，長谷川彌人所撰寫的〈解說〉，第 17 頁。

[106] 狩野文庫藏自筆寫本，編號：9-21940-12。

[107] 如《傷寒論疏義》卷 1「辨太陽病脈證並治上」中言：「〈平人氣象論〉云脈浮而盛者曰病在外，云云。」即是引《內經》之語，以證具有「脈浮」之證的「太陽病」的屬性。見《近世漢方醫學書集成》第 88 卷，第 76 頁。

[108] 喜多村直寬：《傷寒藥議》嘉永五年〈自序〉，狩野文庫藏寫本，編號：9-22013-1。

不敢改變。其原因在於「蓋義不得不然」;「惟至論病之傳變，則固不得拘編次之先後也」[109]。

喜多村直寬雖然著有《傷寒雜病類方》[110]、《廣傷寒論類方》，並認為「經者何? 曰常也。古人處方，必有一定不易之常理，而不得彼此相更，是謂之經方。」[111]但實際上他對所謂古方與後世方，以至民間治療經驗都持肯定態度:

> 別於李朱之方，而謂之古方，蓋昉於宋元以還，而今世因之。夫方豈有古今之殊哉? ……唯讀書究術之士，以古經為源流，以方法為舟楫……得於手，應於心，而後假方以療疾。故劉張李朱之說，與夫里巷俗間之法，皆融會而貫通之。其方不越日用之恆，其理不違古聖之旨，方雖今猶古也。方之古，不古於襲古人之成方，而古於得古人之術術意意之不能得;不獨取之仲景者非古方，即取之孫華亦非古方也。故曰國奕不廢舊譜而不執舊譜; 國醫不泥古方而不離古方。[112]

然而這位在理、法、方、藥諸方面皆能不分古今、兼收並蓄的喜多村直寬，儘管其胞弟為「外國奉行」，出使法國;其師安積艮齋亦撰有介

---

[109] 喜多村直寬:《傷寒論疏義・卷首・傷寒論總評》。見《近世漢方醫學書集成》第88卷，第37–38頁。

[110] 嘉永五年(1852)，學訓堂刻本。

[111] 喜多村直寬:《廣傷寒論類方・自序》。弘化四年(1847)自筆寫本，狩野文庫藏，編號: 9–22068–17。

[112] 淺田宗伯:《傷寒辨術》喜多村直寬天保九年(1838)〈序〉。弘化二年(1845)江戶須原屋刻本。

紹海外情況的《洋外紀略》，但他對於當時已然廣泛流傳於日本的西方醫學，卻持斷然否定的態度。除前述其辭職隱退，大概與蘭醫得寵有關的推測外，在《傷寒六經析義》嘉永四年〈自序〉中，可見喜多村直寬對於洋學的明確排斥：

> ……是以異端之徒，嫌其道之迂遠，誦蟹腳橫行之文，述鴃舌[113]支離之言，悍然以為高出乎軒岐之上，迶駕走向於農桐之教。天下斐然趣之，沿波不返。此可以不痛乎？雖然，彼所謂究理者，皆事物之末歧；新奇者，概漢家之陳腐。彼稱為高玅精絕，而實則未必高玅精絕也。昔者佛之入中國……濂洛之徒起而患之，具絕人之識，唱性理之學，天下翕然，知所趣向。此其救世之功亦不在聖人下也。今異端之教，與佛之入中國何異？而其為醫道之蠹賊更甚焉。而人之篤信不已者何也？蓋以漢家之學日就榛蕪，醫聖之教無門可入。

嗚呼！或許也正是因為對於漢學的這分情感與執著，才造就了這樣一位儒醫式的考證派人物。

6. 多紀元簡父子——江戶醫學館的創建與職掌者[114]

多紀家族的祖先為漢靈帝的五世之孫阿智王，為避亂而於應神天

---

[113] 鴃指伯勞，鴃舌比喻語言難懂。

[114] 有關多紀一門的介紹，主要參考《近世漢方醫學書集成》第 41 卷和第 48 卷所載矢數道明所撰寫的〈解說〉；森潤三郎《多紀氏の事蹟》；淺田宗伯《皇國名醫傳》中多紀元悳、元簡的傳記（《近世漢方醫學書集成》第 99 卷，第 535–541 頁）。

皇[115]時攜七姓之民歸化日本。自二代志拏直開始居於丹波國，至其六代傳人康賴 (912～955) 乃以丹波為姓。康賴修醫術，位居醫博士，並因編著《醫心方》而名垂史冊。此後其長男丹波重明繼承了施藥院的名號，三男雅忠繼承了典藥頭的職位。世代相傳，遂成兩大醫流之系譜，俱為日本醫界的名門。三子雅忠的血脈傳延二十五代之後，改姓金保；再傳五代至元孝時，又改姓多紀。作為著名考證學家的多紀元簡，乃是改姓多紀後的第三代傳人。此間，綿延三十餘代、上下近千年，丹波（多紀）家族在日本官醫系統中一直佔據要職。改姓多紀後，初代元孝即為將軍吉宗的侍醫禦匙，位列法眼。此後的數代中亦不乏繼任「禦匙」之職而得以躬臨將軍榻側、負責其診治者；而其中又有四人得以晉升官醫之僧階的最高位「法印」，並蒙賜以院號。即二代多紀元悳（永壽院）、四代元堅（樂真院）、五代元琰（養春院）、六代元佶（永春院）。

多紀元簡，字廉夫，幼名金松，長稱安清，通稱安長。號桂山、櫟窗。自幼思維敏捷，過目不忘。隨父習醫，又從井上金峨學經書。寬政二年 (1790)，松平越中守定信，召元簡而問以醫事。因元簡扼要辨析醫學問題三十餘道，使得定信對其精博大加讚賞，故立即成為奧醫師，拔擢為侍醫，序法眼列。此時元簡年當 36 歲。此後又在其父元悳主持的醫學館中任醫學教諭，寬政六年 (1794) 為禦匙見習。當其父因年老於

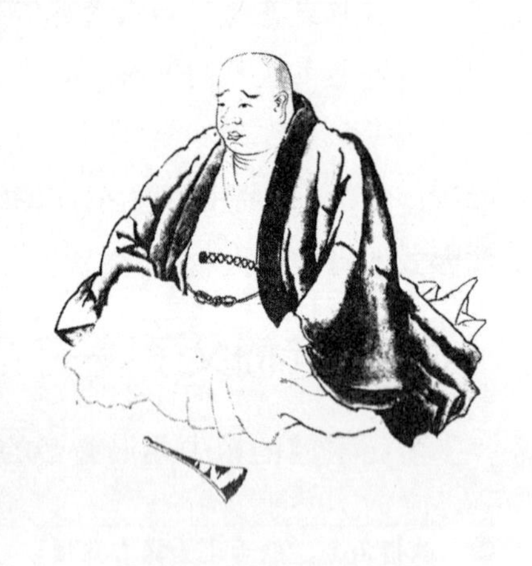

圖四十五　多紀元簡

[115] 名譽田別命，日本史書稱其為第十五代天皇，五世紀至六世紀初「五倭王」之一。

1799 年引退時，45 歲的元簡成為將軍家齊的侍醫御匙。元簡在醫學館的講座，考證該博，極為詳細，對於弟子的教誨可謂孜孜不倦。聲名日高，當時的大家紛紛競執弟子之禮。治療技藝亦甚優，故被世人稱為「名人安長」。水戶侯有疾，雖已臻康復之際，但元簡診之卻謂「不出三日，當有急變」。後果如其言。

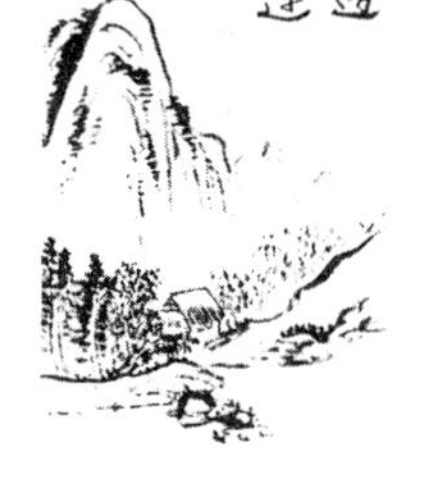

圖四十六　元簡的書畫

元簡為人典雅風流，好集書畫，自寫山水、氣韻高古；不諂權勢、淡泊財利。據松浦靜山侯《甲子夜話》記載，某日大學頭林衡[116]問到藥價問題，答曰：「不知」；並解釋說這是因為恪守如此一條家訓：「若知藥價時，為不思療治者。」同時元簡還將這一原則灌輸給自己的弟子，以免「心有藥價，則難免會在配藥時，萌生減其分量之念。」[117]

文化七年 (1810) 十二月，元簡發急疾而逝。其墓碑上所刻文字為「督醫學事法眼前侍醫尚藥桂山劉先生墓」。這是因為元簡雖然學識、業績均出類拔萃，但卻因性格豪毅直情，於享和元年 (1801) 詮選醫官時忤逆上旨而獲罪，被罷免奧醫師之職，降格為寄合醫師，並被責令「屏居百日」。直到去世那年，才重被任用為奧醫師，但卻沒有成為御匙。所以墓碑上只能刻「前侍醫尚藥」。而所謂劉先生，則因其祖上本是後漢靈帝劉宏。也正因如此，他晚年自號櫟窗。「櫟」雖為高數丈的落葉喬木，但其木只能充薪炭。以此自喻雖然才高

[116] 1690 年湯島聖堂（孔子廟）之大成殿建成後，五代將軍綱吉任命朱子學者林羅山的孫子林信篤（鳳岡，1644～1732）為總管幕府學問所一切事務的「大學頭」。此後這一職務即由林家世襲。

[117] 引自森潤三郎：《多紀氏の事蹟》，第 35 頁。

八斗、學富五車，但卻情商低下，拙於世用。

元簡的著作有《素問識》、《靈樞識》、《傷寒論輯義》、《金匱要略輯義》、《觀聚方要補》、《脈學輯要》、《扁倉傳彙考》、《醫賸》、《櫟窗類抄》、《素問解題》、《救急選方》、《聿修堂讀書記》、《痲疹三書》、《本朝經驗方》、《疑腳氣辨惑論》、《病名沿革考》、《奇方彙編》、《病名纂》、《梔中鏡》、《挨穴輯要》、《醫方挈領》，以及《廣惠濟急方》（元悳著、元簡校訂）等。

其中，《傷寒論輯義》（七卷十冊）與《金匱要略輯義》（六卷十冊）可謂其代表性著作。歷經二十年的時間，採擷數十家之說，在此基礎上再進行討論。因而偏於考證而少自己的見解。後人有謂該書沒有「主體性」，但從另一方面講，又可謂其少片面獨斷而以穩健為長。是日本《傷寒論》注釋本中的代表性著作之一。

《醫賸》也是中國學者較為熟悉的一本著作。「賸」者，剩也，餘也。乃隨筆考證的集成書。其開篇論「神農嘗藥」，謂「世多引《淮南子》為證」，然細推其意，其嘗百草的目的卻是為了辨別哪些植物是可以食用的，「而非定醫藥也，乃神農之所以稱農也。」至東漢之後，才演變為以此說藥物知識的起源。嗚呼！雖然多紀元簡在二百年前已將這一問題說得清清楚楚，但至今中國的醫史學家還是在沿著「神農嘗百草」而知藥性的路徑著書立說。

而《觀聚方要補》的「採摭書目」，則始自《傷寒論》，終於清代董西園《醫級》，計二百一十二種。這些都反映了元簡在治學方面好讀書、多考證、詳注釋、正謬誤、戒獨斷、期完璧的特點。

多紀元簡的職位由三男元胤繼承。元胤號柳沜，擅畫，著有《難經疏證》、《體雅》、《藥雅》、《疾雅》、《名醫公案》、《柳沜贅筆》和《醫籍考》等。從書名即可知道大抵都屬考證性著作，而在中國廣為流傳的則是《醫籍考》。此書長達八十卷，收錄清代道光之前中國醫學著作的書名三千多種。在每一種書名之下，都注明出處、卷數、存佚情況，且盡可能收集序言、跋語、作者傳記，並加以考證。

1936 年民國政府頒佈《中醫條例》之際，熱心國學之士、精究岐黃之輩，額手稱慶、交口而頌，以為中醫復興之時運來臨，故有廣集日本漢方醫家著作而成的《皇漢醫學叢書》問世。多紀元胤的《醫籍考》被收入《皇漢醫學叢書》之中；此後人民衛生出版社又以《中國醫籍考》為名，先後兩次單版印行此書，成為中醫研究者必備的參考書。

而因為兄長繼承了家業而另立門戶的元堅，幼年卻專好鬥犬，學業荒怠，眾人皆謂在其身上絲毫看不見父兄之影。元堅聞之而發憤，從此專心學業，終成「江戶醫學館的巨峰」。

元堅，字亦柔，號茝庭，別號三松。幼名綱之進，長稱安叔。天保二年 (1831) 三十七歲時，始受命在醫學館講書；四年後成為奧詰醫師，奉命每月一次拜診將軍家齊；翌年十一月擢為奧醫師。後受法眼位，升法印，稱樂真院。天保十四年，獻百部醫書於醫學館。弘化二年五十一歲時，成為將軍家慶的禦匙醫師。嘉永六年 (1853) 改印號為樂春院。安政四年 (1857) 逝，年六十三。

元堅的著作有：《傷寒廣要》、《名醫彙論》、《藥治通義》、《診病奇侅》、《傷寒論述義》、《素問紹識》、《千金要方》(校刊)、《金匱要略述義》、《醫心方》(校刊)、《女科廣要》、《雜病廣要》、《時還讀我書》、《時還讀我書續錄》、《傷寒綜概》、《診腹要訣》、《櫟窗先生遺說》、《證治通義》等。

元堅常謂「醫者仁術也」。故樂為貧者療病，不僅饋藥，還夏送蚊帳、冬贈被褥，並給三至五兩的金錢。一次，他照例去為將軍家慶診療時，將軍隨口問道：「樂真院今天還要到哪出診呢?」元堅回答說：「今天說好要去為俳優（戲子）八代目團十郎診療。」將軍故意又問：「是去為討飯吃的人看病嗎?」元堅平靜地回答說：「醫為司命之職，仁術也，何論尊卑?」這一回答，使得將軍大為感動。

不知是由於多紀家族深懷自己為漢室後裔的情節，還是出於對中國醫學的崇敬，他們在和（日本）、漢（中國）、蘭（荷蘭）這三種學問體系中，都獨尊漢學。他們的著作多是以漢文撰寫，研究與考證的對象都是中國的醫學著作；雖然名曰《醫籍考》，但所涉及的也僅限中國的醫學著作。而身為江戶醫學館督事的元堅，更是利用自身的權勢對蘭學進行抑壓。由於他提出強硬的要求，故江戶幕府曾於嘉永二年 (1849) 三月十五日，以阿部伊勢守的名義發佈〈眼科、外科外的蘭方醫學禁止令〉；同年九月二十六日，又發佈了〈蘭書翻譯禁止令〉。凡醫書的出版，都需得到醫學館的許可。還有一件傳為笑談的趣事：

恰當上述「蘭醫禁止令」發佈之前，只有一個獨養女兒的幕府漢方醫官松本良戴，決定讓主宰蘭方醫學塾順天堂的佐藤泰然之子佐藤良順入贅作養子。但元堅卻橫加干涉，聲稱如此做有悖原則。後來有人出面調停：讓良順在兩個月後到醫學館接受漢方醫學的考試，如果合格則可入贅良戴家。「準岳父」良戴無奈，只得為毫無漢方醫學知識的「準女婿」突擊授課兩個月，以使其能夠通過考試。

以考據之學著稱的多紀家族，除考證醫學經典、校刊珍本醫籍外，還罄其私財創辦醫學校。故矢數道明稱其為「江戶時代執日本漢方醫學之牛耳者」，並從「考證學派的業績」、「躋壽館的建立與醫學教育」、「出版校刊事業」、「自身的醫學著作」四個方面評價其家族的共同業績。

躋壽館是江戶幕府時代唯一的私立學校。初代多紀元孝於明和二年五月九日在從幕府租用的土地上，靠自家的私財建立。明和九年 (1772) 火災後，元悳再度罄其私財重建。為了重建躋壽館，元悳窮到如此地步：

「雖為侍醫法印，然家道甚窮。屋中漏雨，持傘而食乃常有之事。年末無錢付給轎夫，持其轎窗而歸。」[118]此後靠江戶的醫師每年捐銀一匁維持。寬政三年躋壽館升格為官辦，始獲得經費保障，並改名醫學館。元悳為其主宰，元簡參與管理，爾後多紀家代代被任命為醫學館督事，盡力於當時的醫學教育。故矢數道明謂多紀氏與醫學館，完全是「異體同身」。其校刻事業因經費來源之不同，可分為兩類。一是多紀氏自家及醫官集資所刻，二是幕府出資的官版。矢數道明還特別強調了正是因為其「學風穩健中正，樸實無華，體現了考證學派的特點，故受到中日兩國醫家的重視」；「這些醫書復刻於中國，構成了『逆傳播』的狀態——從日本引進漢方醫學。」

五、學術群體中的密切關係

考證派醫家們借助江戶醫學館這個活動中心，構成了一個具有相同或相似學術傾向的群體。除同館授課、一起校書等工作上的同僚關係外，在學術傳承與或親或友的私人關係方面，這個群體的成員，以及和志趣相投的儒者之間，亦有如網如織的種種聯繫。以下略舉幾例，以示大概。

1.同僚與密友

多紀元堅七歲受句讀於喜多村槐園，後為醫學館同僚[119]；而槐園之長子喜多村直寬於三十八歲嗣其家，任醫學館教諭時，又與年當四十六歲的元堅成為同僚。從喜多村直寬於明治六年 (1873) 為山田業廣撰寫的

[118] 安西安周：《明治先哲醫話》，第 211 頁。

[119] 《近世漢方醫學書集成》第 88 卷，長谷川彌人所撰寫的〈解說〉，第 24 頁。

《九折堂讀書記・千金方箚記》之〈序文〉中，可以略窺這些同僚間親密關係之一斑：

> 予嘗與丹波茝庭、小島學古友善，時伊澤樸甫[120]、澀江子良（抽齋）、堀川未濟諸輩，皆一世之英秀，來往相會，互為商榷，而今乃其人已故，無一存者，誠可惋惜矣。[121]

而「元堅又與抽齋最親，往來頻繁」；安政五年抽齋患霍亂，多紀家的元琰、元佶，以及蘭軒的次子柏軒等人皆「侍之，極盡治療之手段」[122]。

喜多村槐園、澀江抽齋與朱子學派的儒者安積艮齋皆為至交；而槐園之子喜多村直寬和栗本鋤雲 (1822～1897) 又皆以艮齋為師；澀江抽齋晚年每月主辦「說文會」，喜多村直寬、森立之等均參加[123]。

2.聯姻、養子

幕府醫官湯川寬房無子，以多紀元悳的次男為嗣，是為五代湯川忠房；而忠房又無子，復以元悳的三男元倓為嗣，稱湯川安道[124]。喜多村直寬之子直敬娶湯川安道的長女為妻；直敬死後，又收養湯川安道之子哲三的兒子直正嗣直敬家[125]。是知多紀、湯川、喜多村三家之間有著錯

---

[120] 伊澤蘭軒的長子，號榛軒，嗣父之職為阿部家醫官，天保十四年任醫學館講師。

[121] 《近世漢方醫學書集成》第 94 卷，第 6 頁。

[122] 森潤三郎：《多紀氏の事蹟》，第 146 頁。

[123] 《近世漢方醫學書集成》第 88 卷，長谷川彌人所撰寫的〈解說〉，第 24–29 頁。

[124] 森潤三郎：《多紀氏の事蹟》，第 122 頁。但《近世漢方醫學書集成》第 88 卷，長谷川彌人所撰寫的〈解說〉（第 29 頁）中的說法與此不同：謂湯川安道為多紀元倓之子。

[125] 《近世漢方醫學書集成》第 88 卷，長谷川彌人所撰寫的〈解說〉，第 25 頁。

綜複雜的聯姻與繼嗣關係。

又如伊澤蘭軒的次子柏軒，娶狩谷棭齋之女為妻；其女後嫁棭齋之孫三右衛門矩之[126]。

3.相互作序與〈墓誌銘〉

例如目黑道琢之〈墓誌銘〉的作者為多紀元簡，山田正珍之〈墓誌銘〉的作者為與其同門的儒者大田錦城，山田業廣之〈墓誌銘〉的作者為森立之；而喜多村直寬之〈墓誌銘〉的作者，則是同樣可以稱之為考證派大家的淺田宗伯。至於相互間作序更是屢見不鮮，如多紀元堅序喜多村直寬的《傷寒論疏義》，喜多村直寬序山田業廣的《九折堂讀書記》，森立之序山田業廣的《經方考》；而淺田宗伯與喜多村直寬之間，更是相互為對方的多種著作撰寫序言。

總之，這就是漢方醫學在多紀家族、幕府官學、學術風尚、利祿之路、個人學識、社會需求等多種因素相互作用下，於十八至十九世紀上半葉所形成的一個不容忽視的重要側面與學術群體——以江戶醫學館為核心舞臺的考證學派。

---

[126] 森潤三郎：《多紀氏の事蹟》，第 145 頁。

萬病皆鬱
——儒者的《傷寒論》異解

「儒醫」與「《傷寒論》研究」，無疑都是研究漢方醫學時值得關注的重要問題。之所以值得關注，是由於其具有相當的普遍性。例如從某種意義上講，本書中所枚舉的諸多醫家，幾乎都應該可以納入「儒醫」的範疇；「古方」、「折衷」、「考證」諸派的學問研究，又無不與《傷寒論》有關。正因如此，若再列專章論述，自然難免疊床架屋之弊。

但從另一方面講，「儒醫」與「《傷寒論》研究」這兩大主題之間又存在著密切的聯繫。把握這對緊密相聯之主客體聯繫的關鍵，在於抓住儒醫「一體兩面」的屬性。即作為主體的人——儒醫，一方面是從其「儒」的屬性出發，對於客體的書——《傷寒論》，進行種種文字方面的考證，諸如〈自序〉及卷首的〈平脈法〉、〈傷寒例〉等是否出自張仲景之手等等，從而形成了史家首肯的「考證之功」。另一方面，則是從其「醫」的屬性出發，對該書的實用價值進行研究，成為漢方醫學研究《傷寒論》的特點之一。例如松田邦夫在為收錄著名的《傷寒論》研究者山田正珍著作的《近世漢方醫學書集成》第七十四卷所撰寫的〈解說〉中說：「無論古今，日本漢方醫學的特色均為看不起只會說理而拙於治療者。」

然而此其常也，儒醫研究《傷寒論》亦有「異類」。以下所介紹的《萬病皆鬱論》即是一例。

一、作者與文本

區區十幾頁的《萬病皆鬱論》（圖四十七），是日本漢方醫學著作中的一本小書。此書不僅傳入中國，而且收錄於 1931 年出版的《國醫小叢書》，但從未受到臨床醫家與醫史研究者的關注。臨床醫家忽略其存在的原因很簡單，因為就其主體內容看，不過是轉錄了張仲景《傷寒論》中的藥方與使用之法；作者自己的思想與文字，無非是通過「萬病皆鬱」這樣一個理論性的病因解釋，將《傷寒論》中所有的方藥都說成是用於「解某某之鬱」；因而《傷寒論》自然也就可以治療「萬病」而已。但是對於醫史研究者來說，卻有可能透過這本篇幅不長的著作，看到漢方醫學獨立發展之高峰期（即日本史學所謂「近世」）中一個通常被忽視的學術傾向。

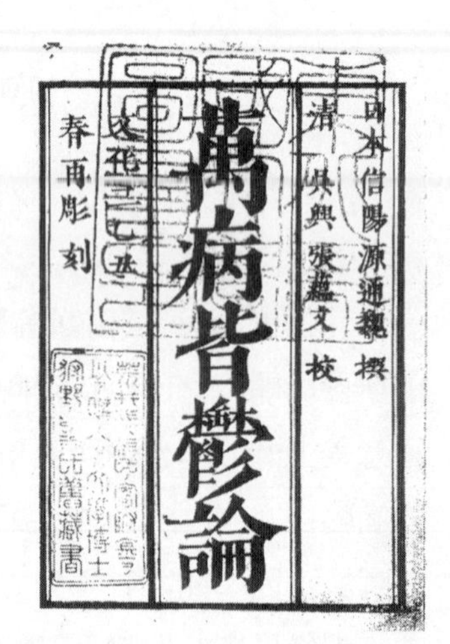
日本信陽源通魏撰
清吳興張蘊文校
萬病皆鬱論
文化二乙丑
春再彫刻

圖四十七　《萬病皆鬱論》

《萬病皆鬱論》題為「日本信陽源通魏撰，清吳興張蘊文校」。遍查可以入手的中日兩國醫史著作及文史工具書，無論是對於這部著作，還是著者與校者，皆無記述。故只能據該書序、跋，以及復刻本「眉批」中的蛛絲馬跡，略作鉤沈。

此處所據為文化二年 (1805)「江戶前川彌兵衛、大和田安兵衛」的復刻本❶。其正文末署有「寶曆十三年癸未十月既望」，復刻本的眉批於

---

❶　狩野文庫藏，編號：9-22207-1。

此處記有:「原本明和六年己丑正月上梓」。是知此書撰成於 1763 年,初版於 1769 年。而校閱者張蘊文的〈序文〉署時為「丙戌」(1766,清乾隆三十一年,日本明和三年),恰當書成與付梓之間。

查日本並無「信陽」這一地名,唯今東京北方的長野縣有「信濃」古國。由於在醫學目錄中見有:「《龍骨辨》,信濃源通魏著。」❷故可知其里貫當在此地。而與大多數古代著作不同的是「信陽」前冠有「日本」❸,顯然是因為其著者與校閱者分別為中日兩國之人。

書後所載東都(江戶)藤篤所撰寫〈跋文〉中,言及文化二年復刻此書之由時談到:「一日,外舅犀河翁出斯編,示篤曰:是余先人金龍先生所撰著也。」故「金龍」或係源通魏之號。

又據張蘊文〈序文〉中所言「今讀先生《道》、《治》二編,及《皆鬱論》云云」,以及《萬病皆鬱論・例言》中「余嘗撰《傷寒方論》、《傷寒方類》,以便童蒙」的記述可知源通魏的著作至少有這六種。

關於源通魏,所知僅此。而對吳興的清人張蘊文,則惟可據其〈序文〉結尾處言「右序奉源通魏先生教正」推測,當屬隨源通魏學醫之歸化或寓居日本的漢人,且對其師極為崇敬。

然而有意思的是,復刻本的眉批於正文結尾處又記有:「原本有門人石業道田知常同校十字。」既言「同校」,則非一人,故其姓名當斷為石業道、田知常。而非因姓、字(或號)、名連寫而成的一人名號。從此二人的名姓觀之,似乎更像是漢人。如果真是這樣,倒也真是一幅十分有趣的圖畫——諸多漢人隨一位日本先生學習中醫。當然,這僅僅是一種猜測而已。但確切可知的是:源通魏的《萬病皆鬱論》和《龍骨辨》皆傳入中國❹。

---

❷ 小川鼎三編:《醫學古書目錄》。

❸ 眉批云:「原本無日本、清三字,今補之。」

二、主要內容

《萬病皆鬱論》前有〈例五則〉，提綱挈領地表明了作者的主要觀點。錄之如下：

一、傷寒論，或為一部扶陽之書，或為汗吐下之書，或謂萬病一寒氣，或謂萬病一毒，各立門户，偏見摸索耳，今不取焉。

一、謂萬病皆欝者，《內經》有五欝論；謂萬病皆傷寒者，《難經》見其端，竊比述而不作也。

一、余嘗撰《傷寒方論》、《傷寒方類》，以便童蒙。然尚繁簡可厭，故於傷寒方條下，舉緊要之主治與有試效者，非妄以臆見斷裁原文，獨欲標出銅柱金埒❺，塞邪路，莫逸走而已。

一、傷寒為鬱病，則一百一十三方為解欝方明也；一百一十三方為解欝方，則百病為鬱又明也。今以解鬱二字釋原文之義，然恐混原文，故以白字別焉。

一、鬱如欝，陶乎予（眉批曰：原本予誤作于，今正之）心之鬱（書五子之歌），又如鍾弇則鬱之鬱（《周禮》），體中有鬱屈結滯則必疾。《老子》所謂猶槖籥乎，虛而不屈，動而愈出，夫形骸亦猶一槖籥、一漏壺，音聲動作、氣息吐下，隨時而應者，以其內虛也。若蒙塵垢，生澱滓，則宮商欝塞，時刻結滯。鬱在上則聲

---

❹ 據《中醫圖書聯合目錄》載，國內惟浙江中醫藥研究所藏有寶曆十年 (1760) 的《龍骨辨》刻本。

❺ 埒：音同「烈」，界限也。

噎，在下則便不通，此其義也。解如庖丁解牛之解，藥下而中肯綮，則欝塞結滯散解開緩。譬猶以灰汁浣垢，以沸湯灑冰，則水流布新，故以「解鬱」二字嵌入各條，明萬病為一欝也。

此後為正文：

張仲景一百十三方，為治萬病而設焉，其方之變化妙用，固無論。然不知所本，則雖日夜講習砥礪，論辨證狀，混淆雜糅，不能用備倉卒矣。大凡物求其本，則一也。人身百病蜂起，欲一一求病名、一一處藥方，則雖記臆萬卷之書，何以得足？況於方彙、方類乎。方其無如之何之時，妄以私意加減曰：醫者意也。豎豈如此乎？仲尼曰：吾道一以貫之。又曰：《詩》三百，一言以蔽之。夫道之廣大，《詩》之多思，不可勝論，然求其本，則不過一貫、思無邪。仲景不題「萬病論」，而名《傷寒論》者，三百九十七法、一百十三方，一以蔽之謂也。然唯知傷寒總萬病，而不知所以總萬病，則猶知一貫、一蔽，而不識為一貫者即忠恕；一蔽者即思無邪。仲景直題《傷寒論》，不言所以名傷寒者，猶夫子言一以貫之，而不言所以貫。至曾子對門人則曰：夫子之道忠恕而已矣。而後進者始識一貫即為忠恕。仲景者，所謂俟醫門之曾子者也。余竊謂：夫百病之生，皆因鬱塞痞滯、凝結不通。概言之，則萬病一鬱也。鬱之甚，無大於傷寒。大邪怫鬱體中，便令神志惑亂、譫言狂走。鬱甚則解亦難矣。治傷寒之難解，則萬鬱之易解，亦自可知。所謂先難後易者也。然則指《傷寒論》為「鬱病論」可也；指一百十三方為解鬱方，亦可也。以萬病為一鬱者，猶詩也，道也，一蔽、一貫，仲尼、仲景，道不同而不相悖，同軌可見。

此可謂求其本歟。請舉一百十三方，悉證之。

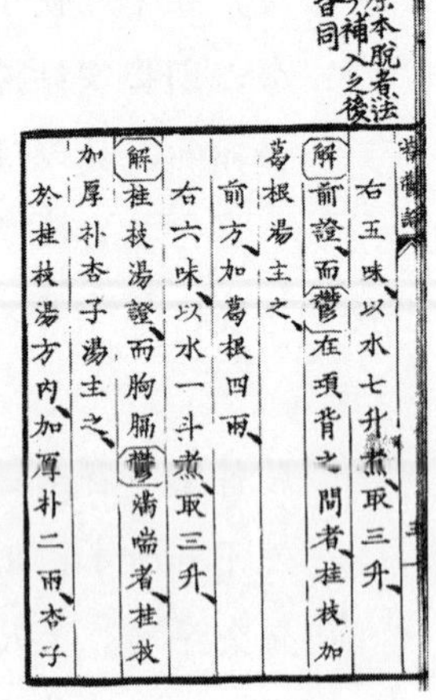
原本脱煮法今補入之後皆同

右五味以水七升煮取三升
解前證而鬱在項背之間者桂枝加
葛根湯主之
前方加葛根四兩
右六味以水一斗煮取三升
解桂枝湯證而胸膈鬱滿喘者桂枝
加厚朴杏子湯主之
於桂枝湯方内加厚朴二兩杏子

圖四十八　《萬病皆鬱論》正文

以下為《傷寒論》方藥的逐條引錄與論說。摘錄兩條，以示其如何「以解鬱二字嵌入各條，明萬病為一鬱也」(圖四十八)。

〔解〕〔鬱〕在表、而裏氣不和、上沖者、
桂枝湯主之、
桂枝芍藥生薑各三兩甘草二兩大棗十二枚
右五味、以水七升煮、取三升、
〔解〕前證、而〔鬱〕在項背之間者、桂枝加葛根湯主之、
前方、加葛根四兩、
右六味、以水一斗煮、取三升、

儘管每一條的文字如此簡單，但據復刻本第一條上的眉批「原本脫煮法，今補入之，後皆同」可知:「煮法」一項，亦非原本的內容。換言之，原本不過只有以「解」某某「鬱」來定義《傷寒論》某方之功效、原方之藥物組成兩項內容而已。

三、討　論

作者源通魏的「《道》、《治》二編」不知其究竟是政論之作，還是醫

學理論著作。若是基於儒學立場的政論之作，可由其儒、醫兩方面的著作構成，略窺洋溢於其身之上，並可謂近世日本眾多漢方醫家共同價值理念與人生追求的「儒醫」性格——儒志醫業。但參考《萬病皆鬱論》張蘊文〈序文〉中所言：「從來闡揚乎義理者，謂道；講求乎法則者，謂治。不窮其原，則道何以明？治何以當？甚矣，原之不可不窮也。今讀先生《道》、《治》二編，及《皆鬱論》，有以爕陰陽之變，體造化之宜，察五行之用，辨六氣之司。本本源源，有典有則，推一本於萬殊，歸萬殊於一本」，則也可能僅僅是就醫學之道而論。如果是這樣，展現在我們面前的，便是一位將「陰陽之變」、「體用之宜」、「五行之用」、「六氣之司」等哲理與《傷寒論》融為一體的醫家形象。

作者源通魏無疑對《傷寒論》情有獨鍾，但與其他一些醫家的研究方法、解說其價值所在的基點，卻又仁智不同。就此書而論，最值得關注的是作者通過「萬病皆鬱」這樣一個終極真理式的理論，將《傷寒論》之中所有治療方藥的作用機理，都解釋成為「解鬱」。說明在充分融入日本民族特徵的「近世漢方醫學」系統中，不僅有日本醫學史家反覆強調的「注重親試實驗」的一面，也同時存在著抽象思維、理論構建的一面；在「後世」（秉承宋明醫學）、「古方」（尊崇《傷寒論》）兩派相繼出現後，不僅有在方藥上二者兼用的所謂「折衷派」，而且有類似儒學中兼採「漢唐訓詁」與「宋儒義理」的現象存在。

另外，此書並非以文獻價值，而是以具有不同學術見解的身分傳入中國。樂於以漢方醫學「逆傳」其發源地中國而自豪的日本醫史學家，卻又偏偏忽略了這一點。

正因如此，本文藉對此書的介紹，作為說日本「儒醫」之一例耳。

漢方醫學最後的巨擘
——淺田宗伯

據說英雄碩學，大多出自山紫水明的自然環境之中。峻嶺環抱、清流潺潺的信濃古國（現松本市），即孕育了不少性格堅強、百折不撓的人物。就漢方醫學界而論，除內藤希哲、尾臺淺嶽等名醫外，明治後期漢方衰微至極點時，撰寫《醫界之鐵錐》、點燃昭和時期漢方復興導火索的和田啟十郎，以及堪稱明治時期漢方巨擘的淺田宗伯這兩位著名人物，也是生長在這片土地上。

一、生　平❶

淺田宗伯 (1815～1894)，幼名直民，後改惟常。而「宗伯」之名，

---

❶ 淺田宗伯所著《橘窻書影》（收入《近世漢方醫學書集成》第 100 卷）後載有作者七十一歲時撰寫的〈栗園自序〉，謂「聊追述其生平，以示之於兒孫，以當年譜云」。又：《皇國名醫傳前編》後附有其弟子今邨亮所撰〈淺田宗伯小傳〉（收入《近世漢方醫學書集成》第 99 卷）。又：矢數道明撰有〈明治漢方最後的巨頭——栗園　淺田宗伯其人與業績〉的長文，作為對淺田宗伯的〈解說〉，載於《近世漢方醫學書集成》第 95 卷。均為瞭解淺田宗伯生平的主要參考文獻。

乃是有知遇之恩的幕府醫官本康宗圓所起。文化十二年(1815)，宗伯生於信州筑摩郡栗林村，故號栗園。其字「識此」，乃取意於《傷寒論》桂枝湯的條文中有言:「常須識此，勿令誤也。」他以此銘之座右，警示自己臨證治療之際，時刻要做到不得有誤。其藥室名曰「勿誤藥室」，也是源於此；並由此生出《勿誤藥室方函》、《勿誤藥室方函口訣》的書名。

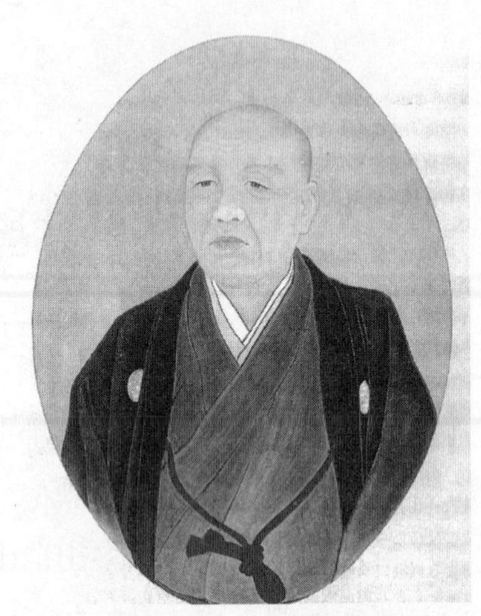

圖四十九　淺田宗伯

宗伯的祖、父兩代皆通醫，擅文墨。但宗伯幼年卻極壯健而魯鈍，習經史聖賢之書皆不能通，師頗惡之。其志趣也與凡童相異，喜讀稗官野乘，慕古之豪俠，因而常受祖母的叱責。後離家出遊，先入高遠藩之藩醫中村中倧之門學醫；天保三年(1832)十八歲時至名醫碩學雲集的京都，入吉益東洞門人之塾學古方，又出入於川越、福井等宿醫之家，以廣見聞。同時還學經書於豬飼敬所，習史學於賴山陽；並叩大阪之大塩中齋之門，以問陽明之學。此間宗伯因既無收入，又乏來自家鄉的資助，所以生活極端困苦。沒錢買紙，則揭路邊張貼的佛像用；無米度日，便持缽立於道旁，講說佛道以求施捨。

作為史學老師的賴山陽，對於宗伯有很深的影響。宗伯不僅撰寫了《皇國名醫傳》等蜚聲海外的醫史著作，還在擔任大正天皇主治醫時，為其講授《本朝近古史》。當他離開京都時，山陽的臨別教誨為:「大丈夫若不能為天下不可無之人，則當著天下不可無之書。」縱觀宗伯可圈可點的一生，雖難於評價是否為「不可無」之人，但確實留下了等身的著作。

四年後，宗伯來到江戶，寄居於身為狹山侯侍醫的叔父籬下。藉叔父之蔭，翌年宗伯亦成為狹山侯的醫員並開業行醫，但患者很少，「困躓危苦，三年世無知余者。」為宗伯帶來命運轉機的，是與幕府醫官本康宗圓的相遇。天保九年 (1838) 因父喪曾一度回歸故里的宗伯再度來到江戶時，面對的是因火災而化為灰燼的住所。故而心機一轉——剃了頭髮。此時，宗圓將其引薦給當時江戶醫界的三大巨匠：多紀元堅、小島學古、喜多村直寬。因這些師友的提攜幫助，宗伯才得以一步一步邁上聲名顯赫的階梯。同時，他還廣交儒佛兩方名流，以致視野大開。

安政二年 (1855)，四十一歲的宗伯因多紀元堅的提攜而成為幕府的目見得醫師，並在醫學館從事《醫心方》的校勘工作。

安政五年 (1858) 時，其患者已達年三千人。

文久元年 (1861)，四十七歲的宗伯得以謁見將軍家茂，列徵士之列。

慶應元年 (1865)，領幕府之命為法國公使治病，大獲成功。

翌年，名入典醫之列。因診斷將軍家茂之疾為「腳氣沖心」之危候，並得到印證而聲名更顯。故深得大奧信賴，授法眼之位。

明治元年 (1868)，王政復古、政治維新之際，江戶因幕府討伐令的佈達而陷於混亂。此時宗伯受和宮❷與天璋院❸之命，攜帶和宮的密書，前往川崎面見征東總督官熾仁親王與西鄉隆盛❹，要求安撫江戶，而獲得成功。讓出江戶城，一般認為是西鄉隆盛和勝海舟❺(1823～1899) 的

---

❷ 和宮 (1846～1877)，孝明天皇之妹。幼與熾仁親王有婚約，因幕府奏請而於 1862 年與家茂結婚。戊辰戰爭 (1868) 中盡力斡旋於朝幕之間。於家茂死後出家。

❸ 淺田宗伯《橘窻書影・栗園自序》中談到，自大阪診將軍家茂之疾歸來後，「命為天璋、晴光、本壽三夫人執匕。」是之當為幕府夫人之一。

❹ 西鄉隆盛 (1827～1877)，以薩摩藩下級武士之身分活躍於尊攘運動中。

❺ 勝海舟 (1823～1899)，幕府之臣。1857 年從荷蘭購入之「咸臨丸」的艦長，1860

功績，但實際上含有和宮與天璋院的努力，以及宗伯的作用。作為密使的宗伯，不僅將和宮的密書帶給熾仁親王，而且自己還寫了〈與西鄉隆盛君書〉，因而被譽為既治病，又治國之憂的「國醫」。

明治四年，宗伯辭職隱居於牛込。然包括中、韓兩國公使在內的求診者仍然絡繹不絕。

明治十二年 (1881)，宗伯六十五歲時，又發生了一件使其更加名垂史冊的事情。即當明宮嘉仁親王（後為大正天皇）誕生時，宗伯被委以尚藥侍醫之重任。明宮生後不久，全身不斷痙攣，已陷危篤狀態。正當全國沈浸在擔憂之中、祈願康復之時，宗伯大施三折肱之妙術，內服走馬湯、外貼破敵膏於頭頂，終至轉危為安。宗伯成為「挽救國體的大功臣」。明治二十年 (1889)，宗伯七十三歲時，天皇將被稱為一等寶物的中國宋代木刻神農像賜給他，以表彰其挽救明宮（大正天皇）的功績。

作為「近世漢方醫學最後的巨擘」，淺田宗伯的治療成敗、進退榮辱，已然不是僅僅關係到個人聲譽的事情。例如，上述明宮誕生及患病時任用淺田宗伯，被看作是漢方醫界的「福音」；準確判斷將軍家茂的預後，成為漢方醫界論說自己優於西方醫學的重要證據。作為宮中侍醫，宗伯與政界人物有著較為密切的聯繫。這為他帶來正負兩面的影響。從好的方面講，當明治七年醫制改革時，作為溫知社第二代首領的淺田宗伯，在積極投身漢方存續運動的過程中，其聲望和深受宮中信任的背景，均具有重要的作用。從負面講，來自嫉妒與反對者的壓力與迫害，又給他造成極大的危險與精神負擔。據記載，給他的酒中曾加入毒藥，只不過因為他事先就準備了吐藥，才倖免罹難；在集會的歸途，還曾遭到反對派刺客的槍擊。由於談到「漢方存續運動」，必然要涉及許多其他重要人

年以此木製艦橫越太平洋訪美成功。戊辰戰爭時會晤西鄉隆盛，致力於江戶的「無血開城」。

物，例如與淺田宗伯一同被稱為漢方界「六賢人」的岡田滄海、清川玄道、高島祐啟、桐淵道齋、河內全節；必然要涉及到溫知社的其他領袖人物以及其他社團組織、具體的抗爭活動與相關背景等等，故容另列專題加以介紹。

明治二十七年 (1896)，屈指算來宗伯已八十一歲，一日出診歸來自覺不適，翌日即臥於病榻。宗伯將後嗣棲園呼至枕邊：「吾之餘命大概不出一月。閉目之日，或在父之命日十六，或在先師之命日二十三吧。」又謂諸弟子曰：「吾死後五十年，皇漢醫學必復興！」三月十三日，自知死期將至的宗伯，自己解開衣襟，令門人在胸前墨書「寂然不動」四字。三日後，恰當其父忌日的十六日，宗伯閉目逝去。

宗伯以仁術為業醫之本，不僅對於患者一視同仁而不問貧富，且有半數的患者得以免費，故深受民眾愛戴。當其出殯之日，臨近的店鋪皆閉門休業；沿路民家設壇焚香，垂頭送別；遠近前來參加葬禮者逾七千人。而醫、儒等方面的名流則公認：「栗園之前無栗園，栗園之後栗園無」。

二、臨床治療的質與量

在有關淺田宗伯的生平介紹中，曾經提到過他初到江戶開業時門可羅雀的蕭條景象。由於就個體行醫者而論，其患者多少、收入如何，往往會被視為能夠更加直接反映其技藝高下的指徵，所以不妨先看看不同時期宗伯患者數的記錄。

天保七年 (1836，二十二歲)，患者極少，年收十五兩一分和銀一匁二百文❻。

---

❻ 矢數道明「明治漢方最後的巨頭——栗園　淺田宗伯其人與業績」一文中引用

安政五年（1848，四十四歲），年患者數 2,993 人。

文久二年（1862，四十八歲），年患者數 4,591 人，年收二千三百餘兩。當時江戶的醫生通常是以「千兩醫」——年收千兩為奮鬥目標。據說享醫界「第一人」之譽的多紀元堅也不過年收二千兩。

明治十八年（1885，七十一歲），達到最盛期：患者多達一日三百人以上，慮及過勞而限定三百，時稱「淺田號止三百」；此間另有二百人左右只拿藥，故每日的接診數為五百左右；每年的診療日平均為三百五十日；初診患者由門生二十人負責接待，另有四人配藥；午後三時出診，入夜始歸。同時還要到宮中拜謁，援助門生或到各地的漢方醫院出差，奔走於溫知社的活動，著書講課等等，實在是具有超人的精力。

晚年的宗伯，年診患者數降至一萬四千人，而其中有半數為免費者。

如果將「就診人數」的多少作為一個研究課題，無論研究的對象是一個醫院還是個人，是使用傳統醫學還是近代西方醫學的醫生，恐怕都會涉及天時、地利、人和諸多因素的分析。但不管主動的「宣傳」、「造勢」與客觀的「環境」等因素的作用有多大，治療效果畢竟是不可忽視的重要因素。比較而言，使用傳統醫學的醫生，無論是個體開業還是工作於某個集體當中，其從診斷到治療的全部過程基本上是由一個人完成的，所以也就無法改變由這種醫學知識體系所決定的一個基本特點——較少客觀共識，較多通常稱之為「醫者意也」的主觀性。因而從理論上講，作為一位名醫，理所當然應該在構成一個完整治療過程的各個環節上都具有較高的水準。而當這種成功的治療案例發生在特具社會影響的患者身上時，必然就會為當事的醫生帶來巨大的聲譽。這也就是技術實力與機遇相互作用的綜合效果。淺田宗伯十分幸運地多次遇到了這樣的

淺田宗伯所撰《年譜》(1868)。但年收「十五兩一分」和「銀一匁二百文」的前後關係及意思，不易準確把握。

機會，並以自身的技術實力達成了令其蜚聲海內外與患者盈門的效果。

其一，治癒法國公使之患。

慶應元年秋八月，法國公使❼在橫濱持續腰背疼痛。洋醫診斷為風濕，然治療無效。又經熱海之溫泉浴，但症狀仍日見加重，自覺腰背冰冷、疼痛難眠。因而請求幕府舉薦一名好醫生為其治療。宗伯受命前往，詳加診察，以見左趺陽脈（足背動脈）澀滯，而斷之病在脊柱左側當有所傷。詢之公使，謂十八年前在戰場時曾有落馬跌傷之病史。進而觸摸腰椎，發現第二、三腰椎塌陷。公使見診斷明白，驚喜異常，乞施治療。宗伯與針醫和田氏聯手，針藥並用，一週後痊癒。宗伯所處方藥，乃「桂枝加茯苓、白朮、附子湯」。公使將所用藥物與宗伯的解說譯成法文，報告本國，故在法國的報紙上出現了「日本有如此名醫」的讚賞性報導。而法皇拿破侖三世特贈送時鐘兩個、地毯三卷，以表謝意。幕府亦隨之頒賞白銀二十錠。宗伯的名聲大揚，求診者蜂擁而至，應接不暇。

其二，診斷將軍家茂為「腳氣沖心」，預後與事實相符。

慶應二年 (1866) 四月，十四代將軍家茂督軍征討時，臥病大阪城。洋醫多方治療無效，七月報病危，於是幕府派遣宗伯前往診治。其時大雨滂沱、洪水氾濫，無法行走，乃從橫濱雇用英國船隻，方得以到達。診察之後，宗伯提交了詳細的報告書，結論是：「此腳氣沖心的症狀悉具，恐近日將起不測之便。」四天後，將軍一命嗚呼；宗伯因預後準確，名聲又見增高。滯留大阪的數日之間，求治的高官絡繹不絕。後又因此而得賜法眼之位，並任和宮與天璋院夫人的主治醫師。

其三，即前述治療後來成為大正天皇之嘉仁，初生之時危重疾病的案例。這一治療過程實際上歷時兩年左右，前後使用了十二個方劑。其

---

❼　《皇國名醫傳》田中內明治四年序（《近世漢方醫學書集成》第 99 卷，第 5–21 頁）中作：「佛蘭西陸軍戰將列翁魯」。

大要為：

明治十二年八月三十一日，嘉仁出生後全身發疹，形如天花，體質極為虛弱。以甘連湯加紅花大黃治之，疹退、便通。

然九月二十四日突發撮口，痙攣之狀如破傷風。以熊膽、薑汁等下氣開閉之藥治之，仍喉中痰塞、呼吸困難、氣息奄奄。當此之時，宗伯果斷地以彎管插入食道，灌下走馬湯。不久頻頻吐出痰涎，呼吸困難稍見緩解。又以千金五香湯、芍藥甘草湯加羚羊角等調理之。

十月四日吐乳，大便色青、發熱、且時發痙攣，不斷治療至十一月下旬才得以平穩。

然翌年八月又發，不僅吐乳、吐痰，且胸骨、囟門隆起、頭部半側赤腫、面紫氣閉。除馬上內服藥物外，又在頭頂上貼「破敵膏」，二三日後破潰出膿，始見轉危為安。此後因見「語遲」表現，則以加味歸脾湯緩緩調理之。

第二個病例，並沒有施以治療。當時，將軍家茂的主要問題是數月小便不利、水腫，漸至出現心臟症狀。實際上，僅僅根據這類症狀記載是很難斷定其病因究竟為何的。心臟病、腎炎、肝硬化，以及腳氣（維生素 B1 缺乏症）等都有可能出現這類症狀。據今邨亮《淺田宗伯小傳》記述：「宗伯診其病曰：腳氣也。洋醫不服，曰：是心臟焮衝之證。」可見其分歧不過是腳氣引起的心臟病，還是直言其為心臟病而已。因而這個驗案所表現的僅僅是「預後準確」，僅僅是因對象為舉國矚目的幕府將軍而得名。但第一與第三個病例，則確實體現了其精湛的治療技藝。尤其是從上述有關嘉仁病症的描述中不難看出，兩年之間的每一次發病，都是十分險惡的，更何況是一個剛剛出生的嬰兒。面對一個貴為皇室後裔，但又病情險惡的嬰兒，能夠屢屢果斷用藥，的確不是一件容易的事情。

三、折衷派的立場

《橘窻書影》❽四冊，是淺田宗伯的醫案集。其卷首載有「栗園醫則五十七則」，既有原則性要點，也有涉及臨床技術的具體內容。摘錄幾則體現其「折衷派立場」的條文於下：

1. 平生不可大意，認真體察「常須識此勿令誤」之語（此義詳釋於「學規」，故不贅）。

2. 為醫當首先研究辨審脈證，以定治法之事（「隨證治之」與「以法治之」之事，當熟讀經語）。

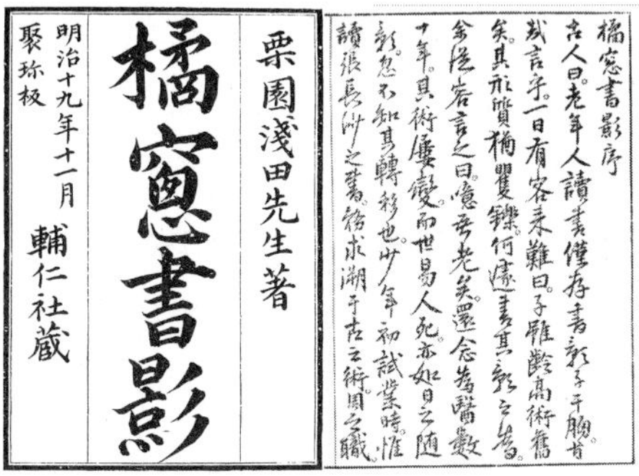

圖五十　《橘窻書影》與淺田宗伯手跡

3. 當詳病因、病源與病證（因者，外因、內因、不內外因之類，又水、氣、瘀血、邪氣之類；源者，風、寒、暑、濕、燥、熱，又表裏、內外、虛實、寒熱、陰陽之類也；症者，頭痛、發熱、吐利、煩躁之類也。）

6. 當以古法為主，後世方為用。

8. 傷寒、雜病，皆可定三陰三陽之病位。

41. 醫之術，面對活物，卻以死物之規矩準繩應對之，誤也。青洲之活物窮理，最為典型也。讀《醫範提綱》及《全體新論》而談醫者，可謂癡人說夢也。

取自《傷寒論》的「常須識此勿令誤」，不僅成為「醫則」的第一條，

❽ 收於《近世漢方醫學書集成》第100卷。

而且被作為字、藥室與著作名，這在前面已經說過。然真正表達其折衷派立場的，乃是第六條——以古法為主，但也不排斥作為醫學發展與經驗積累產物的後世之方，但其價值、地位自當有所不同。

「古法」之所以為主，之所以可以「為法」，是因為所有的疾病都可以根據三陰三陽的理論框架來確定其性質。這就是第八條「傷寒、雜病，皆可定三陰三陽之病位」的旨意。

從這一立場出發，淺田宗伯自然會致力於《傷寒論》與《金匱要略》的研究與運用。矢數道明評價其在這方面的特點是：「不徒墮考證，而是恪守作為臨床醫家的立場」。例如在其所著《傷寒論識》[9]、《雜病論識》[10]中，基本都是在卷首的〈總評〉中，先對諸如〈原序〉、〈平脈〉、〈辨脈〉、〈傷寒例〉，以及〈臟腑經絡先後病一篇〉當非仲景原文的問題加以辨說，其後則大加褒獎與強調該書的理論與實用價值：

> 太陽至差後勞復凡九篇，句句皆理、字字皆法，學者細心體會。其中義理章法，如神龍出沒，首尾相顧；一字一句，條分縷析，鱗甲森然，自得其蘊奧。[11]

從其弟子今邨亮《淺田宗伯小傳》中所言：「生平約其所歸向，傲然諭諸生曰：《論語》修己，《傷寒論》救人，外之宇宙間無可讀之書。」即足以瞭解到他對張仲景著作所代表的所謂「古法」是何等推崇。然而從另一方面講，儘管他於初至江戶時即入吉益東洞之門人的塾中習「古方」，儘管他對《傷寒論》的推崇到了無以復加的地步，但卻與東洞之流的學術

[9] 收於《近世漢方醫學書集成》第 97 卷。

[10] 收於《近世漢方醫學書集成》第 98 卷。

[11] 《傷寒論識・總評》。引自《近世漢方醫學書集成》第 97 卷，第 12 頁。

主張完全不同。在其子惟敩為《勿誤藥室方函口訣》一書所撰寫的序言中談到：

> 後世醫人論方劑，則每就一證，必辨一藥，區區配列性味能毒，曰曲盡古人製方之意。雖不無其理，究竟五味之美、五色之變，既不可極視，今欲執其一端而求之，安足能盡神妙變化之理，以應無窮之機焉哉？
> 家君栗園翁嘗有見於此，平日授方於門人，指示其配合活用之妙而不一一說其性味，使用者以悟其交感妙用之至理也。⓬

這顯然是對吉益東洞在《藥徵》等書中所闡發的不必講究病因、脈診、藥物性味，一藥只是主治一症等學術觀點的批評。淺田宗伯的基本觀點，正如其「醫則」第二、三條所云：為醫當首先研究辨審脈證，以定治法之事；當詳病因、病源與病症。概言之，即：脈、病、證、治等四方面：

> 栗園先生課生徒以四道，其章程考試如場屋之例。一曰脈，先詳浮沈遲數滑澀細大之狀，而察其死生安危；二曰病，辨風勞氣冷外感內傷之異，而窮眾病所然之理；三曰證，審陰陽表裏寒熱虛實之別，而悉病情病機；四曰治，明汗吐下和溫之分，而適攻補之所宜。因脈以識病，因病以辨證，隨證以施治，若網在綱有條不紊，然後運之於一心，以應變於無窮矣。是乃先生所以誘導生徒之概略也。⓭

⓬ 《近世漢方醫學書集成》第 96 卷，第 9–10 頁。

⓭ 《勿誤藥室方函》今村亮〈序〉。引自《近世漢方醫學書集成》第 95 卷，第 5–6 頁。

> 研究醫經經方之旨，追琢良師哲匠之蹟，以為臨症處方之資，是吾家為學之方；博涉知病，多診識脈，切求辨症，屢用達藥，以立治危得安之效，是吾家為醫之訣。家君平日所以教誨弟子，救治眾人者，唯此二端焉。⑭

第四十一條，表現出其對近代西方醫學，尤其是以《全體新論》為代表之解剖學的睥睨態度。以為面對「活物」而試圖從弄清臟腑形態的角度治療病人者，無異於癡人說夢。其弟子神林寬跋《勿誤藥室方函口訣》中談到，觀淺田宗伯所治患者，或為諸醫束手的疑難病症，或「則服洋醫之劫藥，遂為不可名狀之壞病，皆舉託之於先生。」面對千奇百怪的疾病表現，漢洋兩種醫學體系與治療方法各有短長，本是不爭之事；作為漢方醫家的宗伯師徒，褒漢貶洋也是完全可以理解與十分自然的。但有意思的是，從前述治療法國公使一案中，又多多少少可以窺見近代醫學潛移默化的影響。

淺田宗伯在為法國公使診病時，顯然是從尊重「古法」的立場出發，秉承《黃帝內經》和《傷寒論》的旨意，診察了足背上的動脈（趺陽脈），而不是像自西晉之後即成慣例那樣只診兩手腕的動脈（寸口脈）。但他給出的解釋卻並不符合醫學經典「以趺陽脈診胃氣盛衰」的本意，而是由此獲得了左側腰部有所損傷的資訊；其後的腰部觸診，與那些但見筋骨疼痛，便謂之「痺症」的中醫也大不相同。比較而言，倒是先前那些聞說腰背疼痛，就診斷為「風濕」的洋醫，更像「傳統」的中醫。而其後的治療，則又表現出折衷派的特點——以古方為主，故所使用的乃是《傷寒論》中的方劑；但用法靈活，並沒有拘泥於《傷寒論》所規定的用途。

⑭ 《勿誤藥室方函》淺田惟敦〈序〉。引自《近世漢方醫學書集成》第95卷，第9頁。

日本當代最著名的漢方醫學家矢數道明，對於《橘窗書影》所記載的淺田宗伯醫案的評價是：「縱橫自在地選擇處方，隨證行加減之法，且自由無礙地轉換方劑，以治療難症痼疾。」總之，從這些治療記錄中，從其不拘一格的用藥靈活性中，所能看到的正是所謂折衷派學術主張的具體表現。古今之方並用，且有靈活的加減變化，這一點在診治初生之大正天皇的案例中得到了淋漓盡致的體現。

四、著　作

淺田宗伯一生筆耕不止，至其最後一部著作《後芻言》脫稿時，恰當八十歲的垂暮之年。在後人所作《論著目錄》中，羅列書名八十種。這些著作大致可以分為三類，即：

1. 以醫案《橘窗書影》，方書《勿誤藥室方函》，《傷寒辨術》、《精氣神論》等理論著作為代表的醫學著作五十九種；

2. 以《皇國名醫傳》、《先哲醫話》為代表的醫學史著作七種；

3. 《栗園存稿》、《曠日雜記》等文學相關性著作十四種。

除此之外，還有數十卷未定稿，以及未列入上述目錄的私人舊藏本十餘種。宗伯雖有如此等身之作，但仍有未盡之意：「余年越七十，徒以雜博竊名譽，愧未曾研究經訓，以一篇之書傳世。」⑮所謂「經訓」，當是指《素問》、《靈樞》等中醫經典，因為在其著作目錄中沒有一本是有關《黃帝內經》的。

就醫學著作而言，由於淺田宗伯以為時弊在於「學」與「術」分離，

⑮ 引自《近世漢方醫學書集成》第95卷，矢數道明所撰寫的〈解說〉，第58–60頁。

如此不足以治病救人。乃著《脈法私言》、《傷寒辨要》等，以求理論與治術之統一；又謂敗壞醫道者，未有如洋醫者，於是著《原醫》、《警醫記事》等以駁斥洋說。而作為一個注重實際治療的臨床醫家，在淺田宗伯眼中，方劑無疑是至關重要的。正如其弟子三浦宗春在《勿誤藥室方函》一書的〈跋語〉中所言：「蓋有執方而不能為醫者，未有捨方而善醫者，則方豈可廢乎？是吾門所以有《方函》之撰也。」[16]該書上卷收錄湯劑處方六百一十六個，下卷收錄丸散膏酒等處方二百三十一個。可謂「淺田流處方全集」，其中包含古方

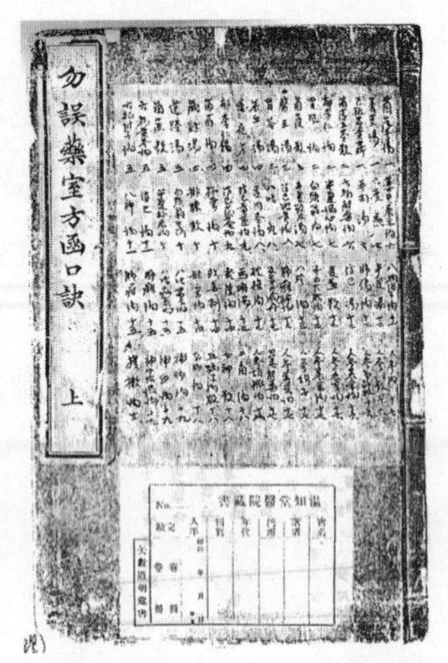

圖五十一　《勿誤藥室方函口訣》封面

七十一個，日本的經驗用方二百七十六個，其他則屬後世方的範疇。此書於明治十年 (1877) 出版後，翌年又以實用為目標，擇三類方劑五百七十九個，附以秘傳口訣、自家經驗和古人之說，出版了《勿誤藥室方函口訣》。其子惟敦在〈序文〉中，對於靈活使用藥物與方劑一事，有如下之精彩比喻：

> 醫之用藥，猶畫之於采也。青黃赤黑者，采之常也；而淡紅、微翠、嫩綠、嬌黃者，畫家合和之巧也。寒熱溫涼者，藥之性也；而大小剛柔奇偶輕重者，醫師配合之妙也。[17]

此外，其弟子安井玄叔、三浦宗春編撰的《勿誤藥室方函・序例》

[16] 《近世漢方醫學書集成》第 95 卷，第 307 頁。

[17] 《近世漢方醫學書集成》第 96 卷，第 9 頁。

中也談到：「先生平日喜古方而不喜新方；愛單方而不愛複方，然有時而新，有時而複，各適其宜耳。」這些無疑都充分體現了折衷派的學術立場。

尤值一提的還有他的醫學史著作。淺田宗伯從十六歲即開始寫日記，至五十五歲未曾有一日間斷。應該說由此可以看到某些天賦的性格特點與愛好，加之史學老師賴山陽的教誨與熏陶，所以淺田宗伯並非像某些兼好文墨的醫者那樣，僅有一些杏林逸事的記述，而是完成了真正堪稱醫學史著作的《皇國名醫傳》⓲〈前編〉、〈本編〉各三卷。據〈自序〉可知，宗伯在完成了記述「從上代至近時」之醫家的《名醫傳》後，因感「疏於古代，故又增訂舊稿，名為〈前編〉。」此書以流暢的文筆詳說歷代醫家的生平與醫說，成為日本名醫列傳的代表作。

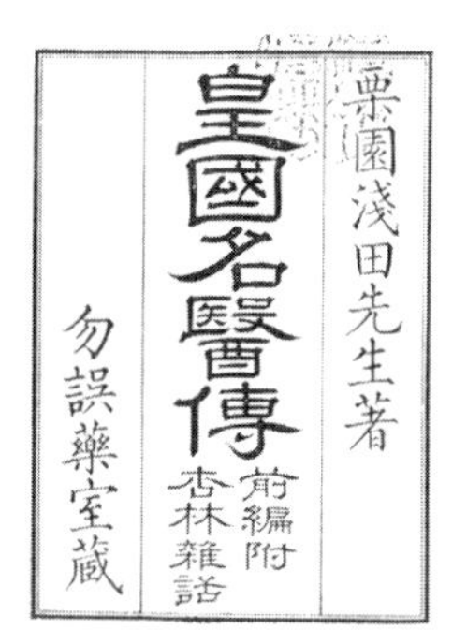

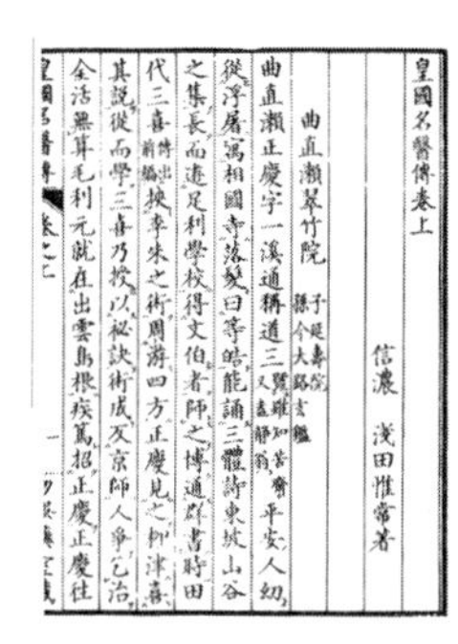

皇國名醫傳卷上

信濃　淺田惟常著

曲直瀨翠竹院

曲直瀨正慶字一溪通稱道三平安人幼

從浮屠寓相國寺落髮曰等皓能誦三體詩東坡山谷

之集長而遊足利學校得文伯者師之博通群書時田

代三喜挾李朱之術周遊四方正慶見之

其說從而學三喜乃授以秘訣術成及京師人爭乞治

全活無算毛利元就在出雲島根疾篤招正慶正慶往

圖五十二、五十三　《皇國名醫傳》前編封面（左）；本編首頁（右）

另外，據田中內於「明治四年大賞會」後為該書撰寫的〈序文〉記載：「今茲明治四年，米利堅學校將纂藏萬國醫籍，因需皇國醫籍。於是大學東校，擇兩三部將贈之。識此所著之《皇國名醫傳》及〈前編〉二部為第一矣。蓋皇國未曾有之盛舉也。」

而其所著《先哲醫話》⓳，也同樣享有盛名。既是宗伯之友，又親蒙其治療的清代黃遵憲在為該書撰寫的〈跋語〉中談到：從文淵閣之醫籍觀之，雖「藥之性味、方之佐使，無不備也，然未有輯醫論以成話者。

⓲　收錄於陳存仁編：《皇漢醫學叢書》第 2 冊；《近世漢方醫學書集成》第 99 卷。

⓳　收錄於《中國醫學大成》、《近世漢方醫學書集成》第 99 卷。

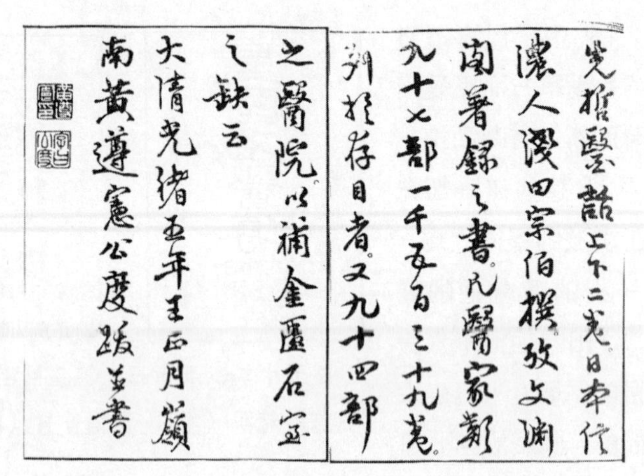

先哲醫話上下二卷日本信
濃人淺田宗伯撰攷文淵
閣著錄之書凡醫家類
九十七部一千五百三十九卷
附於存目者又九十四部
之醫院以補金匱石室
之缺云
大清光緒五年五月嶺
南黃遵憲公度跋并書

圖五十四　黃遵憲跋《先哲醫話》(首尾頁)

醫之有話，實自宗伯始」；「是卷蒐羅名言，間附評論，皆折衷精當」；「非唯舉先哲之法以示人，且示人以效法之方。淺田氏於此得其力勤而用心苦也」；「今隱居不仕，以醫名五大洲」云云。

吃茶養生
——榮西的宗教醫學世界

隨便翻開一本日本古代醫學史❶，或是涉及中日醫學交流❷，甚或一般文化交流史❸的著作，大多都能看到有關榮西及其所著《吃茶養生記》的論說。然其主要內容不外是說日本僧人榮西曾兩度留學中國，帶回茶種並撰寫了《吃茶養生記》一書，大力宣揚飲茶的治療、保健作用等，從而成為鎌倉時代的著名僧醫。

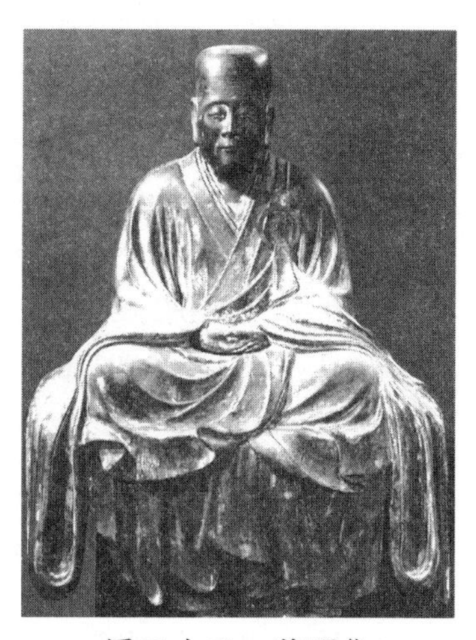

圖五十五　榮西像

另一方面，在有關所謂「茶文化」的著作中，也同樣可以看到對於榮西及其

❶ 享譽日本醫學史奠基之作的富士川遊《日本醫學史》在「僧侶與醫學」項中將榮西列為1條（第119頁），在醫學書目中列有《吃茶養生記》。

又如日本學士院彙集多種著作編成的5卷本《明治前日本醫學史》，第1卷所收稻田龍吉著《明治前日本醫學史》言及榮西為鎌倉時代的著名僧醫（第14頁），藤井尚久所著《明治前本邦疾病史》引用了榮西有關腳氣和飲水病的記載（第374、389頁）；第2卷所收石原明著《日本生理學前史》謂榮西的《吃茶養生記》屬於宋代民間醫學與佛教醫學結合的產物，「在以佛說講醫說這點

《吃茶養生記》重要歷史地位與作用的論說——榮西不僅是中國茶文化的傳播者，而且是日本「茶道」的先驅❹。

然而無論是從茶的醫療保健作用——醫學科學的視角，還是將其視為世界三大非酒精性飲料❺之一——茶文化及其傳播的視角，或是二者

上有特色」（第 60 頁），同為石原明所著《日本病理學前史》略為具體地重申了這一觀點（第 354 頁）；第 3 卷所收藤井尚久著《明治前本邦內科史》多次提到榮西為著名僧醫（第 31–34 頁），西川義方著《明治前日本治療學史》評價榮西的治療方法，謂：「今日觀之，毋寧說感到滑稽」（第 347 頁），並在敘述鎌倉時代的藥物療法時引用榮西之語（第 577 頁）；第 4 卷所收田中助一著《明治前日本耳鼻咽喉科學史》亦提到榮西為鎌倉時代的著名僧醫（第 574 頁）；第 5 卷所收藤井尚久著《本邦（明治前）著名醫略傳》謂又當視該書為醫書（第 334 頁）。

❷ 例如：史世勤主編：《中醫傳日史略》（武漢：華中師範大學出版社，1991 年），第 69–72 頁；馬伯英等：《中外醫學文化交流史——中外醫學跨文化傳通》（上海：文滙出版社，1993 年），第 54–56 頁；李經緯主編：《中外醫學交流史》（長沙：湖南教育出版社，1998 年），第 106–109 頁。

❸ 例如：木宮泰彥著、胡錫年譯：《日中文化交流史》，北京：商務印書館，1980 年，第 306、361–362 頁；道端良秀著、徐明等譯：《日中佛教友好二千年史》，北京：商務印書館，1992 年，第 75 頁；鄭彭年著：《日本中國文化攝取史》，杭州：杭州大學出版社，1999 年，第 293–294 頁。

❹ 例如：威廉・烏克斯 (William H. Ukers) 著《茶葉全書》(*All About Tea*)，中國茶葉研究社翻譯並出版，上海：開明書店經售，1949 年，上卷，第 5 頁；林乾良、奚毓妹著：《養生壽老茶話》，農業出版社，1988 年，第 25 頁；姚國坤等著：《中國茶文化》，上海文化出版社，1991 年，第 43 頁；王玲著：《中國茶文化》，中國書店，1992 年，第 315 頁；滕軍著：《日本茶道文化概論》，北京：東方出版社，1992 年，第 16 頁；王從仁著：《中國茶文化》，上海古籍出版社，2001 年，第 121 頁。

❺ 即茶、咖啡、可可。三者都有興奮腦、心臟和腎臟的作用。咖啡的特點是興奮

兼顧地定位榮西及其《吃茶養生記》，都難脫隔靴搔癢之憾。為要說明這一問題，需要對該書的主體內容，以及中日兩國飲茶史中的一些基本問題有所瞭解，然後才有可能深入分析《吃茶養生記》的具體內容、把握榮西的宗教醫學理念和《吃茶養生記》的本質。

一、《吃茶養生記》的主要內容

《吃茶養生記》的作者是日本鎌倉時代的僧人榮西 (1141～1215)。他於仁安三年 (1168) 27 歲時入宋，學於四明、丹丘，朝拜了天台山。當年返日後，又於文治三年 (1187) 再次入宋。當時決心要赴天竺，但未能如願。於是登天台山，拜萬年寺的虛庵懷敞為師，得臨濟宗單傳心印。四年後 (1191) 返回日本，成為日本禪宗的開創者，並將帶回的茶種植於築前背振山的石上坊。一個偶然的機會使得榮西和他所著的《吃茶養生記》開始為世俗所知。據《吾妻鏡》❻記載，建保二年 (1214) 第三代將軍源實朝處在酒醉之苦時，為加持祈禱而參候在鎌倉將軍家的僧人榮西獻茶一碗，說是良藥，同時獻上讚譽茶之功德的書，將軍喝罷甚悅❼。

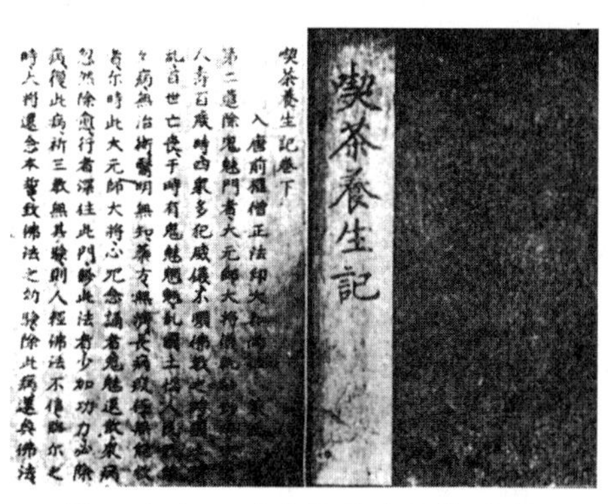

圖五十六　《吃茶養生記》書影

頭腦，可可刺激腎臟，而茶則處於兩者之間。

❻ 《吾妻鏡》是鎌倉時代的史書，52 卷，也是日本最早的武家記錄。

❼ 滕軍著：《日本茶道文化概論》，北京：東方出版社，1992 年，第 19 頁；千宗

凡是言及榮西的著作，對其生平都有大致相同的描述，故在此不多加贅述。然而遺憾的是，中國的醫學史和茶文化研究者未必容易讀到《吃茶養生記》。這或許是因為該書篇幅極短，不過四千七百餘字，幾乎可以看作是一篇文章，所以不可能作為一本獨立的著作刊行。而中日兩方的醫學叢書，似乎也未想到要將這篇重要的「文章」收入其中。因而有必要先將其主要內容抄錄於下，然後再做分析。

傳世的《吃茶養生記》有兩個文本，其一的卷頭〈自序〉署時為「承元五年辛未」(1211)，另一文本的卷頭〈自序〉署時為「建保二年」。因而通常稱前者為初本，後者為修訂本❽。兩種文本的內容有些微的不同，此處所依據的是《群書類從》❾中所收錄的修訂本。

《吃茶養生記》的兩個文本都是由上下兩卷構成。上卷稱〈五藏和合門〉，下卷為〈遣除鬼魅門〉。上卷起始處有一段不太長的序文，核心內容是盛讚茶的養生作用，轉而以厚古薄今的態度說明何以要提倡飲茶養生，全文如下：

> 茶也，養生之仙藥也；延齡之妙術也。山谷生之，其地神靈也。人倫採之，其人長命也。天竺、唐土同貴重之。我朝日本曾嗜愛矣。古今奇特仙藥也。不可不摘乎？謂刼初人與天人同，今人漸

室著、蕭黜華譯：《「茶經」與日本茶道的歷史意義》，天津：南開大學出版社，1992年，第69–70頁。

❽ 但也有學者認為兩者的區別在於寫作目的之不同：前者是為了呈獻給執政者觀閱，後者是為「一般利生」（普及）。詳見服部敏良著：《鎌倉時代醫學史の研究》，第354頁。

❾ 撿校保己一集：《群書類從》卷386〈飲食部五〉，東京：續群書類從完成會，1939年第2版，第19輯（冊），第849–859頁。

下漸弱，四大、五藏如朽。然者針灸竝傷，湯治又不應乎。若如此治方者漸弱漸竭，不可不怕者歟。昔醫方不添削而治今人，斟酌寡者歟。伏惟天造萬像，造人以為貴也。人保一期，守命以為賢也。其保一期之源，在於養生。其示養生之術，可安五藏。五藏中，心藏為主乎。建立心藏之方，吃茶是妙術也。厥心藏弱，則五藏皆生病。宴印土耆婆往而二千餘年，末世之血脈誰診乎？漢家神農隱而三千餘歲，近代之藥味詎理乎？然則無人於詢病相，徒患徒危也。有悞於請治方，空灸空損也。偷聞今世之醫術，則含藥而損心地。病與藥乖故也。帶灸而夭身命，脈與灸戰故也。不如訪大國之風，示近代治方乎。仍立二門，示末世病相。留賜後昆，共利群生矣。於時建保二甲戌春正月日。謹敘。

其後是〈五藏和合門〉的內容。首引《尊聖陀羅尼破地獄法秘抄》云：

一肝藏好酸味，二肺藏好辛味，三心藏好苦味，四脾藏好甘味，五腎藏好鹹味。

其下云「又以五藏充五行（金木水火土也），又充五方（東西南北中也）」。並詳列五臟與五方、五時、五行、五色、五志、五官的配屬關係。然無論這些文字是否引自佛教經典，其內容無疑都是源於中國傳統文化。

然後，從五臟與「五方之佛」及「五味」的關係，分別論說了如何使用「五部加持」和「五味食藥」治療各臟疾病的概要。所謂「五部加持」，即誦某字真言以治療相應之臟器疾病的方法，稱之為「內之治方也」；而以「五味養生，則外病治也。」二者並用，「內外相資，保身命也。」其中有關「心」的論說如下，以此為例可窺全豹，並可知何以要強調「吃

茶養生」:

> 五藏受味不同。好味多入，則其藏強剋傍藏互生病。其辛酸甘鹹之四味恆有而食之，苦味恆無故不食之。是故四藏恆強，心藏恆弱，故生病。若心藏病時，一切味皆違。食則吐之，動不食。今吃茶則心藏強無病也。可知心藏有病時，人皮肉之色惡，運命依此減也。日本國不食苦味乎。但大國獨吃茶，故心藏無病亦長命也。我國與有病瘦人，是不吃茶之所致也。若人心神不快，爾時必可吃茶調心藏，除癒萬病矣。心藏快之時，諸藏雖有病，不強痛也。又《五藏曼荼羅儀軌抄》云：以秘密真言治之。

其後又說:

> 心藏，是五藏之君子也。茶是苦味之上首也，苦味是諸味之上味也，因茲心藏受此味。心藏興則安諸藏也。……若身弱意消者，可知又心藏之損也。頻吃茶則氣力強盛也。

其下則是引用中國古籍中有關茶的記載，以考述茶的名稱、樹形花葉、功能、採茶時節、加工保存之法等。故對於一般人來說，大多是從這些文字來研讀該書，而將其視為類同陸羽《茶經》的一部茶葉專著❿。其結尾處云:

> 已上末世養生之法如斯。抑我國人不知採茶法，故不用之。還譏

❿ 例如滕軍所著《日本茶道文化概論》第 21 頁即認為:「在《吃茶養生記》中值得注意的是上卷最後的調茶一項和下卷的飲茶法一項。」

曰：非藥云云。是則不知茶德之所致也。榮西在唐之昔，見貴重茶如眼，有種種語，不能具註。給忠臣、施高僧，古今義同。唐醫云：若不吃茶人，失諸藥效，不得治病，心藏弱故也。庶幾末代良醫悉之矣。

下卷名曰〈遣除鬼魅門〉。其主要內容是說「近歲以來之病相」有五種，然這五種疾病的共同特點是「其相非寒、非熱，非地水、非火風。是故近頃醫道人多謬矣。」所以需要採用「驅除鬼魅」的方法來治療。那麼這五種疾病為何呢？現將其病名、病因、療法要點摘錄於下：

1. 飲水病：此病起於冷氣，若服桑粥則三五日必有驗。……鬼病相加，故他方無驗矣。
2. 中風手足不從心病：此病今年以來眾矣。又起於冷氣等。以針灸出血、湯治流汗，為厄害。……漫漫服桑粥、桑湯，漸漸平復，無百一厄。若欲沐浴時，煎桑一桶可浴。
3. 不食病：此病復起於冷氣，好浴流汗，向火為厄。夏冬同以涼身為妙術。又服桑粥湯漸漸平癒。若欲急差，灸治、湯治，彌弱無平復矣。

以上三種病皆發於冷氣，故同桑治。是末代多鬼魅所著，故以桑治之。桑下鬼類不來，又仙藥上首也。勿疑矣。

4. 瘡病：今年來此病發於水氣等雜熱也。非疔非癰，然人不識而多悞矣。……依灸彌腫，依寒彌增。……服桑粥、桑湯、五香煎。
5. 腳氣病：此病發於夕之食飽滿，入夜而飽酒食為厄。……又服桑粥、桑湯、高良薑茶，奇特養生妙治也。

以上五種病皆末世鬼魅之所致也，皆以桑治事者，頗有受口傳於唐醫矣。又桑樹是諸佛菩提樹，攜此木，天魔猶不競，況諸餘鬼魅附近乎？今得唐醫口傳治諸病，無不得效驗矣。

此後則是講述各種以桑為治療藥物的具體用法，包括：桑粥法、服桑木法、桑煎法、含桑木法、桑木枕法、服桑葉法、服桑椹法，以及服高良薑、五香煎和吃茶法。

在瞭解了《吃茶養生記》的主要內容後，便有可能弄清何以說其是一個「宗教醫學的典型案例」。以下將從三個方面加以分析。

二、「茶—苦—心」

學者談論佛教與茶的關係，不外兩個方面。一是著眼於寺廟中植茶、喝茶所營造的那樣一種高雅氛圍；二是喝茶對身體產生的影響——所謂「茶有三德：一是宜於坐禪，通宵誦經；二是飽食後有助於消化；三是茶為不發之藥，有益於抑制性欲。」⓫這三種作用中，顯然以「宜於坐禪」最為重要。日本神話中傳說達摩祖師坐禪時為睡魔所困擾，睜不開眼睛，於是便割下眼皮扔在地上。誰知地上卻長出了茶樹⓬，後來僧侶們才開始飲茶解睏。

即便是在較高的層面上闡釋喝茶與佛教修行的關係，其本質也不過是飲茶可以興奮大腦：「佛教的修行內容不外乎『戒』、『定』、『慧』三種。戒律是修行的首要律條，戒律要求僧侶將酒、肉、性欲等予以戒除，以

⓫ 袁和平：《中國飲茶文化》，廈門：廈門大學出版社，1992年，第26頁。

⓬ 威廉・烏克斯著：《茶葉全書》，經售，1949年，上卷，第5頁。

達到清與潔的本性；定律是修行具體辦法，息心靜坐，無思無慮，類乎睡眠狀態，但並非真正睡眠的坐禪入定，反而要求人思想高度集中，靜化、屏除一切雜念，聚思於悟道。棄酒抑欲，久坐困乏，又要求思緒澄清，因此，茶便成為佛家信徒不可取代的良藥，並深深地在寺廟紮下了根。」⑬

然而無論是「高雅的氛圍」，還是「爽神除睏」，茶所具有的這兩種功用，實際上一直被社會中的各種人群所瞭解和利用，並非佛教所專有。更為重要的是，榮西根本不是從這兩方面來闡釋何以「茶為養生之仙藥」、「延齡之妙術」的！

首先，榮西徹底否定了當時所使用的醫療技藝——「針灸竝傷，湯治又不應」、「空灸空損……含藥而損心地」。那麼，面對芸芸眾生「四大、五藏如杇」的種種疾病困苦，應該怎麼辦呢？榮西指出：

1. 五藏中，心藏為主；萬病起於心；

2. 五味入五藏，心藏好苦味。但飲食中恆有辛、酸、甘、鹹四味，獨缺苦味；

3. 故心藏弱，則五藏皆生病；

4. 治心藏之病需要苦味，而茶是苦味之上首，所以應該喝茶；

5. 經常喝茶以獲得苦味，故心藏興則安諸藏，則氣力強盛也。

這就是榮西論說「吃茶養生」的邏輯。不難看出，在榮西的思想與論說中，是把佛教教義和世俗的醫學理論融為一體、把宗教的「心」和肉體的「心藏」也融為一體了。「萬病起於心」的心，顯然不是肉體的「心藏」；但以苦味加以治療的心，顯然又不是萬病之源的宗教之心——心靈。

一般的社會史研究者在談論「佛教醫學」問題時，或許會從這樣一些角度加以審視：行醫者的身分——僧侶、醫療行為的場所——寺院、

⑬ 袁和平：《中國飲茶文化》，第25頁。

方藥的來源與名稱——某某「佛醫方」。然而即便是這些因素集中在一起，其本質也仍舊可以完全是世俗的——與通常所說「傳統醫學」毫無任何本質上的區別。因而界定「宗教醫學」的關鍵，是要看其所依據的理論、療法是否與其宗教教義具有本質的聯繫。以「心」為核心來言說塵世苦難之源，這無疑是借用佛教教義——不過是把精神的苦難置換成肉體的疾病。在一般的傳統醫學（無論是中國還是印度）中，在解釋疾病之因時都沒有把精神的「心」和肉體的「心藏」提高到萬病之源的位置上⓮。其次，在有關「味」之藥性的論說中，中印兩國的傳統醫學也都是五味或六味並論，各有利弊。印度人認為苦味源於「五大」中的「風」與「空」，故能促進食欲，但多食會使肢體喪失感覺、痙攣、顏面麻痹，產生劇烈頭痛、眩暈、如截之痛及口中惡味⓯。另一方面，雖然在中國的五行學說中，「心」與「苦」相配，但在廣泛運用這一學說的傳統醫學經典——今本《黃帝內經》中，對於「心」和「味」的關係，以及有關苦味的論說並非如此簡單，可以見到苦與腎的關係更為密切⓰。在實際治療中，

⓮ 在中印傳統醫學中，都承認精神因素可以致病，但印度方面在涉及這類疾病時偏重於超自然因素；中國則以「七情六欲」的不同影響為主。在軀體疾病方面，印度以風、膽、痰三病素為說理工具；中國則以外因、內因、不內外因構成的「三因說」最為重要，就臟腑之病而言，也是五臟並論。

⓯ 詳見印度古代醫學經典《妙聞集》(*Susruta-samhita*)〈總論篇〉中的第 42 章〈味的種類〉。譯文可參見廖育群：《阿輸吠陀——印度的傳統醫學》(遼寧教育出版社，2002 年)，第 206–208 頁。

⓰ 例如在構成今本《黃帝內經》的《素問・藏氣法時論篇》中，在論及五臟對於各種味的「所苦」和「所欲」時說：「心苦緩，急食酸以收之」；「心欲軟，急食鹹以軟之，用鹹補之，甘瀉之」。而苦味的「補強」作用，卻是針對腎臟：「腎欲堅，急食苦以堅之」。在構成今本《黃帝內經》的另一部著作——《靈樞》中，也認為「苦走腎」，並說：「多食之，令人變嘔」(〈五味論第六十三〉)。

眾所周知，以苦著稱的黃連，最主要的治療作用是「止腹瀉」。這，就是世俗的傳統醫學。而榮西的「宗教醫學」，則是如前所述——在借用佛教有關「心」的理論的基礎上，又依據五行學說「心」與「苦」相配，以「茶」為載體，構建起「心一苦一茶」的框架，說明了何以茶是「養生之仙藥、延齡之妙術」和「吃茶調心藏，除癒萬病」的道理。

同樣，在解釋「五香煎」的功效時，榮西再度陳述了萬病起於心的觀點，並特意舉出他在中國明州時的切身體驗加以證明：

> 五香和合之志為令治心藏也。萬病起於心故也。五種皆其性苦辛，是故心藏妙藥也。榮西昔在唐時，從天台山到明州，時六月十日也，天極熱，人皆氣厥。於時店主丁子一升、水一升半許，久煎二合許，與榮西令服之。而言：法師遠涉路來，汗多流，恐發病歟，仍令服之也云云。其後身涼清潔，心地彌快矣。以知大熱之時涼，大寒之時能溫也。此五種隨一有此德，不可不知矣。

這段經歷的關鍵是要說明具有苦辛之味的「五香煎」可以通治一切心病——而不必像世俗醫學體系中那樣區分寒熱(熱藥治寒病,寒藥治熱病)。而且「五種隨一有此德」——只要任選一種具有苦辛之味的植物服用，就能「治心」，就能「養生」。

三、神靈世界中的「桑」

正如前面所介紹的那樣，短短的《吃茶養生記》是由上下兩卷構成。上卷論茶，下卷談桑；上卷說吃茶強心，可通治萬病；下卷說中風等五種疾患要用桑治療。「茶文化」研究者只關注上卷合情合理，但何以醫學史研究者對於在該書中與茶具有同等重要地位的「桑」，或者說對於佔居一半篇幅的下卷也竟視而不見？究其原因，大概有以下幾點：

1. 下卷所舉五種疾病——飲水、中風、不食、瘡、腳氣，在今天看來，除「不食」有可能屬於精神疾患外，其他四種都屬軀體疾患範疇，無特殊性可言；

2. 根據中藥學（無論是古代的《本草》，還是現代的《藥典》）的記載，桑並沒有治療這些疾病的功能；

3. 下卷名曰〈遣除鬼魅門〉，在今人看來純屬巫術糟粕而不是「醫學」，故可略過不論。

然而不容忽略的恰恰在於，除了上一節中所談到的「心一苦一茶」框架本身所具有的宗教醫學意義外，這上下兩卷、一內一外的構造，及其所言疾病不同屬性與治療方法，同樣也是宗教醫學的重要特點。因為在《吃茶養生記》的作者榮西看來，上卷的內容純屬世俗之法——「五味養生，則外病治也。」而對於身處「末世」⑰的不幸之人，既然患上了

⑰ 據千宗室介紹，日本關於正法、像法、末法的年限，大致有兩種說法。其一為正法五百年、像法千年、末法萬年，另一為正法千年、像法千年、末法萬年。「正法」是釋迦滅後，正確之法行世的時代；「像法」時代次之；到了「末法」時代，則是只有釋迦之教而缺行、證，爭鬥不休、天災地變的時期。日本進入末法時期在永承七年 (1052)。榮西生存的十二世紀末至十三世紀初，正值末法時代，僧眾間爭鬥不休。例如：長寬元年 (1163)，延曆寺眾徒進攻園城寺，燒堂塔坊舍。七月，興福寺驅逐別當惠信，惠信集兵於此開戰。次年十月，延曆寺眾徒驅逐座主快修，毀其坊舍。永萬元年 (1165) 延曆寺與興福寺的眾徒抗爭。仁安二年 (1167) 二月，發生了西塔的爭鬥。天台總座主快修出逃；三月，興福寺前別當惠信襲擊了另一別當的尋範，燒毀了大乘院等；五月，興福寺眾徒又與傳法院的眾僧抗爭。次年，高野山與根來寺的眾徒發生爭戰。嘉應元年

這些「其相非寒、非熱，非地水、非火風」，而是由鬼魅所致的疾患，就必須採用「驅除鬼魅」的方法來治療。只有二者並用——「內外相資」，才能保全身命。

也正是由於在榮西眼中，這些當時社會中的怪病乃是鬼魅所致，所以如果按照世俗醫學的路徑——試圖從《本草》中找到何以要用「桑」來治療的答案，豈不緣木求魚？顯然，佛教必定賦予「桑」某種特殊的宗教性質。正如前面的引文中所示：榮西說「桑樹是諸佛菩提樹，攜此木，天魔猶不競，況諸餘鬼魅附近乎?」然而眾所周知，佛教聖樹乃菩提樹，非桑也。對於這一疑問，陳明先生的示教頗有教益。請看以下一些經文：

1.《佛說大孔雀咒王經》卷下（唐三藏法師義淨譯）：

復以金銀銅錫及鐵。打作五丸如酸棗核，安在七重菩提葉上（若

(1169)，延曆寺眾徒抬神輪入御所。翌年，風聞延曆寺眾徒要進京，朝廷令武士防守。承安二年 (1171) 興福寺眾徒要入京，朝廷佈兵防守。次年六月，興福寺眾徒大舉進攻多武峰，燒毀堂舍；十一月，南都的僧徒抬神輪入木津；同月，吉野的大眾欲發動興福寺、延曆寺之戰。安元元年 (1175) 高野山本寺眾徒爭鬥，燒了坊舍。治承元年 (1177) 四月，延曆寺眾徒抬神輪入京；五月，又在途中劫走流放伊豆的前座主明雲；十月，東大寺別當敏覺闖入本寺毀壞坊舍。次年一月，延曆寺眾徒策劃火燒園城寺；二月，清水寺僧徒發起爭鬥；四月，延曆寺、鞍馬寺眾徒驅走風身禪師，毀其房；九月，延曆寺眾徒與堂眾開戰；十月，平清盛奉後白河法皇之命討伐堂眾。次年五月，祇園社與清水寺的僧侶爭戰，燒毀八阪塔；七月，官兵討伐延曆寺堂眾；十一月，延曆寺學生與堂眾爭戰；同月，興福寺眾徒發動起義。……此後僧兵的爭鬥事件逐年增多，更多的殘殺不斷出現。詳見千宗室著、蕭豔華譯：《「茶經」與日本茶道的歷史意義》（天津：南開大學出版社，1992 年），第 72–74 頁。

無以桑葉替之)。……次以烏曇跋羅木鉢羅奢木(此方所無宜以桑棗木替之亦得)及牛膝草莖。三中隨一截長五寸,破之麤如指許,須八百片每誦咒,咒之一遍投於火中。

2.《不空罥索神變真言經》卷第七(大唐天竺三藏菩提流志譯):

求諸妙藥皆得如意。……菩提木、柏木、桑木。……截治長十六指量,如法然火。

3.《西方陀羅尼藏中金剛族阿蜜哩多軍吒利法》:

欲得安穩者,取桑構木,並得長十二指。咒一遍,取蘇蜜相和。點木兩頭,一咒一擲。稱彼人名。擲火中燒。滿一千八遍,即得安穩。又法,若欲得富貴者。取桑及一切種子相和,一咒一燒。滿一千八遍,即得富貴。

4.《三萬佛同根本神秘之印並法龍》:

若欲求役使百千萬種神金剛等類,取桑根皮一斤煮令爛去惡皮,以印印之,食次復之。萬鬼並來降伏。

從這幾段經文中可以瞭解到:桑葉既然可以作為菩提葉的代用品,說明桑是僅次於菩提樹的神靈之樹;桑或與菩提樹並用,或單獨使用,亦證明其在宗教中的重要地位;桑葉、桑木、桑根皮皆具神靈之性。這與《吃茶養生記》中介紹桑粥、服桑木、桑煎、含桑木、桑木枕、服桑葉、服桑椹等多種用法正相一致。

另外，對於桑的「靈性」，在《吃茶養生記》的初本中，可以看到較修訂本更為詳細的論說：

> 桑樹是過去諸佛成道之靈木也。以此樹為乳木護摩時，鬼魅悉退散馳走，又悉災法相應木也。桑樹下鬼魅不來，是故此樹為數病之藥也。若人攜此木為念珠、為杖、為枕，天魔尚以不得侵，況諸餘下劣鬼魅附近乎？是以榮西以此木治諸病，無不得效驗矣。有情人察之。

同時，在初本中還能看到榮西以「道教仙經」同樣重視桑為依據，來說明桑的神奇：

> 仙人有二種仙人，一苦行仙，二服藥仙也。服藥仙者服種種藥，以久保命。其中服桑木仙，能久保也。上件桑治方勝諸方，是依為仙藥也。
>
> 《仙經》云：一切仙藥不得桑煎則不服云云。以知桑是又仙藥之上首乎。茶與桑並服，貴重無高下，二俱仙藥之上首也。

留學中國、且對中國文化充滿景仰的榮西，對儒家文化同樣也有所吸收。他在書中解釋《勸孝文》「孝子唯供親」的意思就是應該「令父母無病長壽」。主張用服茶、桑之法實現「上以療君親之疾，下以救貧賤之厄，中以保身長全」[18]之目的，不難從中看到儒道兩家的影響所在。但從總體上講，榮西的精神世界是以佛教思想為主體，援引道教用桑、儒

---

[18] 語出東漢名醫張仲景《傷寒雜病論・自序》。

家勸孝之語，不過是「道為佛用」、「儒為佛用」而已。

至於說下卷中所列的五種疾病究竟是現代醫學中所說的哪些疾病，由於書中沒有給出任何症狀描述，所以只能顧名思義地略加推測：

1. 飲水病：僅就「飲水」二字觀之，最有可能是古代所言「消渴」、現代所言糖尿病。因該病的主要症狀之一為「飲一溲一」（多飲多尿）。尿崩症雖然在多飲方面表現得更為明顯，但該病極為少見。

2. 中風手足不從心病：即現代所云腦血管病，包括出血和栓塞兩種情況。

3. 不食病：此病以《吃茶養生記》的記載為早，江戶時代多發。又稱「神仙勞」，為「江戶奇病之一」，一般認為屬現代所云精神性厭食症[19]。

4. 瘡病：榮西已然指出此處所云瘡病「非疔非癰」，即不是一般的外科瘡癰。故較有可能是指痲瘋或梅毒之類的疾病。另外，榮西在書中批評日本醫生用車前草敷瘡大謬，而極力推薦牛膝草。從世俗醫學的角度看也沒有什麼重要意義，但前引《佛說大孔雀咒王經》中的法術操作中亦提到使用「牛膝草莖」，因而榮西倡用牛膝草治瘡的原因，應該還是基於認為該草具有某種超自然的力量。

5. 腳氣病：正像榮西所云，「近頃人萬病稱腳氣，尤愚也。」由於古代主要是依據臨床症狀進行診斷，所以往往將各種症見腿腳腫脹、功能障礙的疾患統稱腳氣；又由於有「腳氣沖心」之說，所以也把一些突發死亡的心臟疾患納入腳氣範疇。值得注意的是，在病因方面榮西認為「此病發於夕之食飽滿，入夜而飽酒食為厄」，故「長齋人無腳氣」等等，顯然也是秉承了印度文化中主張廢止夕食（午後不食，更不得夜食）的觀念。

---

[19] 參見大塚敬節：〈江戶時代の不食病について〉，文載《大塚敬節著作集》第5卷，東京：春陽堂，1980年，第251–262頁。

四、《吃茶養生記》與茶道的界溝

上一節曾說到，作為「茶文化」研究者只關注上卷是合情合理的。但對於他們普遍將《吃茶養生記》譽為日本茶道的嚆矢、以為是因為該書的出現與廣佈才引發了日本人對喝茶的普遍興趣，則不得不予以辨說。首先，瞭解一下中日兩國飲茶歷史中的最基本要點：

作為自然植物的茶樹和被人類加以利用的茶葉，究竟起源於何時，始終是眾說紛紜。雖然《神農本草經》、《詩經》等書中可以見到有關「茶」的記載，但所記述的對象究竟是茶，還是其他什麼植物，一直沒有定論[20]。較為確切的記載，首推西元三世紀時吳王孫皓 (242～283) 因其臣韋曜僅能飲酒二升，故密賜茶荈以代酒的記載[21]。同時，沿著《神農本草經》已有茶的思路，通常又都認為茶在早期只是作為藥物使用；以為大約要到六世紀末，茶葉才從藥用轉變為飲品。這實際上也含有極大的猜測性。事實上，在飲食物和藥物之間，永遠沒有一個明確的界限；且由於茶所具有的提神醒腦等種種功能，所以始終具有藥物的屬性與醫用價值。

780 年，自幼被僧人收養、年長後遍讀聖賢書的陸羽，應當時茶商求人編寫茶葉專書之需，撰寫成三卷十節，分別論說茶樹之性質、採茶之工具、處理之方法、飲茶之器具、泡茶和飲茶之技法等等的《茶經》。這是中國歷史上第一部有關茶葉的系統性著作。此後，隨著文人墨客、

---

[20] 林乾良、奚毓妹著《養生壽老茶話》（農業出版社，1988 年，第 77–78 頁）指出：最早收載茶的本草文獻，是唐朝的《新修本草》。之所以誤為《本草經》，主要是把菜部的「苦菜」誤為茶了（古之荼字也包括苦菜）。

[21] 《三國志》卷 65〈韋曜傳〉，中華書局點校本，1959 年，第 1462 頁。

佛門僧侶的頌揚與提倡，廣大民眾的普遍愛好，「品茶」與「飲茶」沿著雅俗兩途發展至今並廣傳海外。其中的趣聞軼事、貿易經濟、文化交流，以及品種開發、種植與加工技術等等，此處不多加贅述。

茶輸入日本，據說始於聖德太子時代（593 年前後）。九世紀初，最澄和空海兩位名僧都曾從中國攜帶若干茶種歸國。據說當時的寺院中大多植有茶樹，飲茶漸成宗教文化和貴族風雅之事的組成部分。此後內戰爆發，約兩百年間無人過問茶事，以致漸漸被淡忘。直到十二世紀末年，才因榮西的提倡而再盛。他視茶為養生之聖藥，所著《吃茶養生記》被譽為日本第一部茶書。幾個世紀後又出現了被認為是日本民族性格與文化特徵之代表的「茶道」。延續與發展至今，在日本社會中形成了具有特殊文化內涵的「茶道」和遍及全民的「飲茶」習俗。

就「飲茶」而言，中日兩國之間雖有種種細微之處的不同，但從總體上講並沒有什麼本質的區別。然而卻不能認為日本的「茶道」，類同於中國的「品茶」。那麼，究竟什麼才是「茶道」的特殊文化內涵呢？

只要認真讀一兩本較為全面介紹茶道的著作，就不難瞭解茶道的形式與內涵。也就自然不難看清「茶」只是並存於「榮西的世界」和「茶道的世界」中，兩者之間並沒有內在的聯繫。在此，我們不可能哪怕是最簡單地去介紹所謂「一切都是被規定的」茶道禮儀與規則，只需把握茶道的一些基本屬性就可以了㉒：

1. 茶道是一種藝術，但與其他藝術具有明顯的不同。茶道的藝術試圖包羅萬象——從茶室的建築到各種藝術品的利用，從周圍的山川風月到參與者的舉止言談，從自然的雨聲鳥鳴到沏茶、倒茶時產生的水聲及走動聲，從花鳥蟲草到歷史文學，從季節變換到使炭弄火等等，都包括

㉒ 以下有關茶道與藝術及其與禪之關係的介紹，主要取材於滕軍著《日本茶道文化概論》。

在每次四小時的茶事之中，所以需要用五官同時來感受；需要主人與客人共同參與、共同來完成。

2. 茶道是一種社交和禮儀，每一次茶事都有「主題」(婚、遷、紀念等)。

3. 茶道是一種宗教改革，把禪從寺院中轉移到了「露地草庵」(茶庭茶室的別稱)。因而需要在日常生活中也謹慎自制、節欲修行。換言之，日常生活乃是茶事的繼續。

正因如此，所以當代的日本茶道專家——裏千家十五世家元千宗室對茶道的定義是：

> 茶道是以茶和飲茶為契機，匯總了日本的宗教、藝術、道德、哲學、修身、社交等所有文化的總和體。所以它是一生的修習之道。㉓

然而在真正瞭解茶道之後，難免會不由自主地產生這樣一種看法：茶，

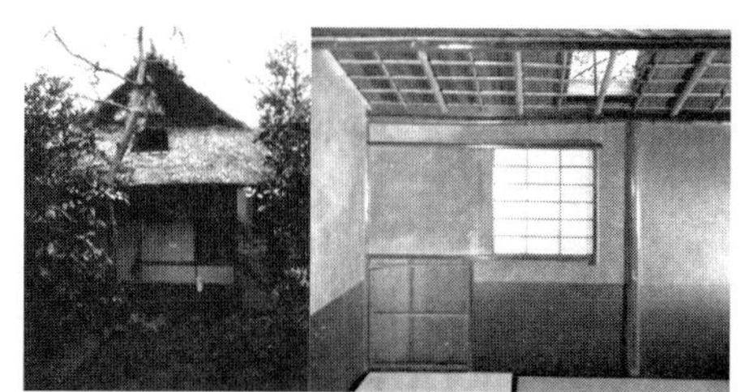

圖五十七　茶室「又隱」的外觀與內部。

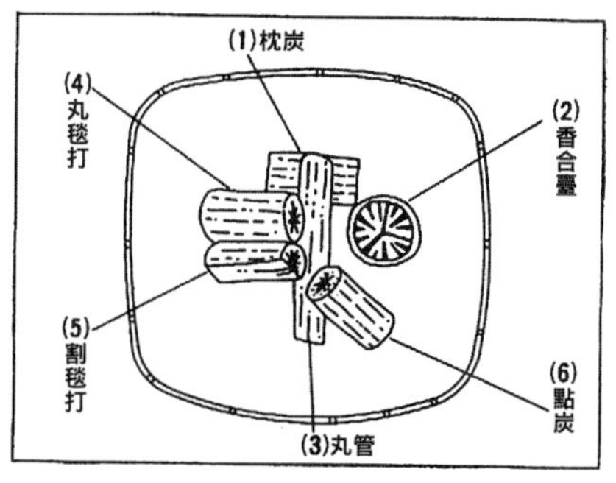

圖五十八　擺炭位置。炭的位置，體現了茶道中「一切都是被嚴格規定的」。

㉓ 滕軍著：《日本茶道文化概論·千宗室序》。

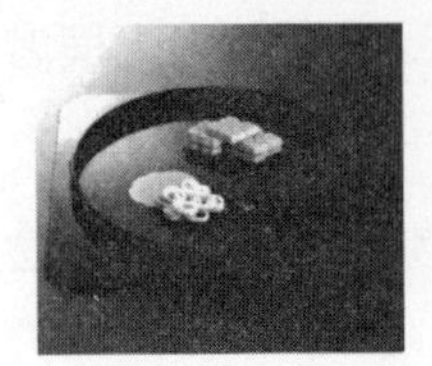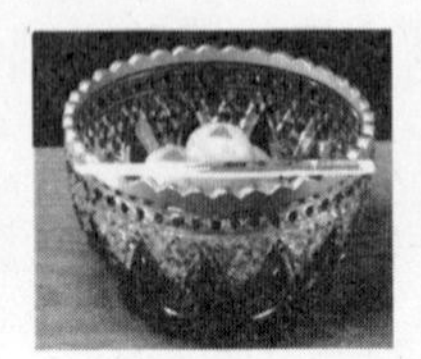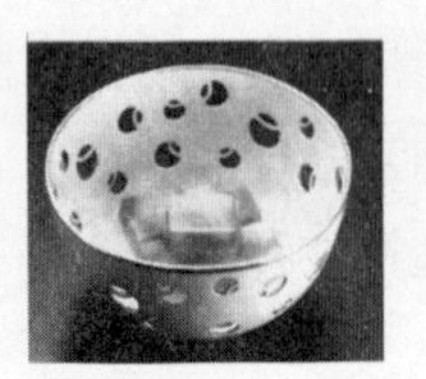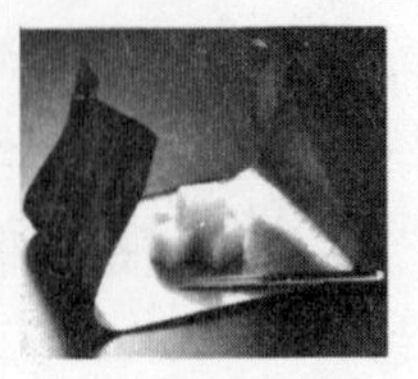

圖五十九　茶道中的食物

符合季節特點的精美茶食，體現了茶道的藝術追求。

在茶道中並不重要——因為構成茶事的一切器物、行為、時間、空間等等，都和茶一樣重要、發揮著同樣的作用。之所以如此，原因在於茶道的起源不在茶，而是在「禪」——茶道的禮法（禮儀和規則），源於禪宗的「清規」；茶道的思想，植根於禪宗的「向心求佛」；茶道的產生，是在距離榮西三百年後，村田珠光 (1422～1502) 秉承其師一休宗純 (1394～1481) 禪師力圖使禪衝破寺院走向草莽的精神，才奠定基礎的。因而茶道的本質，乃是脫離寺院的「在家禪」(「草庵」式的茶室，充分體現了「在家禪」的質樸精神)。

相對於中國的茶文化研究者普遍將陸羽《茶經》與榮西《吃茶養生記》並列，將具有文化品味的飲茶雅興與本質為「在家禪」的茶道混為一談，千宗室又準確地指出：「《茶經》中論述的茶的世界卻與我國的茶的精神世界大不一樣。」並說：「對榮西來說，茶，是飲料之茶。除了茶藥學上的、本草學上的效用外，榮西不抱任何興趣。偶爾引用陸羽以及中國文獻時，也是為了明確茶的如上效用。這與陸羽式的世界觀是不同的。」㉔

另一方面，在日本醫史學界，事實上也早有人敏銳而明確地指出了這一點：「歷來將本書作為茶道的古典，或是飲食之文獻，是完全錯誤的，

㉔　千宗室著、蕭豔華譯：《「茶經」與日本茶道的歷史意義》，第 4、83 頁。

是純粹的專門醫書！」「構成榮西醫學體系的根本是『五藏曼荼羅』的教義，是典型的佛教醫學之一例。」㉕遺憾的是不知為何中日兩國的大多數醫史學家和茶文化研究者，普遍沒有接受這種能夠正確把握《吃茶養生記》一書本質的論說；而是更樂於簡單地按照時間先後順序，將原本沒有內在聯繫的事情排列在一起，編造一脈相承的「歷史」。總之，通過本文的論說應該能夠進一步明確：

首先，榮西《吃茶養生記》中的茶，不僅與陸羽《茶經》的茶以及茶道中的茶不同；其中的茶和桑，也與一般本草學（世俗醫學）中的茶和桑不同。

其次，就史學研究而論，在正確解讀《吃茶養生記》以瞭解佛教醫學的具體內容，和瞭解佛教醫學才能正確解讀《吃茶養生記》兩者之間，似乎無法簡單地判定何為「因」，何為「果」。實際上二者乃相輔相成之關係。這，或許就是史學研究需要的所謂「功力」與「手眼」。

㉕ 石原明：《日本の醫學——その流れと發展》，第 45 頁。

腹　診

——生於東瀛、長在扶桑的診法

一、從「診脈」到「診腹」

「病家不必開口，便知病源何在。說得對，吃我的藥；說得不對，分文不取!」

此乃舞臺上醫家亮相時常用的開場白，也可說是「江湖神醫」展示技藝、獲取患者信任的看家本領。如何才能做到「病家不必開口，便知病源何在」，最主要的手段不外望色觀形、聞聲診脈。即略去「望聞問切」四診之中的「問」，僅靠其他三法獲取資訊、做出診斷。然而如此這般仍不足說明醫家的技藝超群，必令其無由望色、觀形、聞聲，單靠診脈做出診斷才算高明。於是便有漢和帝命郭玉隔幃診手的故事❶，甚或懸絲診脈之笑談❷，以示脈診之神奇。脈診是否果真如此神奇，不是此處所

---

❶ 《後漢書・郭玉傳》載：帝奇郭玉診脈之神技，乃「令嬖臣美手腕者與女子雜處帷中，使玉各診一手，問所疾苦。玉曰：『左陽右陰，脈有男女，狀若異人。臣疑其故。』帝歎息稱善。」

要討論的問題，唯從諸如「脈候幽微，苦其難別，意之所解，口莫能宣」❸；「持脈之道，非言可傳，非圖可狀」❹；「讀書萬卷，何如指下三分；謹守成規，豈過心靈一點?」❺等歷代醫家的感慨可知，脈診的確是一種需要有高度悟性才能掌握的技藝。

然不但僅知診察脈搏之「率」與「律」的近代西方醫學對於中國脈診這種「只可意會，不可言傳」的學問表示難於理解，甚至就連以中國傳統醫學為基礎建立起「漢方」醫學體系的日本醫家亦覺脈診過於虛幻、難於把握。因而江戶以來的日本近世醫家，力倡使用一種叫作「腹診」的查病方法，以取代脈診。所謂「腹診」，簡言之即通過觸摸患者腹部，體察其皮膚與內部的變化以獲取全身疾病資訊的診斷方法。

由於在中國傳統醫學中看不到系統的腹診內容，所以日本的漢方醫學家與醫學史家總是驕傲地強調：東方傳統醫學中的「腹診法」，是生（發明）於東瀛、長（體系化）在扶桑，可以向全世界誇耀的日本獨特的診斷方法之精華❻。進而從中國人「長於窮理、短於格物」，日本人「注重技術與實用」的普遍觀念出發，認為腹診技術的產生，「是在江戶時代初

---

❷ 因男女授受不親，醫家診脈亦在忌避之列，故診婦人時乃繫一絲於患者手腕，引出室外，而僅令醫者診其絲。故事云：一醫行懸絲診脈後，斷為有孕。主人大怒，言：「毀壞我家小姐名節，該當何罪?」醫言：「願以項上之物作保!」主人乃引其入室，見絲繫桌腳，問曰：「更復何言?」醫乃索刀，劈開桌腳，見中有一蟲，蠕蠕而動。

❸ 隋唐間人許胤宗語。見《舊唐書》卷 191，中華書局點校本，1975 年，第 5091 頁。

❹ 南宋劉開：《劉三點脈訣・自序》。引自岡西為人：《宋以前醫籍考》，人民衛生出版社，1958 年，第 198 頁。

❺ 清代王九峰語。見《武進陽湖縣誌》，引自《中華醫史雜誌》，1984，(2)：65。

❻ 見《日本漢方腹診叢書》第 1 卷，卷首所載松本一男的〈解說〉，第 1 頁。

期，由針灸醫與按摩師之流所開創，他們主張通過將各個臟腑與腹部適當地對應，即可診斷邪氣的位置。」❼日本醫史著作在論述腹診的產生時，基本都是採用這種源自針灸醫、按摩師之手的說法❽。

對此，一些中醫界人士始終耿耿於懷，他們撰文寫書，力圖說明腹診技術的「發明權」同樣屬於中國，只不過是在日本得到了更加充分的發揮與運用而已。然而就中日兩方有關腹診的論說觀之，似乎迄今尚未真正涉及從文獻具體內容到思想層面的深入分析與研究。有鑑於此，以下即通過對於日本早期腹診著作的考察，說明腹診技術的產生並非像日本醫史學家所想像的那樣：源於一些理論水平不高，但卻「手技嫻熟」的針灸、按摩師之手，而是由某些對於中國古代哲學思想具有深刻瞭解者所創立。中國古代哲學思想種種間接、但卻又是內在的深刻影響，對於這一診斷技術的形成具有重要的意義。從人文、歷史研究的角度而言，這無疑較腹診「發明權」的論爭更為有益與有趣。

二、早期的腹診著作和醫家

現知的幾種早期腹診著作，基本上都是形成於十七世紀。在此基礎上，雖不足以言充棟、但卻也有為數不少的腹診著作於此後的二百年中，即江戶時代的中後期相繼問世❾。日本的醫史學家習慣於按照這些著作

---

❼ 大塚敬節：〈腹診考 (1)、(2)、(3)〉，《日本東洋醫學會誌》，第 11 卷，第 1–3 號，1960 年；大塚敬節：〈腹診書的分類〉，《日本東洋醫學會誌》，第 12 卷，第 1 號，1961 年。

❽ 例如長濱善夫：《東洋醫學概說》，第 128 頁。

❾ 僅《日本漢方腹診叢書》所收，即多達四十餘種。

中是注重中國古典醫籍《難經》的「腎間動氣」之說[10]，還是存在類似《傷寒論》的腹症描述[11]，而將其分為「《難經》系」、「《傷寒論》系」以及「折衷系」等三個系統。這種分類方法無疑是受到對於日本近世醫學發展總體格局之認識的影響。即如本書前面所介紹的那樣：自近世以來，首先出現了以田代三喜、曲直瀨道三為代表的「後世派」[12]；繼而有貶斥宋明醫學與《內經》、《難經》之說，獨尊古聖張仲景《傷寒論》的「古方派」成立，並逐漸產生了「折衷派」。

然而由於腹診作為一種獨具特色的診斷方法，在十八世紀初已然發展得相當成熟，故在考察這一技術產生的原委時，不妨將目光鎖定在形成於十七世紀的早期腹診著作上，這或許比囿於人為的學派劃分更為妥當。另一方面還必須注意，在當時的社會中，由於傳播途徑及門派之風的制約，一種新的理論學說或實用技術，不可能像在當代社會那樣得到迅速地傳播並被廣泛接受。尤其是腹診之術，在該時代尚屬僅傳門人、而不對他人公開的秘技[13]，因此研究者絕不可先將各書按照成立先後排定次序，然後即簡單地判定某書為濫觴之作、並主觀地在相互之間附加啟承關係。而是應結合時代背景，從各書之「異」，追溯其相對獨立產生的歷史實情；再由其「同」，探索時代思潮的普遍影響。基於這些想法，

---

[10] 《難經》中談到兩腎之間有「動氣」，為「元氣之本」。又有附會五行之說而成的動氣在上、在下、在左、在右、在中等論述。

[11] 張仲景《傷寒論》在各種疾病的症狀描述中，常見涉及「腹滿」、「心下痞」等腹部症狀。

[12] 「後世派」在理論與治療方面，對《黃帝內經》、《難經》等中國古典醫籍，以及宋明醫家所言「胃氣即元氣」，或「胃為後天之本、腎為先天之本」的論說，均持肯定與接受的態度。

[13] 參見前引《日本漢方腹診叢書》所載松本一男的〈解說〉；大塚敬節：〈腹診考〉、〈腹診書的分類〉。

先來分析十七世紀究竟出現了哪些腹診著作與醫家。

1.《百腹圖說》

京都大學圖書館藏有兩種《百腹圖說》。其一，外題「百腹圖說」，內題「眾方規矩秘錄百個條」，無圖；其二，分乾、坤兩卷，主要由圖組成。

或許是為了區別這兩種內容不同的《百腹圖說》，且前者名實不副——無圖，故京大《和漢圖書分類目錄》與《日本漢方腹診叢書》皆以「眾方規矩秘錄百個條」作為前者的書名。但這個「內題」之名，實際上是出現在序文之後的正文開始處，據此觀之，其義當局限於是指百段（即「百個條」）文字的部分而言。復將這一百段文字與後者的「乾卷」相對照，文圖正合。故不妨推測：後者的「乾卷」原本不過是前者的附圖——與前者一起構成一部完整的著作（圖六十）。又因後者的「坤卷」內題有「金瘡產婦痘瘡五十腹圖」之名，故可視該卷為原本以此為名的獨立著作。如此說來，《百腹圖說》實際上只有一種。

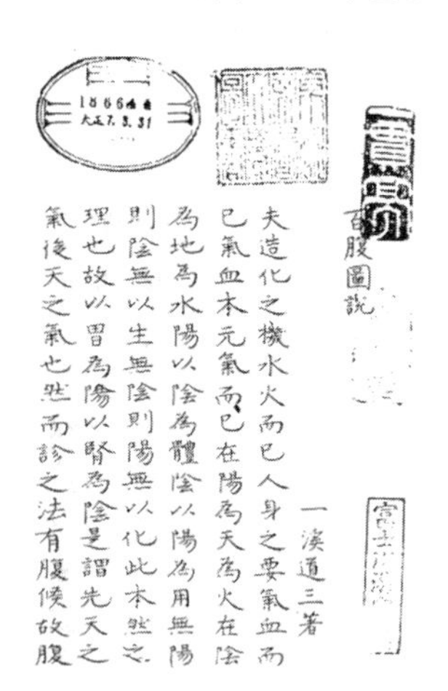
百腹圖説
一溪道三著
夫造化之機水火而已人身之要氣血而已氣血本元氣而已在陽為天為火在陰為地為水陽以陰為體陰以陽為用無陽則陰無以生無陰則陽無以化此本然之理也故以胃為陽以腎為陰是謂先天之氣後天之氣也然而診之法有腹候故腹

圖六十 《百腹圖說》首頁

此書的序文撰於「慶長七年」(1602)，可謂現知最早的腹診著作。本文對於此書的引用，係據《日本漢方腹診叢書》的影印本[14]。

2.《五雲子腹診法》

在日本流傳著一種腹診始自五雲子的說法，這是因為有名為《五雲子腹診法》的著作傳於世。五雲子姓王，名甯，慶安（164

[14] 見《日本漢方腹診叢書》第 6 卷，第 2–208 頁。

8～1651) 中歸化日本，逝於 1660 年⓯。森立之、多紀元堅等著名醫史學者對於五雲子本人是否使用過腹診技術表示懷疑，以為其書、其術乃是成於五雲子的門徒森雲仙等人之手。然而不管怎樣，此書屬於相當早期的腹診著作是毫無問題的。《五雲子腹診法》附錄於多紀元堅的《診病奇侅》之後⓰，引用據此。

3.《腹心傳》

橘隆庵著，内題「寛文七年」(1667)，無序跋。文字雖然只有七頁，但正如越山義氏所指出的那樣：「作為腹診著作，屬較早期的文本。對於瞭解腹診的形成具有重要的意義。」⓱收於《臨床漢方診斷學叢書》⓲，引用據此。

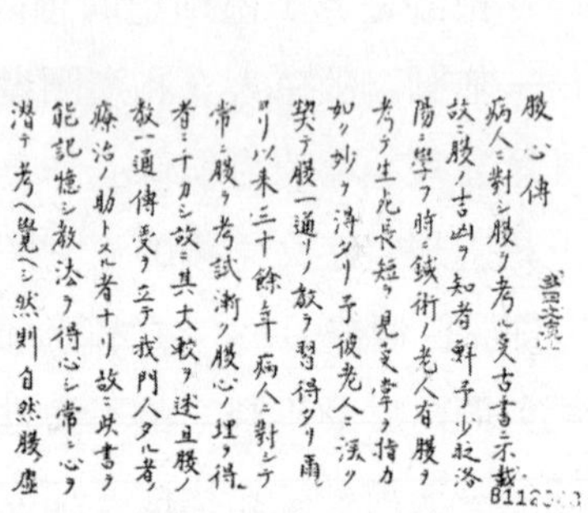
腹心傳
病人ニ對シ腹ヲ考ヘ是古書ニ不載
故ニ腹ノ吉凶ヲ知者鮮矣少於洛
陽ニ學フ時ニ鍼術ノ老人有腹ヲ
考テ生死長短ヲ見交掌ヲ指カ
如ク妙ヲ得タリ予彼老人ニ從ツ
契テ腹一通リノ教ヲ習得タリ爾
ヨリ以來三十餘年病人ニ對シテ
常ニ腹ヲ考試漸ク腹心ノ理ヲ得
者ニ十カシ故ニ其大較ヲ述且腹ノ
教一通傳受ヲ立テ我門人タル者
療治ノ助トスル者ナリ故ニ此書ヲ
能記憶シ教法ヲ得心シ常ニ心ヲ
潜テ考ヘ覺ヘシ然則自然腹ノ虚

圖六十一　《腹心傳》首頁

⓯ 鄭彭年《日本中國文化攝取史》（杭州大學出版社，1999 年，第 230 頁）裏有關五雲子的記述與日本文獻不同，言：「王寧宇（號五雲子），於慶安年間到達日本，因有起死回生之妙術，長崎人挽留他，終於入了日本籍，在長崎行醫。後到江户，住在白金町，就醫的人特別多。其後門人數輩大多列為醫官，成為一大醫派。在日本，藥的包法稱為『五雲子』或『道三包』，這是由王寧宇傳授的。」就此請教日本醫史學家真柳誠先生，答曰：「名王寧宇，為是；但未聞有藥包法稱『五雲子』之說。」

⓰ 《日本漢方腹診叢書》第 1 卷，第 177–188 頁。

⓱ 越山義：〈近世日本診斷學書解說・二〉（《臨床漢方診斷學叢書》第 7 冊，第 41–42 頁）。

⓲ 《臨床漢方診斷學叢書》第 11 冊，第 559–565 頁。

4. 松岡意齋、森中虛

一說松岡意齋最先發明腹診法。意齋歿於元和二年 (1616)。據說森中虛在元祿九年 (1696)「以祖父仲和（得意齋親炙與內傳）之門人大槻泰庵所著草稿為基礎，編次考訂而為《意仲玄奧》」。此書為森立之舊藏，未曾得見。多紀元堅《診病奇侅》⓳採擷諸家，於森中虛項下可見：「其書無題名，門人之筆記也，卷末有『享保十七年』(1732)，中虛之祖父仲和，從松岡意齋受其訣」的記述。故可從該書所引中虛的論說，略窺松岡意齋、森中虛流的腹診方法。

5. 白竹子

《診病奇侅》中大量引用了白竹子的論說。據大塚氏的考證，此白竹子實即多賀法印，是夢分齋的老師。因有「夢分齋遂授法印流針術於意齋」；「醫祖夢分以禪意首開腹診之術，且為打針之祖」⓴的記述，故白竹子的論說亦應看作是早期的腹診技術。

6.《針灸遡洄集》（腹診部分）

高津敬節著，成於元祿七年 (1694)，翌年刊行。抄本中唯見〈診腹總論〉部分。收於《日本漢方腹診叢書》㉑，引用據此。

7.《腹診傳法》

書中記載：「延寶 (1673～1680) 初年，名草刈三悅者，稱阿是岡三伯

⓳ 《日本漢方腹診叢書》第 1 卷，第 31–175 頁。

⓴ 有關此三人的情況，詳見前引大塚敬節〈腹診考〉。

㉑ 《日本漢方腹診叢書》第 2 卷，第 269–278 頁。

之傳也，以收傳授金白銀二兩而教之」。故知阿是岡三伯（即味岡三伯）、草刈三悅的腹診之術亦形成較早。收於《日本漢方腹診叢書》❷❷，引用據此。

8.《診腹精要》

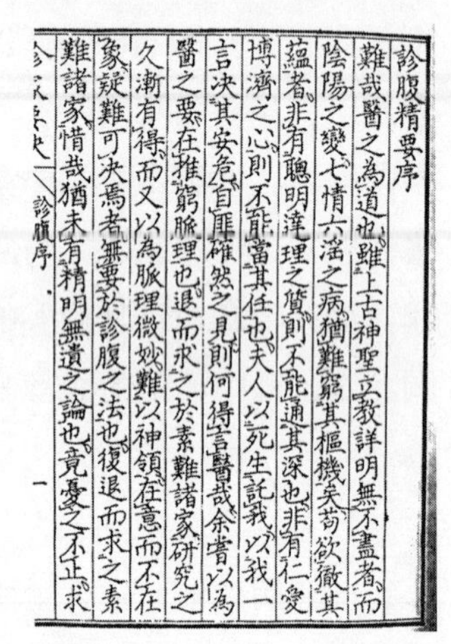

診腹精要序
難哉醫之為道也雖上古神聖立教詳明無不盡者而
陰陽之變七情六淫之病猶難窮其樞機矣苟欲徹其
蘊者非有聰明達理之質則不能通其深也非有仁愛
博濟之心則不能當其任也夫人以死生託我以我一
言決其安危自匪確然之見則何得言醫哉余嘗以為
醫之要在推窮脈理也退而求之於素難諸家研究之
久漸有得而又以為脈理微妙難以神領在意而不在
象疑難可決焉者無要於診腹之法也復退而求之素
難諸家惜哉猶未有精明無遺之論也竟憂之不止求
診腹序　一

圖六十二　《診腹精要》首頁

由於此書被淺田宗伯、富士川遊誤定為竹田定加（1573～1614）的著作，故有竹田定加為日本倡導腹診之第一人的說法流傳。實際上此書乃是竹田定快（定加的數代之後）偶然從某隱士處得到有關腹診的「斯篇」，以此為基礎編纂而成。這在定快寶永三年（1706）的序文中述之甚明，故應將此書視為十七世紀末期的腹診著作。《日本漢方腹診叢書》所收為 1793 年的刊本❷❸，引用據此。

三、各書的構造與特徵

要想看清早期腹診著作的內在構造，則必須逐一檢討其內容。可以說迄今的研究，皆因未對此作細緻的考察與分析，才形成了一些惑於似是而反失其真的結論。

❷❷　《日本漢方腹診叢書》第 2 卷，第 579–620 頁。
❷❸　《日本漢方腹診叢書》第 2 卷，第 207–258 頁。

1.《百腹圖說》

在書名與〈序文〉之間，明確記有「一溪道三注」；正文中又可見「先生三喜」的字樣，可見此書內容的源頭並非出自道三；〈序文〉的末尾署時為「慶長七年」，即相當於曲直瀨道三歿後八年的年號，但沒有署名。因而很難確定此書究竟是成於道三之手，抑或是其子玄朔，乃至其他門人。然而這些疑點並不重要，值得注意的是，在十七世紀初期——腹診之術初現的時間坐標點上，在以田代三喜、曲直瀨道三為代表的「後世派」大本營中，已然出現了腹診專著這一事實。這部出自秉承宋明醫學之宗旨的「後世派」醫家之手的腹診著作，雖然在時間上出現最早，但在篇幅上卻遠遠超過本文所言及的所有其他腹診著作，而且內容極為豐富。在此顯然不可能全面介紹其具體內容，僅擇要點略加說明。

⑴理論學說：本書〈序言〉的全文如下：

> 夫造化之機，水火而已。人身之要，氣血而已。氣血本元氣而已。在陽為天，為火；在陰為地，為水。陽以陰為體，陰以陽為用。無陽則陰無以生，無陰則陽無以化。此本然之理也。故以胃為陽，以腎為陰，是謂先天之氣、後天之氣也。然而診之法有腹候，故腹者有生之本，百病根於此，因著圖說也。學者思諸。

對於中國古代醫學發展脈絡有所瞭解者自會發現，文中所述「天、陽、火、用、化、胃、先天之氣」與「地、陰、水、體、生、腎、後天之氣」的對應概念，或者說以此為基礎建立起來的理論框架，正是宋明以來中國傳統醫學在理論方面新的生長點，甚至可以說是宋明理學形成後，浮現於中國文化層中的主導思潮。因而與其狹隘地說這篇〈序言〉

是對腹診原理的解說，勿寧高屋建瓴地將其看作是該時代對於生命現象之原理的概括說明與認識。就實際應用觀之，這種究極的哲學理論在本書中，多少還是有些「穿鞋戴帽」之嫌——理論與技術的結合尚未臻水乳交融狀態。例如從理論上講，「虛裏」㉔之動（左乳下的搏動）屬「胃氣、後天之氣」的表徵，但在實際診察中卻被作為瞭解「上焦」病變的資訊來源——「桂枝湯之腹候第五」中云：「傷於風，邪在大表，上焦尤強，故此邪爭虛裏」云云；又「小陷胸湯小青龍湯腹候第十九」云：「客氣隨虛裏而動，胸膈短氣者，有水氣」云云。並未言及虛裏的搏動、變化與胃氣有何關聯，而僅僅是被視為上焦（胸部）的邪氣之徵。同樣，在「平素之人腹候第二」中，雖然引用了《黃帝內經》有關「虛裏、胃氣」及《難經》有關「腎間動氣」的論說，但並非是為了解決腹診的具體問題，而僅僅是為了說明不論是後天之氣也好，還是先天之氣也罷，皆「一元氣也，太極也」這樣一個命題。

總之，「太極一元氣一陰陽」這種足以體現時代特徵的哲學思想，不僅見之於本書，同樣也是後述諸多腹診著作的理論基礎。而且在實際應用方面，比本書貫徹得更加徹底。

⑵廣泛採用各種診察手段：縱觀百條文字，可知在各種疾病的診斷過程中，實際上是廣泛採用了腹診、脈診、舌診等一切可以利用的診察技藝。例如在「真寒腹候第五十四」中，詳細論說了如何通過腹症、脈症、舌苔、體溫、眼及淚的狀態、臉的顏色與溫度、唇的顏色與溫度等等，來辨別疾病的性質究竟是屬寒還是屬熱。就脈診而言，不僅是診察寸口（手腕橈側動脈），還有對於神門（手腕尺側動脈）、趺陽（足背動脈）的診察。概言之，本書在腹診方面的特點是：首先，由於在疾病的

㉔　「虛裏」一詞，首見於《黃帝內經》，云左乳下的搏動名曰「虛裏」，是「胃之大絡」，是人的「宗氣」。

過程中，腹部也有症狀表現，所以才需同時對腹部進行診察。其二，比照脈診中寸、關、尺與身體的上、中、下相對應，腹診亦可按照上、中、下的部位劃分而對位於上焦、中焦、下焦的疾病作出診斷。正是由於本書所關注的是利用腹診對邪氣、疾病存在的具體位置做出判斷，而不是辨別抽象性的氣之虛實，所以後來興起的「古方派」亦接受並引用其圖與說。

⑶治療方法：本書中所見治療方法，全是藥物療法。換言之，該書的主體思想是授人如何使用包括腹診在內的一切診斷手段和如何選擇適當的藥方。可以說這恰恰就是內題「眾方規矩」的基本含義。因而「腹診最初由針灸、按摩師等手技嫻熟之流創造與使用」的說法，從這裏就開始遇到無法逾越的障礙。

2.《五雲子腹診法》

本書雖然只有十四段文字與十二張圖，可謂極短之書，但若詳加檢討，仍可發現若干要點。

⑴作者的問題：本書起始處、書名之下見有「男雲統筆記森養春院法印傳家秘本」之文字；正文第一段開始處有「五雲子曰」字樣（圖六十三）；第十三段末尾可見「以上十二則，原本並冠『家君曰』之字，家君者五雲子」的雙行小字注。因此不管是將此書完全視為五雲子之作，還是因「唐土（中國）無其說」㉕，而以為全係門人森雲仙、雲統之作，皆未必適當。現以雙行小字注為界，比較前後之文，則不難發現其間存在著明顯

五雲子腹診法
男雲統筆記
森養春院法印傳家秘本
五雲子曰病ヲ候ニ望問聞切ノ四者ヲ以テス然𪜈病者ニ
對シタルハカリ之ヲ候𪜈ハ病人ニ臨テ標的トスヘキヿナシ如
常人ニ對メ其人ノ病邪アル處或ハ性知マテモ候察シ其形
ヲ見テ氣血ノ虛實ヲモ察シ平生ヨリノミ心ヲ放タス時ト
メ棄慢スルヿナケレハ自然ニ背腹ノ様子ハ云フニタラス藏
府心知ノヿマテ掌ヲ見ルカ如クナル心平生藏象ニ工夫ヲ
用テ佳也
五雲子腹診法　一

圖六十三　《五雲子腹診法》首頁

的不同。是知即便是篇幅頗短的早期腹診著作，其內容也同樣存在著源於不同之時、不同之人學說的可能。

⑵理論上的構造：從開始至第十三段的終了，即所謂五雲子所述的部分中，「脾胃」與「肝氣」被視為最重要的病因與疾病㉖。而診腹與治療亦如後述，同樣是以脾胃、肝氣為中心。因此可以說五雲子的腹診完全是以此為理論基礎與框架而建立起來的。與此相對應，第十四段，即雙行小字注之後的文字，則可見「邪在表」、「邪在裏」，特別是「腎虚」、「天之一元之氣」、「按之，以察有力無力，知生死也」等。從理論方面的構造言之，前後可謂大不相同。

⑶診背與診腹：如第一段具有「總論」性質的文字中所論述，為要察「氣血之虛實」，應在「背腹的狀況」上「用功夫為佳」。即在五雲子的診斷方法中，實際上包含著「診背」（圖六十四）與「診腹」（圖六十

㉕ 在《診病奇侅》所載《五雲子腹診法》的末尾，多紀元堅寫有如下識語：「診腹之法，唐土久無其說。五雲子之於此術，豈宿有獨得，抑歸化之後觀我醫之伎就有發明乎？茲編余獲之於養春後人雲悅，又獲之於兒醫人見元德。二本稍有異同，仍互參繕訂，以附於《奇侅》之後。」

㉖ 例如，第二段文字中說：「應知食鬱之症，脾胃之食氣升聚，必發癰毒。右之京門（穴位名稱）隆脹，是思慮多，心肝鬱故也。」

第三段文字中說：「飽酒、飽食之際，便成病者也。」

第四段文字中說：「飲食濁氣升，為痰，粘著筋骨，骨高也（中略）。應節飲食。」

第五段文字中說：「殫心力於軍法等書籍，或平生謀慮，勞心力等，應知心肝鬱滯之人如此。」

第六段文字中說：「有好酒食厚味，夜食蕎麥麵、刺身（生魚片）等之人。」

第八段文字中說：「號二重腹之患者（中略）脾胃虛，大包（穴位名稱）緩也。」

第九段文字中說：「大食而成如此也，為傷食也，成半身不遂也。一旦治之，若又傷食，成中風也，或成膈症，不治也。」

第十段文字中說：「脾胃之瘍（傷），應知液燥。」

五）兩方面。

第二段文字介紹了具體的診察方法，即：

> 先，應視人背之模樣。因肩之周圍為骨之交會之所，故氣血易滯，故肉亦厚也……，推右方……可知食鬱之症，推左方……是思慮多、心肝鬱故也。……視背之大抵，可知虛實。

古人云：撫肩決生死也。二六時中可放心用功夫。

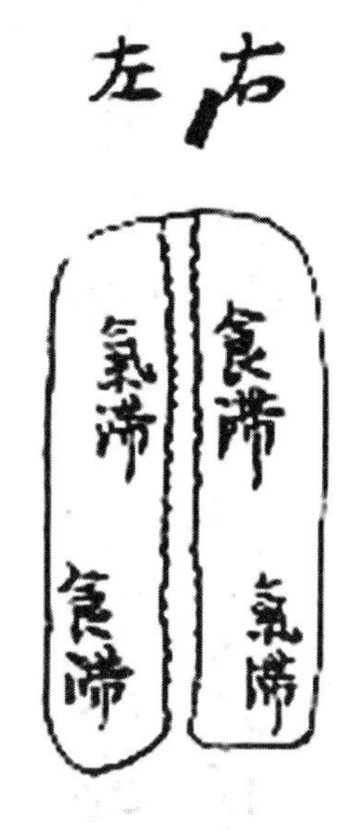

圖六十四 五雲子「診背圖」

另外在第四段文字中，也在診腹中言及診背之事。「診背」後與「四診」（望聞問切）、「診腹」合稱「六診」[27]。但這只能說是診斷學在後世的發展，在早期的腹診著作中，「診背」與「診腹」尚處於未分開的階段。與此不同，第十四段文字雖然再度敘述了診察的要點與一般方法，但卻絲毫沒有言及「診背」。另外在第十四段文字中還能看到一節非常有趣的文字：「平手按乳下……病人之心弱者，虛也。」將乳下之動與「心」聯繫在一起，對於當今之人來說乃是常識，但對於古人而言卻是在接受了西方醫學之後才瞭解的重要知識。不論是古代的中國醫學，還是日本漢方，皆將乳下之動稱為「虛裏」，視為「胃氣」的外在表露[28]，

---

[27] 見香川修庵：《一本堂行餘醫言》卷 1〈診候・視背〉（《近世漢方醫學書集成》第 65 卷，第 40–42 頁）。

[28] 本間棗軒《內科秘錄》卷 1〈脈法〉（《近世漢方醫學書集成》第 21 卷，第 63 頁）中言：「近來西洋醫學大闡，人身究理亦明於世，然仍無心得於內景者亦不尠」；

由此可知這第十四段文字形成甚晚。而且即便是在西洋醫學知識已然傳入時，也仍然不是所有的醫家都明白「虛裏」與心臟跳動的關係。故在「心弱者」三字下可見「按、此義不明」的小字注釋。

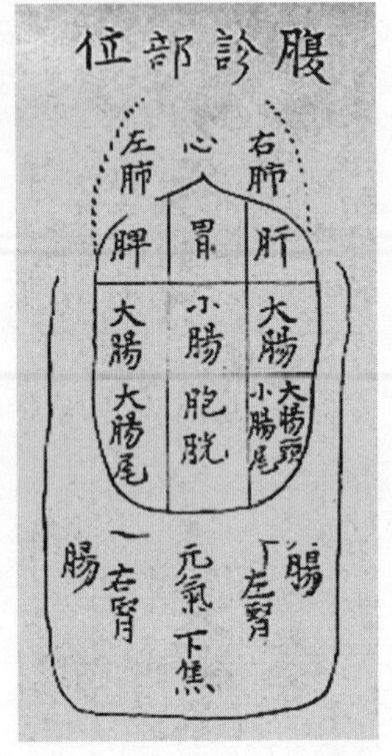

圖六十五　五雲子「診腹圖」

⑷治療方法：腹診被認為首先是在針灸醫師間流傳的診察方法，但此書中全然沒有見到針刺療法的內容。而且「灸」法也僅僅是出現在與「診背」有關的內容中。即第二段「視背之模樣」時，因肩周氣血易滯，故「宜灸」；若食鬱「可灸右督俞、膈俞，左京門」；心肝鬱「宜灸左督、膈俞，右京門」。其後論腹診時，則僅僅可見藥物療法㉙。

前面曾談到，本書中「診背」、「診腹」並用，兩法尚未分離。但若結合治療方法觀之，其關係又變得十分複雜：一方面，「背」僅與「灸」相聯，「腹」唯與「藥」相關；另一方面，兩者的理論框架又都是建立在「脾胃（右）・

「心藏兩肺之間，僅其尖尾露之，悸動築築應左胸者即尖尾，所謂虛裏也。」另外可參拙稿：〈中國古代醫學對呼吸、循環機理認識之誤〉，載《自然辯證法通訊》，1994 年，第 1 期，第 42 頁。

㉙ 例如，第六段中，「若痞向右，難治也，未堅之時，健脾丸可治。」第十段中，「動氣自右而動……不可用下痞之藥，宜增減八珍湯，專事滋潤。」第十一段，「痞向左，宜參酌諸症，用厚朴、青皮、莪竹、香附（酒制）、黃連、三稜之類。」
第十二段，「中道痞者，宜視虛實，以香附、縮砂、山楂、神曲、麥芽（酒制）、芍藥、當歸（酒制）、青皮等藥療治之。」

心肝氣鬱（左）」這一簡單的基礎之上。

3.《腹心傳》

著者橘隆庵在書中自述其學問源流時說:「少時，學於洛陽[30]，時有針術之老人，考腹，得見生死長短，妙如掌指」，故隨老人而「得教習也。自爾以來三十餘年，臨病人，常考試其腹，漸得腹心之理。」此書的特點如下。

⑴腹心之理: 所謂「腹心之理」，是指「腹有太極、陰陽、五行之品」。但這些高深的道理，只能「口傳，故略。」又說:「動氣者，乃人類固有之物，人人有之，故無之則身形俱亡。……所謂動氣、元氣者，即陰陽之根本、太極之本體也。」橘隆庵想要通過太極、陰陽、動靜、體用等概念，說明生命的根本——「太極一元氣」位於人體的腹部，所以「腹為人之第一重要」的道理。

由於書中見有「動氣詳義，存於《難經》」之語，故日本學者將此書的理論構造說成是「參照《脾胃論》[31]，而陳述《難經》系統的腹診方法」[32]。但實際上本書作者對於《難經》之說，採取的乃是批判態度。例如在論及「動氣」時談到:「動氣有強按則愈強者，如是之人卻得長壽也，可為心得」;「動者，動則物生，即陽之動也，是太極之用所以行也」——即將動氣看成是生命的原動力，而不是邪氣或疾病。甚至可以見到對於《難經》核心理論直截了當的批判:「《難經・三十六難》以左為腎，右為命門，大誤!」其理由在於，按照橘隆庵的看法，兩腎皆屬於水，而

[30] 京都古稱洛陽，與中國之洛陽無關。

[31] 作者為「金元四大醫家」之一的李杲，以注重補養脾胃而被稱之為「補土派」的代表。

[32] 《日本漢方腹診叢書》第1卷，松本一男〈解說〉，第11頁。

「兩腎之間為命門。《易》曰：一陽陷於二陰之中是也。」因此兩腎僅僅持有「陰一靜」的性質，「太極之體所以成也」。所謂元氣、陽之象、動之用，以及生的功能，都是胃氣。因而所有的疾病都是因胃氣虛、或滯引起的：「不拘何病，未見有腹中無滯者」；「脾胃之元氣衰，剋化飲食之運行之力弱，邪氣自然滯」；「世間長病者，皆腹之惡故也」。

陰陽之說，也是「理」的一部分。將腹分為左右（左為陽、右為陰），疾病的性質亦因此而不同，乃是此書中所見陰陽之說的要點。即：「腹之痞所屬，在左，吉也；在右，凶也。其故，左陽分、右陰分也。故陽分之左易治，陽主發也；陰分之右難療，陰主閉也。」橘隆庵就是如此這般運用太極、元氣、陰陽來解釋「腹心之理」的。

⑵死生判然之術：在《腹心傳》中，論「理」遠遠多於談「術」。在涉及各種疾病時，往往是詳細敘述病名、病因與症狀。那麼在這種情況下，腹診的作用究竟是什麼呢？用作者的話說，腹診的用途在於「可見死生之判然」。即判定是屬「死症」，還是屬「胃氣、元氣未絕，故不死」。正是由於本書對於動氣的看法，與《難經》根據腹部「動氣」所在位置（上、下、左、右、中之五方）來言說五臟疾病不同，而是將其視為元氣、胃氣的表現，所以他才主張「考動氣，判死生吉凶」。同樣，察「痞」之疾存在腹之左，還是在右，也不是作為診斷某種疾病的具體體徵，而是作為判斷吉凶的依據。由此可見，本書所提倡的腹診方法及其作用，與各種疾病的具體診斷並無直接關係，而是在於判斷虛實、死生。而且按照作者的說法，這樣的腹診技術還能對於疾病進行預測：「即便無病之人，考腹，頓知病之將發也」；「無病之人，考腹，自知病之所發、其人壽夭也」。在需要預測疾病的轉歸時，「雖病退，若其人腹惡，則須與大病再發，而成重症也。」總之，作者的基本診斷思想是：「腹、脈、症三合而考之，則病之幽顯、死生吉凶，瞭如指掌」。但「病多相似之症，脈

又神妙莫測」，「本邦之醫，疏者脈也，今世未見能診者」，故成此書、此術，以代脈診，欲使虛實死生的判斷變得容易。

⑶治療方法：就治療而言，只能見到諸如：疝氣「若用攻擊，損傷脾胃，則為壞症，不治」；腫脹「不可以久年之積藥急攻，若急欲下，則中氣損傷而終至死症」；嘔吐「其時或針，或用丸散之類」等寥寥數語，幾乎沒有涉及任何病症的具體治療。然由此仍能看出本書的作者是一位以藥物治療為主的醫家，而且尤其注重脾胃的保養與治療。這與其將腹部動氣視為胃氣、元氣之徵的「腹心之理」，正相呼應。

若將《腹心傳》與《百腹圖說》略加對比，則不難看出，雖然兩者皆是以太極、陰陽、動氣、元氣立論，來言說腹診的原理，但可以說：只有《腹心傳》才是首尾一貫地從理論到診察、從診察到治療，徹底貫穿著這一學說體系。

4. 松岡意齋、森中虛

在松井操漢譯的《診病奇侅》㉝中，載有十三段多紀元堅寫本中未見的森中虛之說。現將兩種《診病奇侅》文本中所見森中虛之論歸納在一起進行討論。

⑴以動氣為中心：除去重複，兩種《診病奇侅》中共有三十一段森中虛的言論。其中有十八段談到動氣。然而即便如此，也仍舊不能認為其腹診法是沿襲《難經》而成，或是贊同《難經》所創的動氣說。森中虛所採用的動氣診察之法，實際上與脈診極為相似，主要是依據腹部動氣的「強、弱、速、遲」來診察元氣、脾胃的虛實㉞。概言之，作者雖

㉝ 《日本漢方腹診叢書》第 1 卷，第 205–404 頁。

㉞ 例如：動氣亦與平人之脈候相同，一息之間，四動五動為吉，一息之中二動、或二動半，至遲，此元陽之虛也。

以腹診取代了脈診——「察病之際，以動氣為第一」，但其要點不過「察動氣之太過、不及與平和，以定其難易」。尤其是從「診幾萬人之腹，無動氣在右者也；千萬人中，有天性所生動氣在右之人，莫若是與反關脈㉟相同者也。」的解釋觀之，其腹診方法不僅與《難經》無關，而且簡直就可以說是在通過「實證」來批駁《難經》空中樓閣式的動氣學說。

那麼是否可以說森中處的動氣診察，不過是以腹部動脈的診察取代了寸口脈呢？兩者間畢竟還存在著某些差別。例如「動氣上脘」、「動氣當鳩尾、中脘」；「中脘、任脈所過之處，動氣如舂米」之類的症狀，在腹診以外的場合是看不到的。根據臨床經驗，可知這些症狀大多出現在心臟病、肝硬化、或極度羸瘦的危重患者身上。森中處綜合參考「脹滿」等腹症，而斷言為「難治」、「必死」，是合情合理的。

然而不容忽視的是，除「必死」之外，如在其他情況下診察到異常的動氣，則全部是以「陽虛」、「元氣虛脫」、「脾胃虛」、「相火散亂」這些「虛」的病因加以解釋。尤其是從「動氣數、脈靜，虛也，宜地黃丸；動氣靜、脈數，實也，病在血分，宜刺榮分。」這種腹診與脈診的對比中，可以看出構建於作者心中的理論框架，是將「腹」作為氣的存在場所，「脈」作為血的存在場所。此時反觀前述《腹心傳》中所言「食滯、淤血，又不同也。淤血為血分之病，故不礙胃氣」，則可知這種將「腹與脈」分別想定為「氣與血」的運動場所的思想，亦同樣存在於該書之中。大致瀏覽了這些論說之後，自然不難理解在該時代的腹診法中，腹、元氣、

虛人，動氣不見者，其命不久，細數者亦危。若有力，則可治。一息之間，動氣五六動者，風邪也。七動者危。八動者難治。稍知脈診方法的讀者一眼即可看出，這與中醫所言「一息脈動五次為正常；少於此者（遲脈）為虛、為寒；多於此者（數脈）為熱」等等完全一致。

㉟ 脈診中稱天生手腕內側無脈，而現於手背側者為「反關脈」。

胃氣、動氣是如何緊密聯繫為一體而被加以認識的。

⑵治療方法：「元氣虛脫，則動氣出現」（此指上腹部之動）；「虛人，動氣不現」（此指臍左之動）——由於主要是從「虛」的角度來考慮疾病的性質，治療方法自然是以「補」為主。因而對於臍左之動遲緩的診斷與治療是：「此元陽之虛也，用附子、肉桂之處也」；當動氣「如舂米，為脾胃之虛」時，認為「此症針刺有大害」，力戒採用針刺療法。又如，「臍下周圍硬，乃腎虛；是腎氣之涸。用八味丸之處也」；「動氣數、脈靜，虛也，宜地黃丸」；痢病，若「腹皮無力」，為「虛證」，「宜以六君子湯等補之」等。可以說力倡補養脾胃與腎，是森中虛治療方法的特徵。反之，「針」作為瀉法的工具，只有在「動氣靜、脈數，實也，病在血」的場合才適用。

5. 白竹子

《診病奇侅》所載白竹子的論說有二十一段。其中不乏與森中虛相通之處，例如說動氣在「左天樞」㊱為常；動氣不足為最險；鳩尾之動為惡候，等等。然而在「左右」的陰陽屬性上卻看法不同，這說明各有來源。即無論是橘隆庵還是森中虛，都是以腹左為陽、右為陰；病在左易治、在右難醫，但白竹子卻是沿襲「左腎、右命門」之說，主張：「若動氣繞右之天樞，右命門火旺，水盡歸火之兆也」；「應知左腹之痞，第一腎虛，疝氣；右腹唯氣鬱無疑」。於此多少可見《難經》之影響。另外白竹子讚賞「外病知於脈，內病知於腹」的主張，倡導將腹的厚薄、虛實與上、中、下，浮、中、沈組合成「九候」，依次進行詳細的檢查，顯示出改造移植中醫脈診「三部九候」之法於腹診的蛛絲馬跡。

㊱ 穴位名稱，位於臍旁。

6.《針灸遡洄集》（腹診部分）

⑴臟腑的診察：此書最顯著的特點，在於有關臟腑的診察。在上述五種著作中，臟腑診察僅見於《百腹圖說》。集腹診法之大成的《診病奇侅》，在診肺、診心、診脾胃、診腎、診肝，即所謂診察臟腑的各項下，皆是始於對《針灸遡洄集》的引用。因而在檢討腹診法中診察臟腑知識的形成時，自當注意本書的重要性。其內容基本上是源於《黃帝內經》、《難經》中所見有關臟腑位置與病症的論說。當然，這些「臟腑」既有與實際解剖相吻合者，亦有不同者。

⑵虛裏的診察：虛裏之動，實即左乳下的心尖搏動，在腹診中備受關注。然而儘管如此，恰如臟腑的診察一樣，在上述五種著作中，唯有《百腹圖說》涉及虛裏的診察。換言之，沒有談到「虛裏」問題的腹診著作，其診察部位基本上是局限在腹部；而因虛裏之診，醫者的手也就從腹部擴展到了胸部——由此引出許多「道德」方面的問題，但這不是本文所欲關注的問題。

臟腑與虛裏的診察，雖已出現在最早的腹診著作《百腹圖說》之中，但反而不見於此後陸續形成的腹診著作中。而且若將《百腹圖說》與《針灸遡洄集》加以比較，則會發現後者並非前者的繼續。在《百腹圖說》中，五臟的腹候作為疾病的症狀表現，在百條的「病、藥」之中不過僅佔五條。而就《針灸遡洄集》而言，只要看一看其腹診部分的子目，即可明白臟腑與虛裏在其中的重要地位。其子目如下：

腹診總論

診肺、診心、診脾胃、診肝、診腎

虛裏之動

動氣三候

從《百腹圖說》到《針灸遡洄集》，大約經歷了百年。腹診的內容已然發生了顯著的變化。對此的分析，容待後文。

7.《腹診傳法》

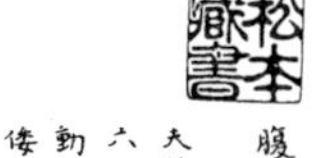

腹診傳法

腎間動氣之辨

夫腎間動氣始出於越人難經而見於八難及六十六難然其診法不詳是以或為尺部脉或為腎經之動脉而未得其正然宗立處天民之輩猶未得之況倭奴庸醫淺見之輩乎近來洛陽三伯武陽三悅欺後生而請誓文授於假名書之一卷號言腹診傳授秘卷依之貪於金銀得於賄賂以為終世之營於是悅玲好異之諸生雷同而爭得其傳授予亦嘗時得之然弱年未熟之學未知其是非實思當憑地矣漸

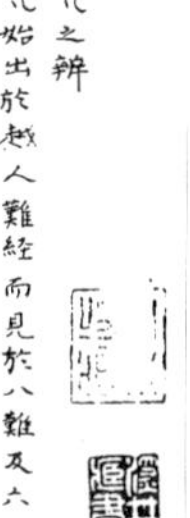

圖六十六　《腹診傳法》首頁

在題為「意仲玄奧」的意齋流針術秘傳書中，可以見到對於味岡三伯、草刈三悅腹診法的批評：「其後，醫書講讀之師味岡三伯所傳，不過腹診之皮毛，全非意齋流之真傳。」[37]然而如果跳出古人恪守門牆之見的藩籬，卻不妨說：透過這種批評，在「非真傳」的背後所隱藏的，恰是個人新的創見或新的綜合與改造。

⑴先脈後腹的原則：「先師數原法印之傳曰：凡臨病人先診脈，然後必應診腹。」這種「先脈後腹」的主張，確與前述將腹診置於第一位的橘隆庵，以及專心腹診的意齋、中虛的診斷方法不同。此書一半的內容是「縱然為門人弟子，非經盟血之誓，不可謾傳者也」的「妊娠診法」。然而這一部分須經嚴格程序方可傳授的內容，卻與腹診毫無關係，主要是脈診方法。除脈診之外，還有占法，也是屬於「秘傳」的內容。

⑵腹診的作用：行腹診之際，最為重要的是根據「痛、癢」辨別疾病的虛、實。「大抵應知實痛、虛癢」，即：「若有痛處，可知證屬病邪之實。押之手下酥癢，無任何條索，按之軟而輕吟，為虛證，應知元氣之不足也」。又以拇指按臍上，據動氣之有無而判斷死生，乃是腹診的另一功能。一言以蔽之，腹診的作用仍然不過是虛實、死生的辨別。但據痛

[37] 引自大塚敬節：〈腹診考〉。

擠別虛實、以拇指按臍診動氣的具體方法，確與其他腹診之書不同。另外在論述「虛裏」的部分中，雖將五臟六腑之脹滿作為「腹」的重要疾病詳加敘說，但實際內容卻與腹診無關，而是「記以〈靈樞脹〉篇」——僅僅記述了與望、聞、問三法有關的症狀表現。至於說何以會在「虛裏」項下記述五臟六腑之「脹滿」，而且僅僅是記述這一內容，無疑是由於在當時人眼中，「虛裏」乃是胃氣，是推動臟腑運動的原動力。

(3)「呼考堂一源」的動氣診法：雖然一般認為《腹診傳法》係草刈三悅歸納整理其師味岡三伯之說而成，但現存的文本中近乎一半的篇幅，卻是「呼考堂一源」批判味岡、草刈之說的內容。批判的核心在於「腎間動氣之辨」。換言之，所以稱「一源」（文中亦見作「僑按」），意即在於此：一源引用明代醫家滑壽、虞摶等的學說，不贊成在臍上診候動氣，而是主張應在臍下診候。據一源之見，不論是《難經》中所述動氣也好，還是明代醫家的解釋，都不是將脈的搏動作為動氣加以診察。動氣的意思，乃是臍下的運動。同樣，虛裏也不是胸部之脈（心尖）的搏動，而是胸的運動。這種並非脈動的運動，無疑是指隨呼吸而現的皮膚、肌肉之運動。此說是否符合古典之原義，可謂無關緊要。重要的是透過他的論說，可以更加深入地瞭解當時的醫家是如何按照各自的理解，來思考腹診的原理；如何以各不相同的方法來實踐腹診之術的。

8.《診腹精要》

竹田定快將得於某隱士的腹診書加以刪正，又據方技家之說補其缺漏，復用功夫於折衷諸家之論，最終著成此書。因此《診腹精要》可謂是集該時代之大成的一部腹診著作。與上述諸書比較而言，此書的特徵在於要將腹診技術加以體系化。

(1)陰腹與陽腹：此書始自〈總論〉，其要點即「陰腹與陽腹」之說。

「詳明其診之難為陰陽。陰陽者何也？人之腹狀有二象」，即腹的狀態雖有肥瘦、潤燥、強弱種種不同表現，但要約不過陰陽二象。竹田定快說，他曾經主張「醫之要」在於「脈之理」，但因為「脈理微妙也，難以神領，在意而不在象」，故轉而提倡採用直接診察「象」的腹診取代脈診。由於他對以《黃帝內經》為代表的中國古典醫籍早已熟悉，所以儘管診察的手段發生了變化，但理論性的框架並未改變，可謂法異而理同也。

⑵診法要訣：在解明腹診大要、基礎知識與具體方法的〈總論〉之後，繼之為〈診訣舉要〉。在這一部分中，首先依次解釋了臍、動氣、虛裏、腹之上下、按之輕重等通過診察所獲腹症的意義；然後自傷寒至痘瘡，總計取十五種病名，分別詳述各病的腹症及其在診斷上的意義。這一將各種疾病詳加條理的「診訣」，表現出欲將腹診體系化的意圖，然而在實際診察中，到底還是與其他著作一樣——不是依靠腹診進行具體的診斷，依舊是聚焦在虛實、死生的辨別。

⑶治療方法：書中有六處言及治療原則[38]。據此可知其治療方法之大概。首先，是以用藥為主；其次是將「灸」作為一種溫補之法，即扶

[38] 即：筋現臍下時：「治方宜專用補陰之藥，可以取滋補之效。」
與之相應，筋現臍上時：「治方宜專用救陰補陽之藥，可以運化中焦。」
脚氣之病：「其治若湯藥、艾灸並施，則殆少收功者。」
痢病之病：「按之有塊者，不問病之新久，宜用消導滲利之劑攻之可也。按之無塊者，不問病之新久，慎不可攻之。（中略）然如脾胃之瀉證，務在補中焦，不可一概論之。」
膈噎之病：「非藥力所能及。若於得病之始，若速灸譩譆穴，（中略）多奏再生之效。」
癆瘵之病：「於刺法，針已不可為。（中略）氣血未虛，形肉未脫時，灸四花、患門，（中略）壯數不得過五十。（中略）但上焦火動者與脈已微數者，俱不可灸。（中略）藥大抵宜淡薄平和之劑，慎勿用攻擊、吐、下之藥。」

助陽氣的手段而廣為利用。至於「針」，則只有勸戒之語。

四、討 論

利用以上所述各種早期腹診著作的構造與特徵，無疑可以從許多方面展開討論。但這自然又要牽涉到許許多多背景知識的介紹，因而只能局限在足以體現其總體性格的幾個問題。

1.治療方法

通過以上枚舉的各書所見治療之例，足以看清早期腹診著作所涉及與採用的治療方法，基本上都是藥物療法。因而對於最先由針灸、按摩師倡導腹診的「定論」，必須加以適當的修正。再者，對於其中所見為數不多的針灸療法，亦有分而論之的必要。如果從現代科學的角度觀之，針與灸都不過是對於人體施加某種物理刺激，因而往往會同時並用、或互換使用。然而在當時醫家的眼中，由於針與血、脈的直接關聯，所以僅僅被看成是一種「瀉血」的手段——在腹、氣有病的場合乃是不適用的治療方法。這就是何以在言及「針」時，幾乎都是力戒其害之語的根本原因。另一方面，雖然只有極少幾處提到灸法，但「灸」作為有助陽氣運行的手段，卻是一種在大多數場合都可使用的療法。唯在《五雲子腹診法》中，「診背」與「灸背」之間，似乎存在著某種特定的聯繫，這不僅使人想到針與灸在古代原本即是可分可合的兩種獨立的治療方法，而且令人想起了宋代描繪民間醫生「灸背」的名畫《灸艾圖》（圖六十七）[39]。然而有關「診背」與「灸背」，實在缺少可資進一步深入研究的

[39] 此畫現存臺灣故宮博物院，作者為南宋時期的李唐。《故宮名畫三百種》（大塚

資料，這或許是所有「民間療法」的共同特徵。

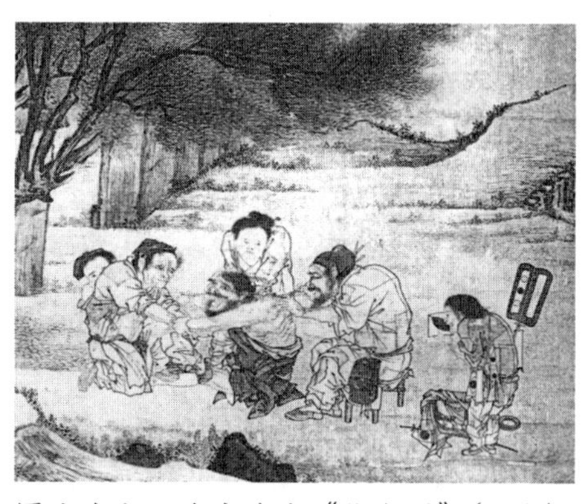

圖六十七　南宋名畫《艾灸圖》(局部)

2.理論的實在化

由於日本的漢方醫學界始終極度推崇以吉益東洞為代表的「古方派」，認為這種注重實證、不尚陰陽五行等虛幻理論的醫學流派最能體現漢方醫學的特徵，所以在「腹診最先由針灸、按摩師提倡」這一說法的背後，實際上隱藏著足以體現這一思想意識的潛臺詞：既然腹診是由日本人所創造，那麼理應在本質上與以陰陽五行學說為理論基礎的中國醫學有所區別；既然腹診是一種以實證為特徵的診斷技術，那麼就應該是由一些在醫學理論方面素養不高，但卻手技嫻熟者所創造。然而從上述有關剖析不難看出，所有的早期腹診著作實際上都具有各自的理論框架。其間充滿了從「太極—元氣」之究極性本源，到「陰陽—脾腎—先後天」之體用的論說。如與當時注重理論的「後世派」的其他醫學著作相比，早期的腹診著作在理論方面不僅毫無遜色，而且勿寧說是更勝一籌。足以給人留下深刻印象的，恰恰就是其中遊刃有餘地運用「太極—陰陽」等抽象概念，而建立起腹診的理論框架與診察原則的具體過程。換言之，腹診形成不就是將這些形如虛幻的究極真理，在「腹」上加以實在化的過程嗎？

在知識的傳播方式中，存在著一種稱之為「激發傳播」(stimulus diffusion) 的現象㊵。概言之，「激發傳播」是指由於聽說有關某種新技術

巧藝社，1959）見有「村醫為病人灸艾之狀」的說明文字。

㊵ 這個概念最先由 A. L. Krueber 提出。其在科技知識傳播中的作用，可參閱李約

與發明的消息，從而促成了獨立再創造與再發明的欲望及實踐，至於所聽到的消息是真是假卻並不重要。通過檢討各種早期形成的腹診著作，已然知道它們在理論與技術層面上都存在著明顯的差異，顯然並不存在直接、密切的內在聯繫。在當時嚴格禁止知識外傳的社會環境下，這些作者或許只是聽說有「腹診」這樣一種診斷方法存在，但這就足以激發他們按照各自對於動氣、虛裏、陰陽等等的理解，去獨立創造自己的腹診理論與方法。

從最早的《百腹圖說》到形成於十七世紀中期的若干腹診著作，其間經過了幾十年的時間。如果深究前後兩方面是否存在著本質性的不同，那麼最值得注意的就是在最早的《百腹圖說》中，儘管其篇幅最長，但它實質上不過是包含有「腹候」的內容——這在此前的中日醫學著作中皆非絕無僅有的內容，因此從某種意義上講，《百腹圖說》尚屬一般綜合性的診斷學著作。在這個時代，或這本著作中，腹診還沒有成長為一種獨立的診斷方法，或者說其概念尚不十分清楚。而成於十七世紀中葉之後的腹診著作中表現出的、欲使腹診體系化的強烈傾向，則可以作為腹診已然成為一種獨立診斷方法的證明。

復將成於十七世紀中葉與該世紀末的腹診著作加以比較，又會發現早期基本沒有涉及「虛裏」的診察，而後期的著作皆格外注重虛裏之診，其診察範圍從腹擴展到了胸。這一變化的理由，或許可在日本近世醫學發展的歷程中找到答案。自室町時代以降，日本醫學界首先接受的是中國的金元（以至明）醫學知識，其特徵是有關脾胃或脾腎的論說佔主導地位。其後，無論是儒學，還是醫學，皆被復古傾向所統治，古典才漸漸受到重視。因此，見之於《黃帝內經》中的「虛裏」之說，也就自然融入腹診中。

瑟《中國科學技術史》第1卷中的論說。

宋明醫學由田代三喜傳入，因曲直瀨道三的傳播而植根日本，形成以三喜、道三為核心的「後世派」。這在日本醫學史也是定說。但通過上述有關早期腹診著作的考察可知，各種建立在宋明醫學理論基礎之上的腹診著作，與產生於後世派大本營的《百腹圖說》並無直接關係，可見宋明醫學及其主體思想的傳入與流佈遠非如此單一，完全可以看作是超越某一「學派」的時代特徵。

3. 中國的「診腹」與日本的「腹診」

使用「診腹」與「腹診」兩種說法，不過是為了將「診察中包括腹部症狀」與「將腹部診察作為一種特殊方法」加以區別。

為要說明兩者的區別，不妨先舉一個簡單的例子。例如當手或腳出現病變時，無疑要像診腹一樣通過望聞問切等手段對疾病進行診察，並做出性質的判斷，但何以沒有手診、腳診等術語存在呢？同樣，當腹部出現病變時，不管是僅以腹部觸診，還是四診並用對其疾病進行診察，如果目的僅僅是為了對存在於腹部的疾病做出診斷，都不能稱之為是一種獨立的診斷方法。這也就是「診腹」的意思。不論是見於中國傳統醫學與「診腹」有關的記載，還是《百腹圖說》中的「腹候」，都是屬於這一範疇的知識。

與此相反，成於十七世紀中葉之後的腹診著作，對於「腹」的診察已然不是為了診察腹部的某種具體疾病，而是以總體狀況——即虛實、死生的判斷為目標。因而成為一種獨立的診斷方法，或者說，腹診的固有定義亦因此而成立。中國的醫史研究者往往熱衷於腹診「發明權」的論爭[41]，甚至舉出甲骨文中有關「腹」的記載作為最早的腹診之說。如果除去某些「感情」方面的因素，這種說法的最大問題即在於沒有分清

[41] 詳見王琦：《中國腹診》，北京：學苑出版社，1994年。

「診腹」與「腹診」的區別。

將腹診與四診並列，從分類方法的角度觀之，由於劃分的標準不同，所以也是不合理的。腹診具有通過某一局部的表現，對整體的病變做出診斷的性質，而這樣的診斷方法通常被視為是一種獨立的診斷方法。例如由法國針灸醫師最先發現的耳穴診斷法，即可稱之為「耳診」。

為要徹底理解日本腹診的性質，不妨再以「眼診」為例加以說明。以望聞問切等手段對眼的疾病進行診察，固然不能叫作「眼診」；中國傳統醫學中有按照五行、八卦將眼部區分為「五輪」、「八廓」的獨特理論，也不能稱之為「眼診」，因為這說到底還是僅僅為了診斷眼的疾患。然而在澳大利亞的土著醫學中，流傳著一種「角膜診斷法」——即通過觀察角膜的變化以診斷全身其他部位的疾病。這無疑可以像「耳診」一樣，被看成是一種獨立的診斷方法，因而可稱其為「眼診」。特別是據說在西藏醫學中存在著將腸子與整個身體相對應，據此診斷全身各部位之疾病的方法，如果將此稱為「腹診」，或許更為恰當。因為這種診斷方法完全符合統稱「局部診斷法」的基本特徵——在某一局部或器官找出整體之「象」(縮影)，以此來診斷全身的疾患。日本的腹診，由於不僅僅是為了解決腹部疾病的診斷問題，而且能夠對全身狀況做出診斷，所以具有與「局部診斷法」相似或相通的一面；但嚴格地講，它又沒有從局部給出整體縮影的內涵，故並不具備「局部診斷法」的性質。這正是因為日本腹診乃是沿著將太極、元氣、陰陽等究極性的理論，在日本民族格外關注的「腹部」加以實在化這樣一條獨特的軌跡發展而成，而並非是像其他局部診斷法那樣以實踐經驗為基礎所決定的。因而日本的腹診，既與中國的「診腹」不同，也與「局部診斷法」異質，具有自身獨特的性格。

記載與詮釋
——日本腳氣病史的再檢討

在遠東一些以精白米為主食的國家中，腳氣病已有一千多年的歷史。然而，直到十九世紀末，日本海軍報導了由於在常規飲食中增加了肉、魚、蔬菜等，海員中間的腳氣病已經根除這一情況後，人們才認識到腳氣病的發生與飲食有關。在此之前，幾乎有半數的海員易發生腳氣病，並且有不少人因此喪命。腳氣病在亞洲的發病率後來明顯降低，部分原因是由於生活水平提高，使飲食變得多樣化，另一部分原因則是由於人們逐漸接受了部分脫殼米、蒸穀米及強化米。在西方國家，維生素 B1 缺乏症幾乎只見於慢性酒精中毒的患者。❶

《簡明不列顛百科全書》的這段描述，概括了近代以來有關腳氣病歷史的普遍看法，可謂頗具代表性的「經典之說」。但歷史的本貌，也許要比這複雜得多。首先，雖然東方的歷史文獻、醫學著作中有不少有關「腳氣」的記述，但是否真的都是現代醫學所說的「腳氣病」（即因維生素 B1 缺乏而引發的疾病），似乎還大有可商榷之處。蓋因維生素 B1 廣

❶ 引自《簡明不列顛百科全書》，北京：中國大百科全書出版社，1985 年中譯本，第 4 冊，第 346 頁。

泛存在於各種食物當中，僅僅是「以米為主食」，並不足以導致腳氣病的發生。事實上，醫學史家大都注意到了在古代的「腳氣病」記述當中，曾經「歷史」地包含了某些其他疾病。但遺憾的是這種認識的深度還遠遠不夠。例如通常只是考慮到，限於當時的認識水平，恐怕未能將風濕性關節炎等一些其他肌肉關節病變排除在外。而對於某些按照現代醫學的病因分類來看，純屬風馬牛不相及的疾病也被「歷史性」地納入腳氣病範疇的可能性，則缺乏「大膽」的考慮。本文所欲說明的是：在醫學史，尤其是疾病史的史料詮釋中，沒有對現代醫學知識的充分瞭解，或不能正確地運用這些知識於史學分析，乃是導致研究結果「惑於似是而反失其真」的根本原因。

引文中所言「腳氣病在亞洲的發病率後來明顯降低」雖是事實，但將其原因歸結於「部分原因是由於生活水平提高，使飲食變得多樣化」，卻不夠嚴謹。因為生活水平的提高，與飲食結構單一還是多樣化，二者之間並無必然的內在聯繫。實際上，東方諸國雖然是以米為主食，但無論是權族豪貴還是平民百姓，其飲食始終都是多樣化的。同樣，認為「另一部分原因則是由於人們逐漸接受了部分脫殼米、蒸穀米及強化米」，亦缺乏必要的說服力。因為眾所周知，雖然科學教育不絕於耳，但並沒有人真的在生產與食用「部分脫殼米」(dehusked rice)、「蒸穀米」(parboiled rice)、「強化米」(enriched rice)；特別是近代使用機械脫糠後，大米的「精白」程度與古代相比，簡直不可同日而語，但腳氣病卻基本上銷聲匿跡。因而飲食多樣化在預防腳氣方面，只有對海員、囚犯等特殊人群才有意義。以日本海軍腳氣多發、實行「兵食改良」而大獲成功的事例❷，來說明發生在處於完全不同生活條件下的一般民眾中的事情，並不完全合

❷ 日本海軍於 1884 年實行兵食改良，增加飲食中的營養，從而基本解決了腳氣病的問題。參見下章：〈麥飯男爵——高木兼寬〉。

適。

「腳氣」這一病名最早出現在中國❸，且歷代的醫學著作中確也多有論說，但實際上其流行與危害程度均遠不及日本。在昭和十四年 (1939) 以前，日本民眾罹此者甚眾、亡於此者極多，故「腳氣」在日本素有「國民病」、「風土病」之稱。此乃本文欲就日本歷史上的腳氣病，及其史學研究中的一些問題，再加探討的原因所在。總之，腳氣對於我們來說，雖然已成為某種歷史性的疾病，但就其歷史而言，仍有許多神秘之處值得思考。

一、日本的腳氣病流行史撮要

日本史書中首次出現「腳氣」一詞，是在《日本後記》❹平城天皇大同三年 (808) 的記事之中：

> 甲子（十二月十七日），藤原朝臣緒嗣言：「臣生年未幾，眼精稍暗，復患腳氣，發動無期，此病歲積」。

此後，藤原緒嗣終身為腳氣所惱，七十歲時死於非命。

然而日本的腳氣病史研究，與中國方面的情況一樣，研究者大多認

---

❸ 腳氣作為病名，始見於晉代葛洪（281～341，或 283～364）所著《肘後方》。但應該說這僅僅是就漢字文化圈中的記載而言。因為我們並不知道其他古代文字記載中是否有相當於「腳氣」的病名，以及在這一病名出現時，是否存在域外文化的影響。

❹ 藤原緒嗣等撰，40 卷，成於仁明天皇承和七年 (840)。

為：在「腳氣」病名出現之前，這種疾病早已客觀存在❺。這是因為在開始使用「腳氣」這一病名之前的日本古代文獻中，如同中國一樣，可以看到許多有關腳病的記載。如《日本書紀》❻允恭天皇（五世紀初）即位前記中有「我之不夭，久離（罹）篤疾，不能步行」之語，皇極三年 (644) 記中有「皇子患腳不朝」之語；《古事記》❼景行天皇記中有「然今吾足不得步」之語；《續日本紀》❽聖武天皇天平十六年 (744) 記中有「安積親王緣腳病從櫻井頓宮還，丁丑薨，時年十七」之語等等。史家以為這些記載足以說明，在腳氣病名出現之前，該病早已客觀存在❾。

當日本的語言文字因受中國古代醫學的影響，開始使用這一病名之後，諸如史書、文學著作、日記、醫書等各類文獻中有關腳氣的記載也逐漸增多。但正因為僅僅依據歷史的病名記載和簡單的症狀描述，並不足以判斷其確屬維生素 B1 缺乏症，所以對於這些記載是否屬於「真腳氣」，歷來就有兩種看法。否定者以為鎌倉時代 (1192～1333) 之後❿，甚至要到江戶時代的寶曆 (1751～1763) 之後，始有「真腳氣」存在⓫。但不管怎樣，進入江戶時代 (1603～1867) 之後，腳氣的確成為一種普遍流行、並引起極大社會關注的嚴重疾病。例如在松井眾甫所著《腳氣方論》(1748) 的〈松井泰序〉中，見有下述之語：

❺ 一般認為，今本《黃帝內經》(即《素問》與《靈樞》) 所言「厥」、「痿躄」、「厥氣生足悗」之類疾病，以及《史記》、《詩經》、《左傳》等書中涉及腳病的記述，都可能含有腳氣病。

❻ 舍人親王等撰，30 卷，成於元正天皇養老四年 (720)。

❼ 太安麻呂等撰，3 卷，成於元明天皇和銅五年 (712)。

❽ 藤原繼繩等撰，14 卷，成於桓武天皇延曆十三年 (794)。

❾ 以上所述均據山下政三：《腳氣の歷史——ビタミン發現以前》，第 61–72 頁。

❿ 富士川遊：《日本醫學史》，第 620 頁。

⓫ 詳見山下政三：《腳氣の歷史——ビタミン發現以前》，第 61 頁。

當今時也，脚氣大行矣。上之公侯貴主，下之閭閻鄉黨，離此患者迋迋有焉。⓬

又如秋山宜修《腳氣辨惑論》亦云：「當今之世，王侯至庶人罹此疾者尤多。」⓭由於腳氣在日本國民上迄將軍、下至庶民間廣泛流行，因此而亡的記載比比皆是，因而自江戶中期開始，專論腳氣的醫學著作亦不斷湧現（參見表四）。這也可以說明江戶時期腳氣病確實十分猖獗。據日本疾病史著作⓮記載，其大體情況是：腳氣首先流行於江戶（東京）、大阪等大都會，有時達到極為猖獗的地步，引起了普遍的關心。元祿 (1688～1703)、享保 (1716～1735)、寶曆年間，腳氣大行，被稱之為「江戶煩」。雖明和、安永、天明（1764～1788，此間有天災、饑荒）時未見流行，但到了國泰民安、庶民生活水平提高、飲食豐富的寬政、享和、文化、文政 (1789～1829) 年間，又見腳氣再度流行。自享保後，京都、大阪亦見此病，蔓延諸國。到了嘉永、安政 (1848～1859) 以後，江戶、京都、大阪之外的大都會亦廣見流行。

這種狀況一直延續到明治、大正及昭和初期。不僅在一般民眾中仍舊廣泛存在，且尤以軍隊士兵的發病率最為驚人。據載，當時一艘周遊世界歸來的訓練艦，其三百七十六名水兵中有多達一百六十九名的腳氣患者，業已死去的不下二十五人。1878 年，日本海軍計有一千四百八十五人患腳氣，佔全員人數的 33%；次年為一千九百七十九名，發病率上升至 39%⓯。為此，天皇力主政府要設立專門病院進行研究，並破例給

⓬ 狩野文庫藏刻本，明和三年 (1766)〈序〉，編號：9–21886–3。

⓭ 狩野文庫藏寶曆十一年 (1761) 刻本，編號：9–21888–1。

⓮ 藤井尚久：《明治前本邦疾病史》，第 373–376 頁。載於日本學術振興會編：《明治前日本醫學史》第 1 卷。

予二萬圓資助。明治十一年 (1878)，以陸軍系統的要員、東京大學醫學部教授，及漢、洋兩方面的醫學權威為核心，組成了腳氣病院。儘管腳氣病院在經濟上獲得了政府的大力支持，權威醫家們也盡了最大的努力，但在研究與治療方面卻毫無成果。與此同時，海軍軍醫總監高木兼寬通過調查、比較，提出腳氣病是由於白米（碳水化合物）中含有某種毒素，而蛋白質具有解毒（中和）功能，因而當蛋白質缺乏時則不足以中和這種毒素的病因解釋。並據此積極推行「兵食改良」——增加飲食構成中的蛋白質含量與食物品種，從而使得海軍中的腳氣發病率大大降低。然而必須看到，飲食結構改善在預防腳氣方面，只是在軍隊、囚犯這些具有特定飲食結構的人群中才有顯著作用。根據山極勝三郎的報告，他在明治二十年 (1887) 後的若干年中仍在不斷地大量解剖因腳氣而亡之一般民眾的屍體，進行著腳氣病因的探索⓰。自昭和十四年 (1939) 後，腳氣發病激減，現在在日本已幾乎不見。二十世紀中葉，曾有日本西部腳氣散發的報告，但並無確切的診斷⓱。

表四　江戶時代的腳氣專著⓲

書　名	著　者	刊　行　年　代
腳氣說	後藤艮山	?
腳氣辨	林一烏	享保中 (1716～1735)
腳氣方論	松井眾甫	寬延元年 (1748)

⓯ L. J. Harris：《維生素的理論與實用》，上海：上海科學技術出版社，1959 年中譯本，第 34 頁。

⓰ 山極勝三郎：《腳氣病論》，第 11 頁。

⓱ 山下政三：《腳氣の歷史——ビタミン發現以前》〈序〉。

⓲ 據藤井尚久《明治前本邦疾病史》(載日本學術振興會編：《明治前日本醫學史》第一卷)。

腳氣辨惑論	秋山宜修	寶曆十一年 (1761)
腳氣類方	源養德	寶曆十三年 (1763)
疑腳氣辨惑論	多紀元簡	安永元年 (1772)
腳氣說	桔宗仙院	天明七年 (1787)
腳氣說	片倉鶴陵	天明七年
腳氣論	桔南谿	?
腳氣談	福井楓亭	?
水腫腳氣辨	内田士顯	寬政四年 (1792)
腳氣治驗	大島玄洪	寬政七年 (1795)
腳氣發明	飯野退藏	文化元年 (1804)
腳氣提要	西田耕悅	文化四年 (1807)
導水瑣言	和田東郭	文化四年
一貫堂腳氣方論	磐瀨玄策	文化五年 (1808)
腳氣辨正	丸山元璋	文化八年 (1811)
腳氣分類篇	岡本昌庵	文化十四年 (1817)
水中腳氣證治辨	多紀元堅	天寶十四年 (1843)
腳氣病論	宇津木昆臺	?
腳氣新論	三浦道齋	?
腳氣擎要	三浦道齋	?
腳氣象防說	黑田樂善	嘉永元年 (1848)
腳氣考	上瀧良山	?
腳氣方論	乾乾堂主人	?
腳氣集要論	辻元崧庵	?
腳氣提要	淺田惟常	?
腳氣鉤要	今村了庵	文久元年 (1861)

由於日本漢方與中國醫學的血肉關係，所以兩者間雖有些寸長尺短的差異，但從總體上講，仍可謂同多異少。然而就「腳氣」而論，儘管中日兩國皆屬東方米食大國、同樣具有腳氣多發的客觀條件，但實際上

兩者間的差異卻非常明顯。例如就腳氣專著而論，中國自宋代以降，唯有董汲《腳氣治法總要》一本，且書中所云「腿腫、皮肉紫白、裂破作瘡，內自膿壞」，「十年之間，凡七八發動，每發之劇而證候差異」等，與真正的腳氣病並不吻合。再者，日本人在談到「腳氣」這種歷史的疾病時，「稍上年紀者會想起：『醫生要用木錘敲擊患者的膝蓋』；年紀再大一些的人會說：『腳腫得很大，很快就變得不能走路』；而老年人則視其為可怕的疾病，『一旦腳氣攻心，數日即亡』；還會有人告訴你：『日俄戰爭時，數十萬的士兵患腳氣，數萬人因此而亡』等等」[19]。而在中國民眾的語言中，「腳氣」通常只會被理解為是指因真菌感染所造成的「腳癬」（俗稱「香港腳」）；甚至藥店出售的「腳氣水」上，亦曾錯誤地寫著"beriberi"。可見，就中日兩國而言，只有日本才稱得上是真正的腳氣大國。然而歷史上的「腳氣」，是否都是真正的腳氣呢?

二、「腳氣」與「真腳氣」

腳氣者腳氣也，何以又有「真腳氣」之說？其原因在於腳氣這一病名所具有的兩重性。它既是一個歷史的病名——在中國及漢字文化圈中已然有千年以上的歷史，並一直沿用至今；又是一個在現代醫學中具有特定含義的病名——專指因維生素 B1 缺乏引發的疾病。為要標識兩者間的區別，所以在討論中就往往不得不將後者稱為「真腳氣」。

從某種意義上講，「病名」亦可說就是「診斷」。一個新病名的成立，代表著人們對於疾病認識的深化，並往往可因此而帶來醫學理論與治療方法的發展。一般說來，無論古、今、中、外，疾病的診斷過程不外是

[19] 板倉聖宣：《模仿的時代》，東京：假說社，1988 年，上冊，第 7 頁。

醫生根據自己的知識與經驗，對眼前之患者的種種不正常表現，以及其他各方面的因素加以綜合考慮，在此基礎上作出對於疾病性質的判斷。然而由於在不同時期、不同醫學體系中，實際掌握與利用的技術手段有所不同，故所能獲取的「症狀資訊」亦有所不同。儘管在大多數的情況下，這些物理、化學的先進技術手段，不過是感官認知功能的延伸，並不妨礙說診斷所依據的乃是最直觀的臨床症狀，但通過先進手段獲得的「症狀資訊」並非僅僅是量的增多，往往還有質的區別，由此決定了古今病名的本質不同。從這一點上講，古代的「腳氣」病名，只能被看作是「一個基於外表症候診斷的歷史病名」。一切將歷史文獻中所記載的「腳氣」等同於近代醫學所言「腳氣」的解釋，都是不夠謹慎的。再者，近代醫學所掌握與利用的技術手段，並非僅僅是用於獲取「症狀資訊」，而且在臨床診斷的檢證中亦具有重要作用。例如，腸傷寒的臨床診斷，一般是根據典型的發熱曲線、皮疹等等，但最後的確認必須等待兩週後血液細菌培養的結果。此外，屍檢對於疾病性質的認知亦發揮著重要的作用。而古代醫學自然不含這些實證醫學的要素，因而也就不可能產生實證性的、病因性的診斷。一般說來，古代醫學的病名或診斷，主要是源於外在的直觀症狀或推理性的病因學說。

嚴格地講，真腳氣的確切診斷，是在認識到病因為飲食中缺少某種物質的基礎上，以補充該物質可獲得療效為驗證手段而實現的。因而現代的醫學教科書在談到腳氣病的診斷時說：對於有腳氣症狀的患者，應給予具有治療與診斷兩方面作用的維生素 B1，如有明顯的症狀改善，則可做出最後的診斷。其原因在於腳氣的種種臨床表現，並不具有特異性，也可能出現於許多其他疾病當中，故很難做出準確無誤的判斷。因而對於古代之腳氣診斷的可信度，不得不大打折扣。

雖然日本醫史學家對於「日本歷史上真腳氣始於何時」的看法不一，

但在承認「江戶以來的有關記載確屬真腳氣」這一點上卻是基本一致。其原因在於，儘管歷代有關腳氣病的描述並無本質區別，但通過考察農業生產與社會生活狀況，卻發現江戶前後的飲食有所不同——米食在江戶時代才相當普遍。總之，以米為主食則易患腳氣的「科學觀念」在研究者頭腦中佔據著重要地位，並成為分析問題的立足點。然而問題就恰恰出在「以米為主食則易患腳氣」這個立足的基石並不牢固。這就是本文前面已指出的問題：維生素 B1 廣泛存在於各類食物當中，並不會僅僅是因為以其含量較低的白米為主食，就導致腳氣病。好比「近親婚配則會產生劣質後代」的說法，雖然已成人盡皆知的「科學知識」，但卻並不正確一樣[20]。那麼，在江戶時期腳氣多發的大都市中，一般民眾的飲食結構究竟如何，是否匱乏到不具備從其他途徑獲取維生素 B1 的境地呢？桔元周《腳氣說》(1787) 在分析腳氣病因時涉及到了飲食問題，但從中所能看到的卻是反面的證詞：

> 太平累洽，大都福祐之地，雖擔人馬夫，恣口腹欲美食，十字街頭多皆食物，海陸鮭餚無所不備。況複貴人，生而乳母精其食，長而膳羞得其宜，侍醫膳宰，口雖言其淡薄，亦每食自有魚。云云。[21]

又如在山下政三所著《腳氣的歷史》中，雖然一方面強調江戶時期米食的普及，但同時也談到：「在江戶時代，隨著調味品的發達，與現代無大

[20] 近親繁殖，只不過增加了有病基因相遇而成為顯性遺傳的可能。如果父本與母本皆為健康基因，則這種繁殖方式本身並不會導致劣質後代。動植物中近親繁殖的現象極為普遍，但並未出現劣質後代。

[21] 狩野文庫藏刻本，天明七年 (1787)〈序〉，編號：9–21884–1。

差異的菜肴已發展成熟。天婦羅、蕎麥麵、生魚片飯糰、燒烤等新的菜肴被創造出來，野生動物的肉火鍋等亦行於世。」可見江戶時代的副食絕不貧乏。幕府〈儉約令〉中的一湯一菜、一湯三菜、二湯五菜之規定，被釋為營養不足的證據㉒，但即便是最可憐的「一湯一菜」也還是要好於當代許多人的實際生活水平。顯然，僅僅是根據江戶時期米食已然普及，並不足以斷言當時的飲食狀況具備了構成腳氣流行的必要條件。實際上，對於從一般民眾到統治階級的飲食結構，根本沒有進行詳細推敲的必要。因為只需看一下明治時期海軍的腳氣頻發，均是在遠洋航程過半之後才出現，即可明白特定的生活條件對於構成腳氣發病是何等重要。換言之，只要沒有這個特定的必要條件，就很難構成腳氣流行。同樣，1937 年發生於中國難民中的腳氣流行，也是在吃了兩個月的陳米與鹹菜之後，才大量出現的㉓。由此可見，除了海員、囚犯、難民等處於特定生活條件下的特定人群外，對於一般民眾來說，由於確實很容易從其他食物中獲得必要的維生素 B1，因而「以米為主食」並不足以造成腳氣流行。

以上分析絲毫沒有否定歷史上存在著真腳氣的意思，更沒有要對當時之記載是否屬於「誤診」加以鑑別。因為當時的腳氣概念，原本就是一個歷史的病名。如果認為其中含有「誤診」，則純屬以現代病名的概念去規範歷史。這本身就是一種「誤診」行為。對於醫史研究者來說，以現代醫學的病因學或疾病分類來歸納整理古代的病名或概念，可以說是最容易的作業方法，但如果只是機械地套用則也最容易步入歧途。如前所述，古代的疾病分類與概念，乃是基於當時的理論與認識，一般說來主要是著眼於臨床的症狀表現。因而近代醫學中的一種疾病，在古代可

㉒ 山下政三：《腳氣の歷史——ビタミン發現以前》，第 358 頁。

㉓ 侯祥川：《營養缺乏病綱要及圖譜》，北京：人民衛生出版社，1957 年，第 40 頁。

能被分為若干種疾病；反之，從近代醫學的視角來看，性質完全不同的某些疾病，僅僅是因為臨床症狀相同，而被古人視為一種疾病的現象，亦不鮮見。甚至可以說：必然如此。腳氣，就是一個十分典型的例證。

三、依據症狀的診斷

為要層層深入地說清古代腳氣病的問題，還得具體考察一下歷史資料中的有關記述。在日本的醫史著作中，幕府將軍德川家族的腳氣病，常被作為食白米之人易患腳氣的代表而加以介紹（以下所據為山下氏收集整理的資料㉔）。

1.德川家光的腳氣

> 「寛永五年（1628，二十四歲）五月十八日，患瘧」；六月十五日，出現「腳痛」的症狀，被診斷為「腳氣」。（《德川實紀》）

其後，「成為纏身痼疾」。例如，「寛永十年秋、十二年秋、十三年冬、十六年春秋、十七年秋，惱於『咳氣』」。至慶安四年（1651，47 歲），有「煩心」、「胸悶」之記載，三月二十四日亡。史家據此分析說：「由於是廿四歲之年齡、六月這一季節，尤以明確記載了腳氣之病名，且召針醫施治，故毫無疑義可以認為是『真腳氣』」；「可以推知，家光之死是由於突發性的腳氣沖心。」

然而如此分析與推知中的想像成分還是略嫌多了一點。因為「腳痛」並非腳氣的特有症狀；而且在被診斷為腳氣的一個月前，曾有「患瘧」

㉔ 山下政三：《腳氣の歷史——ビタミン發現以前》，第 173–191 頁。

（即發熱）的過程，這已與「得之無漸」（《附後方》）、「多不即覺」（《諸病源候論》）等真腳氣的特徵不符。此後，春、秋、冬季咳病纏身，二十三年後胸悶而亡，看上去更像是一位慢性肺心病患者。

2. 德川家綱的腳疾

在有關家綱的史料中，僅可見「足痛」的記載。山下氏云：「由於既無病名之記載，又乏症狀之描述，」故疾病的性質「難以確定」。但同時又說：「並非不可想像，家綱難道不是如其父家光一樣，也被輕度的腳氣所困擾著嗎?」

看來腳氣研究者真是太想把「腳」和「氣」聯繫在一起了。再者，即便當時的醫生對於這樣一位「足痛」的患者，真的給出了「腳氣」的診斷，就可以相信其足痛是由於「真腳氣」引發的嗎?

3. 德川家定的腳氣死

在家定的《禦實紀》中僅僅記載了患「疝積氣」，經一月而亡。但《昨夢紀事》記述了在此一個月中，明顯表現出「氣喘」、「小便晝夜一合」、「虛脫」、「不食」等水腫病的症狀。而研究者又認為：「將其病狀解釋成腳氣最為妥當。即可以考慮是腳氣的急速加劇引起沖心」。「雖無引用文獻之記載，不明所據為何，但《本朝疾病沿革考》云：『如前大將軍家溫恭、昭德之兩廟，皆以此疾而逝』，的確是記述了真實的情況。」

按照上述症狀描述，完全有理由說家定是死於急性腎炎等以水腫為主要臨床表現的疾病。河內全節的《本朝疾病沿革考》(1902)，只能作為分析「腳氣病研究史」的資料，但卻不能用以作為說明家定死於真腳氣的證據。

4.德川家茂的腳氣死

有關家茂病情的記載很多。其要點是：慶應二年 (1866) 四月，二十一歲的家茂曾一度覺得胸痛；進入六月後再發，下旬開始出現腳腫；七月水腫加劇，二十日薨於大阪城。在此數月之間，眾多醫生晝夜不停地忙於治療，但始終未能解決小便不利的問題，故水腫日見加重而亡。因漢方醫淺田宗伯將家茂之疾診斷為腳氣，故此病例一直是作為真腳氣的典型故事而廣被引用。然而何以斷定該時代的腳氣診斷確係真腳氣？何以胸痛、水腫的臨床表現沒有可能是其他疾病？從未見有任何說明。眾所周知，凡心臟病之場合，水腫、小便不利及喘息胸動等乃是最常見的症狀，或勿寧說應將其視為心臟病的主要臨床表現。然而有意思的是千萬不要忘記，這樣的心臟病概念乃是近代醫學的認識。在古代醫學中，除「心痛，旦發夕死」外，「心之病」通常都是指精神方面的疾患。在尚不知曉循環生理的時代，是不可能認識到上述症狀全都是來源於心臟疾患的。江戶時代的部分醫家，充分思考晉、唐醫書所述腳氣病的特徵——肢體症狀與「沖心」相關聯，最終是將心臟的見症與循環障礙視為腳氣診斷的要點。並以此作為鑑別腳氣與一般水腫、痹症等其他疾病的關鍵。今村亮所著《腳氣鉤要》之所以備受腳氣名家淺田宗伯的稱讚，恰恰是因為該書強調了腳氣診斷的要點在於「心」：「鑑之之要，在於胸動、呼吸、小便，此三者須細察之」；「人身中，莫不有動氣，而動氣亦察病之一端，獨於腳氣動氣之候居重矣。」淺田宗伯在支援將此三點作為腳氣診斷之要點的同時，還點破了這一問題的本質：「蓋古今名一而病則異，和漢證齊而因不同。」

中國自宋代以降，時有全然不知腳氣為何，卻要強加解說之輩。此類醫家亦同樣存在於日本古代。例如源養德的《腳氣類方》在列舉「肢體黄腫、胸腹為脹」(肝硬化?)、「足脛為腫、起居如常、甚者難步履，今時屢見兩足粗大、與疾偕老者」(絲蟲病所致象皮腿?) 等等之後，總結說:「予謂皆是腳氣之類也」㉕。又如:

> 腳氣為症（中略）兩足脛腫大如瓜瓠之狀，不療者眾矣，故筆而備參考也。㉖
>
> 一少年兩腳麻痹不能步。診之，源脈數而兩臂肉堅。曰：是腳氣也（中略)。病者曰：且醫禁魚肉及米鹽，惟麥食之，乃一身無精力，先生亦然耶? 曰：豈其然。肉益佳，況米鹽乎? ㉗
>
> 腳氣，老年之男左腳痛甚。㉘

諸如此類的論說與案例，在江戶時期的醫學著作中極易看到。其共同之處在於基本上均是從「腳痛」、「水腫」等症狀來認識腳氣的。其中，唯左腳痛甚的案例，絲毫沒有是真腳氣的可能(必須左右對稱)。而唯食麥，反致一身無力的案例，對於以為「該時代已然形成了正確的腳氣概念」的看法，無疑是一個辛辣的諷刺。

實際上，在江戶時代的醫家當中，確也有人個別認識到真腳氣的若干特點。因此可以見到有關腳氣與一般水腫、痹症之區別的論說。例如，山本鹿洲在《橘黄醫談》中說，對於有「初覺足之不自由，由此而兩足不能屈伸」等症狀的患者，要考慮到「此症當中，有屬腳氣者、有屬痿

㉕ 狩野文庫藏寶曆十三年刻本，編號：9–21889–1。

㉖ 桐井丹山：《醫範聖意無盡藏・腳氣易難》，刻本，年代不詳。

㉗ 山崎正亭：《診尺錄》，卷下〈腳氣〉，寫本。

㉘ 岡本玄冶：《玄冶藥方口解・腳氣》。見《近世漢方醫學書集成》第 101 卷，第 200 頁。

躄者『二症』[29]。竟然能夠從相同症狀中區分出兩種疾病，實屬難得。村瀨豆洲的《方彙續貂》指斥凡見腳腫，便謂腳氣者「可笑之甚」後，云：「診腳氣，試按足承山穴，而痛難堪者，是為沖心之候。」[30]亦屬極為難能可貴，因承山穴位於腓腸肌中點，此處疼痛乃是腳氣的特徵之一。然而細觀村瀨之語，他並不是將腓腸肌痛作為真腳氣的診斷要點，而是將其作為「沖心」的徵兆。關心的焦點仍舊是在「心」。

總之，如果想用現代醫學的某一個病名，來概括江戶時代醫學著作所描述的腳氣，必然會遇到種種問題。其原因恰恰就在於當時的整個醫學構造，是「依據體表症狀進行診斷」而不是「實證性的病因診斷」。例如在百分之百清楚病因屬蛔蟲症的情況下，僅僅是因為出現了「沖心」的症狀（膽道蛔蟲症），卻也要將其從蛔蟲病中區分出來，而名之曰「腳氣」[31]。桔元周《腳氣說》也同樣是將梅毒引起的「沖心」（梅毒性心臟病）納入腳氣的範疇，名之曰：「瘡氣發動」[32]。今村亮《腳氣鉤要》云：「傷寒中風、鼓脹瘧痢、寒疝梅毒、娩產之後、皆癭此疾」[33]，這也就是說：只要症見胸動、氣促、小便不利，即可診斷為腳氣。換言之，腳氣診斷的關鍵，僅僅在於要有「沖心」的症狀。

然而不管是真腳氣，還是假腳氣，在江戶時代醫家圍繞腳氣的論說中，畢竟還是可以歸納出一些要點：

1. 腳氣是日本古代沒有的新疾病

---

[29] 《近世漢方醫學書集成》第60卷，第62–63頁。

[30] 《近世漢方醫學書集成》第60卷，第451–452頁。

[31] 柘植彰常的《蔓難錄》為專論蛔蟲病的醫學著作。其卷5卻將腳氣作為「併發症」之一，云：「沖心之際，可與蛔藥。」可見，凡有「沖心」，即為腳氣。

[32] 狩野文庫藏刻本，天明七年〈序〉，編號：9-21884-1。

[33] 《皇漢醫學叢書》第8冊。

東方有脚氣之病，流行三十餘年（松井衆甫《脚氣方論》〈序〉）。

香川景興亦有相似之說㉞。

2. 昇平時代多發

太平之時節乎哉！當今時也，脚氣大行矣。（松井衆甫《脚氣方論》〈序〉）

蓋昇平日久，人人遊惰，奉身飽暖，處形安逸，加之膏腴過分，房閨越節，云云。（今村亮《脚氣鉤要》）

3. 老、少、女性少發，多為壯年男性

尚見此病多在壯年，而少在老人也；多在四十；五十也；女子病脚氣稀於男子。（桔元周《脚氣說》）

男子春心未動，女子情竇未開，並不瞎發脚氣；老人還童，欲念斷絕者亦復然。（今村亮《脚氣鉤要》）

多在男子壯年之人，在弱齡之人及婦人者甚鮮矣。（淺田宗伯《脚氣概要》）

4. 流行於都市

余漫遊諸州，熟視此病，江戶（東京）最多，京師（京都）、浪華（大阪）次之，僻陬地方希見。（今村亮《脚氣鉤要》）

㉞ 見香川修庵《一本唐行餘醫言》卷 18 中的〈景輿筆記〉，《近世漢方醫學書集成》第 67 卷，第 580–581 頁。

唯江户稱最多此疾，而京攝次之。（今村亮《脚氣鉤要》丹波元佶〈序〉）

5. 關鍵在「心」

腳的症狀並不重要，《千金》等中國醫籍所描述的眾多症狀「是徒論派症，而似遺源本」（今村亮《腳氣鉤要》）。所謂「源本」，即心臟的症狀。

從總體上看，這些特徵與真腳氣的關係並不是很密切，甚至有相悖之處。例如，「發病與性別、年齡無關」乃是腳氣流行的特徵之一，且因哺乳期婦女需要更多的維生素 B1，故產後往往多發此病。又如宗田一《日本醫療文化史》將「戰時多發」與「平時暴減，幾乎呈終熄之姿」作為腳氣流行的時間特徵，與中國近代史上難民多發此病的實際情況相符，而此處卻言「太平盛世因生活優裕」而腳氣多發。因而如果承認「以米為主食」並非造成腳氣流行的充分條件，那麼就只能對流行於「太平盛世」之腳氣的性質表示懷疑。

結合社會生活對疾病的歷史進行考察，不僅是一種好的方法，而且是十分必要的。但是如果囿於現代醫學有關腳氣與飲食關係的認知，僅僅是將目光局限在「以米為主食」這一點上，則未免有盲人摸象之嫌。因而不妨摘掉這副「有色眼鏡」，嘗試一下更加寬泛的綜合研究，看看是否會有一些新的發現。

四、腳氣與梅毒

關於梅毒究竟是自古以來就存在於世界各地，還是伴隨著交通的發達，從某一特定原發地蔓延到各地的問題，學術界尚有爭論。在此只需知道，梅毒自十六世紀開始已流行於日本就足夠了。細觀江戶時期之腳氣與梅毒兩方面的醫學著作，確可發現在這兩種疾病之間存在著一定的聯繫。例如在前引桔元周的《腳氣說》中，在有關腳氣的論說中見有如下之語：

> 嘗視一病者。謂去年患臁瘡，近日悉癒，則腳攣麻痹、跟踝軟痛、不能步行，不但足部軟痛，而手指亦麻粗、如貼乾糊，於是予知：皆此諸症，名此為腳氣者，本因身內瘡氣鬱遏，不能發泄其肌表，而攻其筋脈者也。
>
> 見患其足，則以為痿躄腳氣；或眼目口舌及淋瀝痔痛，亦惟依其各門而立論，偏拘其見症而處方也。其不效者，本自為分。
>
> 是（腳氣）必下疳新瘳，而後多發此症。
>
> 是下疳梅瘡新癒後，多有自汗、寐汗，不必為憂。
>
> 數月之後，忽然遍身發瘡如楊梅。
>
> 一內室產後月餘（中略）延余診，見傍則其主人疥瘡滿身，猶未癒。（中略）主人亦曰：賤婦產前小發疥瘡，（中略）方知相染者也。
>
> 予經試多有因鬱毒而見皮膚黑脹者。

以上所論，以及涉及的案例，在當時之人看來無疑都是腳氣患者。再看中神琴溪《生生堂治驗》中所載一例：

> 一男子自小腹引兩腳攣縮、不能屈伸，醫以為腎虛、若腳氣治之。先生目之曰：汝梅毒也。病者大驚，曰：然！[35]

又，山崎正亭《診尺錄》中所載腳氣病例，亦強烈地表現出梅毒的特徵：

一夫請診，其臂肉硬而前段掌側熱，肘前如絮，尺澤兩側亦同。

此外因有「小便滴瀝有年」、「雙腳重」、「無氣力」等症狀，而被診斷為腳氣。

另一方面，在專論梅毒的醫學著作當中，也同樣可以看到有關兩種疾病共通之處的敘說：「或似腳氣」㊱；「與腳氣相類，足腳疼痛」㊲。在談到梅毒發病的「時」、「地」特徵時，亦與腳氣之書所言相同，即「夫昇平二百有餘年，人人飽暖」；「都會繁花之地最易滋蔓」等等。

感染梅毒後，經潛伏期而現「下疳」、「橫痃」之症，謂之一期；繼而出現楊梅狀的瘡，是為二期。此時如侵犯骨骼，「此常可與風濕病、神經炎、傳染性關節炎、淋病性關節炎、痢疾性關節炎、結核性骨炎及關節炎、急性骨髓炎、壞血病等相近」或神經受到侵犯，則「與多種非梅毒性之病症，可呈相似之症狀，診斷困難。」㊳江戶時代之所以會有將梅毒誤診為腳氣的醫家，正是因為從病理學的角度講，兩種疾病都能造成多發性神經炎等相同的病理損害，因而臨床表現也往往會十分相似。然而問題的複雜性並不僅在於此，最為關鍵的問題是：梅毒對於神經、骨骼內臟的傷害，往往要經歷數年、乃至十多年的時間，而此時早期梅毒的皮膚、粘膜症狀早已消失。因而現代醫學的教科書，在腳氣與梅毒的有關論述中，都要提醒人們注意這些病理改變相同而病因卻迥異之疾病

㉟ 《近世漢方醫學書集成》第 17 卷，第 370 頁。

㊱ 今村長順：《梅瘡奇驗》，文化丁丑 (1817)，敬業館刻本。

㊲ 和氣惟享：《梅瘡約言》。狩野文庫藏寫本，編號：9–22398–1。

㊳ 李洪迴：《梅毒學》，北京：人民衛生出版社，1956 年，第 270 頁。

的相互鑑別。然而這個正確的認識，卻是在經歷了漫長的歷史時期、通過大量的病理解剖才實現的。在早期，人們誤以為「人體有多處不受梅毒損害，……雖有若干權威敘述腦、心、胃、腎及其他內臟有梅毒損害，然吾等尚未見之。」直到「Warthin 氏詳細解剖四百九十例梅毒屍體，結果達 90% 呈主動脈損害。」人們才知道，心臟損害的「發生率甚高，為各種晚期梅毒之冠。」而在此之前，據「近代 Moore 氏之調查，一百零五例死亡者僅 3.8% 在死亡前有正確診斷。」㊴

既然存在著梅毒，也就必然存在著與其流行程度相應的梅毒性心臟病，這與人們對於該病是否有所認識毫無關係。有意思的是，梅毒性心臟病的發病特徵，竟在許多方面與前述的「腳氣」相似。首先，由於梅毒性心臟病的潛伏期通常為 15～20 年，因而發病大都是在年壯力強之時，平均年齡為四十歲；但潛伏期短者僅為六個月，重者暴卒。其次，男性較女性多發，其比例約為 3～5 : 1㊵。Frazier 與李洪迥氏曾調查九千四百五十九名男性及七千二百零九名女性梅毒病人，其結果顯示女性之梅毒無論於早期或晚期中，除皮膚粘膜損害較多外，神經系及心臟循環系梅毒皆比較少（與雌激素有關）㊶。再看梅毒性心臟病的一些主要臨床症狀表現㊷：

1. 單純主動脈炎

症狀不典型，診斷不易。可見胸骨下不適，輕微不安至劇痛不等。陣發性呼吸困難，常驟然於酣睡時突發，心悸脈速、周身冷汗、可見足踝等處呈輕微水腫。稍勞累呼吸加促、心悸加劇。

㊴ 李洪迥：《梅毒學》，第 418 頁。

㊵ 中山醫學院：《病理學》，北京：人民衛生出版社，1978 年，上冊，第 636 頁。

㊶ 李洪迥：《梅毒學》，第 14 頁。

㊷ 李洪迥：《梅毒學》，第 418–445 頁。

2. 主動脈反流（男性較多）

呈水腫之病人常有厭食、腸胃充氣、噁心嘔吐、腹脹、尿量減少及端坐呼吸等。脈搏為水沖性急速高漲、急速退落。毛細管搏跳。下垂部呈少許水腫，重者尚有腹水、胸水。多於二年內死亡。

3. 主動脈瘤（80% 為梅毒所致）

疼痛，多發於胸骨上部。跳動，胸或腹部自覺有搏動。呼吸困難、咳、吐血、呃逆、水腫、聲嘶、嚥下困難。

不難看出，梅毒性心臟病不僅在發病年齡、性別特徵方面與江戶時期的「腳氣」暗合，而且在臨床表現方面尤與前述今村亮、淺田宗伯等腳氣名家所強調的「重在胸動、呼吸、小便」、「診斷之要在心不在腳」的觀點吻合。顯然，在古代是不可能將晚期梅毒的複雜表現，尤其是心臟病變，都與相隔 10～15 年的早期梅毒聯繫在一起的。換言之，晚期梅毒所引發的「沖心」之症，在古代醫學中只能被視為是一種與梅毒毫無關係的獨立疾病。為了慎重起見，還是應該看一下古代對於梅毒的總體認識究竟達到了怎樣的程度。

由於江戶時代梅毒的廣泛流行，因而該時代的醫家不僅對其傳播方式、可以遺傳等有充分的認識，而且對於各期梅毒的症狀與特徵，亦如現代醫學一樣，分而述之。最值得注意的，自然是有關晚期梅毒——「結毒」的內容。和氣惟享《梅瘡約言》在「結毒」與「梅毒屬證」項中，述之如下：

> 毒之結也，其狀不一矣。結於筋骨者，筋攣骨痛、動履艱澀，或不能纔起床，或偏枯似中風；結於裏者，咳潰盜汗、下利不食，似肺痿；結於肌肉者，肌肉關節腫嗽、腐爛膿水淋漓；結於頭項者，頭項強痛，或眩暈不能舉頭，或頸項生結核數個累累可數；

結於面頭者，面目腐爛臭穢不可近；結於耳者，為聾為腫，或耳鳴如鐘、如風雨、如鳥雀之啾啾、如川流之瀧瀧之類；結於目者，目赤腫痛或內障失明；結於鼻者，腦漏、鼻淵，或鼻柱潰蝕；結於口舌者，口舌腐爛，或舌傍焦黑腫痛，或穿微孔、膿血時出；結於牙齒者，齒齦腫痛膿潰殆類牙疳，或為牙宣；結於咽喉者，失音聲啞，或咽喉腐爛飲食不能進；結於胃管者，噎膈反胃；結於心胸者，胸膈突腫、腫潰穿孔，或心痛、失心、狂妄；結於腹部者，腹滿、腹痛，或水腫瘕聚；結於腰脊者，腰脊拘痛不可屈伸，或麻痹不仁；結於前陰者，陽物疳蝕；結於後陰者，痔疾漏瘡；結於四肢者，四肢生肉瘤、結核、臁瘡，或疼痛，或潰爛。其他，膚則為頑癬如牛皮，骨則為附骨疽，或腿腳骨節摧出、變紫黑色之類焉。

屬證品類：淋疾　痔漏　疥癬　鵝掌風　結核　陰癬　囊痛　懸癰　腦漏　雜證

以上論說真可謂十分全面了。但其中畢竟沒有包括最常見、同時也是危害最嚴重的梅毒性心臟病。據統計，死於梅毒者，有三分之一以上是由於心臟病變[43]。

為要證明能夠導致「沖心」之症的梅毒性心臟病，足以在廣泛流行於江戶至昭和初年的「腳氣」病中，佔據一定分額，還必須對該時期梅毒的流行情況有所瞭解。苅谷春郎《江戶的性病》[44]一書對此有詳細介紹。其中談到，傳教士、外國醫生對於當時梅毒流行的嚴重程度皆深感震驚，以為梅毒的蔓延已呈「亡國病」之狀；且這種狀況一直延續到二

[43] 中山醫學院：《病理學》，上冊，第636頁。

[44] 苅谷春郎：《江戶的性病》，三一書房，1993年。

次大戰之後，以梅毒研究第一人而聞名的竹內勝博士曾深有感慨地說：「二戰結束後，約五年間，每日面對大量呈重篤之狀的梅毒患者，深感日本民族的沒落之日已然不遠!」再者，書中列舉了撰於江戶時期的梅毒專著（參見表五），其數量亦遠遠多於中國，這也從一個側面反映出江戶梅毒盛行的狀況。

與梅毒相關的另一問題是，在青黴素問世以前，曾廣泛使用含有砒霜（砷）、水銀（汞）的「輕粉」、「生生乳」治療此病。由於礦物藥中毒亦往往是以多發性神經炎為主要病理改變，故其臨床表現自然就與腳氣相同。雖然按照現代醫學的病因分類來看，這又是另一種性質完全不同的疾病，但畢竟與梅毒有著直接的關係。當然，最關鍵的問題還是在於，無論是梅毒也好，還是礦物藥中毒也罷，兩者都會導致「沖心」之症。

表五　江戶時代有關梅毒的醫學專著

書　名	著　者	刊　行　年　代
梅花無盡藏	長田德本	明和元年 (1764)
梅瘡證治秘鑑	橘尚賢	安永元年
梅癘新書	片倉鶴陵	天明七年
梅瘡口訣	永富獨嘯庵	天明八年 (1788)
大西梅瘡方	大槻磐水	寬政五年
梅瘡備考方	太田晉庵	寬政九年 (1797)
布斂吉梅毒論	吉雄耕牛	?（亡於 1800）
梅瘡約言	和氣惟享	寬政十二年 (1800)
梅瘡奇效方	末延守秋	享和三年 (1803)
梅瘡鄙言	伊東淑匹	享和三年
梅瘡一家傳	和田泰純	?（亡於 1803）
梅瘡知要	和田泰純	?（亡於 1803）
梅瘡秘錄標記	和氣惟享	文化四年 (1807)

梅毒握機訣	小石元俊	?（亡於 1808）
梅瘡秘錄別記	村上圖基	文化五年 (1808)
梅毒要方	石橋忠庵	文化七年 (1810)
梅瘡奇驗	今井長敬	文化十四年 (1817)
梅瘡新書	杉田立卿	文政四年 (1821)
梅毒一掃論	日野鼎哉	文政十年 (1827)
梅毒秘說	小石元瑞	天保三年 (1832)
梅瘡私考	佐藤有信	天保五年 (1834)
瘍科秘錄	本間玄調	天保八年 (1837)
梅瘡軍談	船越敬祐	天保九年 (1838)
梅瘡辨惑論	渡邊競	天保九年
驅梅要方	高良齋	天保九年
梅瘡茶談	船越敬祐	天保九年
梅家捷徑	宮本阮甫	慶應二年
梅瘡秘錄	船越敬祐	
梅瘡知要	樋山資承	
疳瘡秘錄		

需要說明的是，以上雖對梅毒性心臟病的發病年齡做了必要的說明與強調，但絕非是說出現在壯年之期的心臟病就必然、或大部分是梅毒性心臟病。實際上，急性心內膜炎、風濕性心臟病的多發年齡雖與梅毒性心臟病有所不同，但亦多發於 20～40 歲之間（參見圖六十八），同樣符合日本歷史上所說「腳氣」的發病年齡特徵。但這不僅不妨礙我們從「沖心」的角度對腳氣病的歷史加以認識，而且可謂相得益彰。然而「沖心」的話題還無法結束。

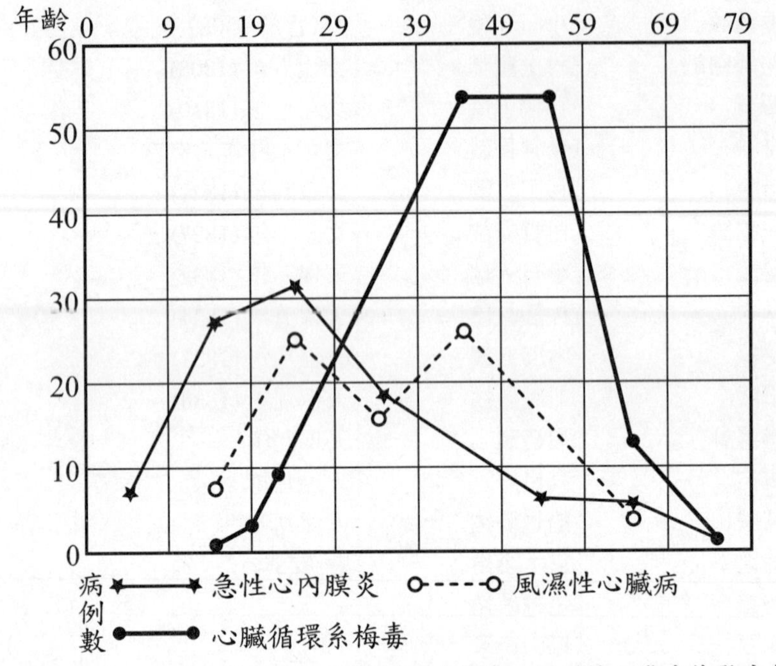

圖六十八　急性心內膜炎、心臟循環系梅毒、風濕性心臟病的發病年齡

五、還有未知的「沖心」之病

即便是在今天，也仍舊存在著未被認識的，在發病上具有明顯地區、時間、人群特徵的流行性「沖心」之症，這就是「克山病」。我們不妨再將此病與日本的腳氣做個比較。

克山病是一種地區性流行的原發性心肌病。1935 年在中國黑龍江省克山縣首先被發現，故名。但其他國家也有疑似的病例報導。本病起病突然，病後迅速發展為心原性休克、嚴重心律失常或心力衰竭，常伴噁心、嘔吐。有的以隱匿或緩慢發作的慢性心力衰竭或心律失常為主要表現。慢性、亞急型病人心臟明顯擴大、又多次發生心力衰竭者預後較差。過去死亡率一直很高。

病因尚不清楚。多認為與水土和感染（可能是腸道庫克薩基 A 或 B 組病毒）有關，即病區的水土化學組成異常，可能病區的水及糧食中硒含量低，或有銅鎂等某些微量元素及有關營養物質的缺乏或失平衡，或水土中某些有毒物質通過飲水、蔬菜、糧食作用於人體，而干擾或破壞心肌代謝引起心肌損傷。亦可能是在以上多種因素協同作用下發病。

流行學特點：本病發生在中國由東北到西南的一條過渡地帶上，即黑龍江、吉林、遼寧、內蒙古、河北、河南、山東、山西、陝西、甘肅、寧夏、四川、雲南、貴州、西藏、安徽、湖南、湖北等省、自治區的一些地區，主要發生在農村。克山病在時間分佈上有明顯的多發年和多發季節。急性多發生在冬季，而慢性和亞急型則多發生在夏季和秋季。在人群分佈上的特點，本病主要發生在農業人口中的妊娠和哺乳期婦女、斷奶後學齡前兒童及自產自給的農民，而病區的非農業人口一般多不發病，且有家庭發病趨向。

診斷：根據流行學特點，即地區、時間、人群發病特點，結合心臟擴大、心律失常、心力衰竭的體徵，可考慮為慢性亞急型克山病。對某些發生在克山病地區、不能用其他心臟病解釋的心原性休克或心律失常，可診斷為急性克山病㊺。

毫無疑問，不會有人要將克山病與腳氣混為一談。但兩者間的共性實在太多了。這不由得要引出些問題與思考：

1. 克山病的存在，足以證明疾病現象的複雜性。尤其是在病因學方

㊺ 以上均據《中國大百科全書・現代醫學卷》，北京：中國大百科全書出版社，1993 年，第 725 頁。

面，上述所引現代醫學圍繞著水土問題對於克山病病因的種種分析與推測，實際上仍不足以解釋該病明顯具有「多發年」的特點。那麼，難道歷史上的疾病就不具有同樣的複雜性嗎？千餘年間形形色色的「沖心」之症，難道會簡單到都是因「以米為主食」這樣一個經不起推敲的原因所引起的嗎？

2. 廣泛流行於中國大地的克山病，或者像克山病這樣原因不明的流行性心臟疾患，是否同樣有可能出現在日本的歷史上？如果出現過，那麼，是否可以根據以上有關日本歷史上腳氣病，不過是以「沖心」為主要特徵的介紹而推斷：這種疾病理所當然地會被納入「腳氣」的範疇。

3. 近代以來，日本的一些醫學家對於屍檢以心臟擴大為主要病變之一般民眾的「腳氣病」，依據時間、地域、人群等方面存在的發病特徵，曾提出過與上述所引現代醫學有關克山病之病因推測極為相似的觀點㊻。其後由於認為「江戶以來之腳氣皆為真腳氣，故病因只能是維生素 B1 缺乏」的觀點佔據了主導地位，因而也就宣判了其他觀點的死刑。然而如果充分考慮到疾病的複雜性，考慮到那些吃著一般的飲食但卻出現了以心臟擴大為主要病變之一般民眾的「腳氣」，未必都是真腳氣，那麼立足於時間、地域、人群等方面存在之發病特徵的病因推測，或許未必毫無價值。

六、關於米食的認識

與其說「米」與腳氣病有著密切的關係，還不如說實際上是與腳氣病史有著千絲萬縷的聯繫。

㊻ 詳見山極勝三郎：《腳氣病論》。

在江戶時期的若干醫學著作中，確實可以見到「患腳氣之時，應禁米食，只可食麥、豆」的說法。由於這種「飲食療法」完全符合現代科學對於維生素的認識，因而自然要引起醫史研究者的廣泛注意。例如，山下政三在詳加介紹後，給予了肯定性的評價:「在藥物基本上毫無作為的時代，依靠這一系列食餌療法的力量，挽救了相當多的腳氣患者。『腳氣食小豆飯、麥飯』，不久即成為巷間常識，並一直流傳到明治時期。」[47] 如果這種食餌療法確有療效的話，那麼其意義絕不僅僅是可以證明：當時的醫家非常了不起地發現了有效解決腳氣病的方法，更為重要的是，這就足以證明：當時的腳氣確是由維生素 B1 缺乏所引發的真腳氣。然而事實卻並非如此。有意思的是，在多紀元堅《時還讀我書》中反有這樣的記載:「到都下見患腳氣者多。准都下治此之例，使淡食則反無療效。若敢令食膏梁、時時與肉、飯亦仍食稻米，必得癒。」恰如前引山崎正亭《診尺錄》中所載，醫令腳氣患者禁米食麵，非但病不癒，反見「身無精力」一樣。如果「腳氣食小豆飯、麥飯」這一「巷間常識」真的在腳氣預防與治療中發揮了重要的作用，那麼明治海軍的腳氣大流行、漢洋醫家的困惑、高木兼寬的苦心探索，就都喪失了存在的理由與必要。因此雖然在醫學著作的「飲食宜忌」項下確實有「禁米食」之說，但其本質勿寧說是像桔元周《腳氣說》所云:「今俗習有病，則不問寒熱虛實，必禁厚味肥脂及豆腐，比比皆然耳。」米食的禁忌，同樣見於有關痘瘡的論說中，因而並不是什麼具有針對性的認識。

漢方醫遠田澄庵 (1818～1890) 的言論:「腳氣其原在米」，對於高木兼寬推行兵食改良、以麵代米具有極強的啟發與潛在影響。但這位內侍醫在面對家定、家茂兩位將軍的腳氣病時，亦不過只是給出了「腳氣沖心」的診斷而已，而在治療方面也是毫無建樹。足見所謂的「食餌療法」

---

[47] 山下政三:《腳氣の歷史——ビタミン發現以前》，第 260–270 頁。

並未在歷史上起到如同研究者所渲染的重要作用。實際上，在毫無任何「營養成分」理論指導的歷史時代，漢方醫之所以會將米與腳氣聯繫在一起，並不是得益於經驗，而是依據自身固有的理論。即腳氣源於水濕之毒，故先從腳起；米生於水，自然帶有水濕之氣，所以應加禁忌。中國醫學言腳氣禁麵，雖然從表面上看與此完全不同，但實質上也是依據同樣的思維模式，即麵具粘滑之性，不利於病因為濕的腳氣。即便是高木兼寬這位留學英國的海軍軍醫，在推行兵食改良時，也同樣是認為米（碳水化合物）中含有某種毒素，需要用蛋白質加以中和。還有相似者，1886 年被派往東印度（今印度尼西亞）的荷蘭醫生艾伊克曼 (C. Eijkman, 1858～1930)，雖然發現了米糠具有治療腳氣的作用、並因此與霍普金斯 (F. G. Hopkins, 1861～1947) 分享了 1929 年度諾貝爾獎，但他的理論解釋亦是認為白米含有毒素、米糠具有解毒（中和）性。直到艾伊克曼的弟子格裏金斯 (G. Grijns, 1865～1944) 在 1901 年提出不是「毒素」與「中和」的問題，而是白米中缺乏某種存在於米糠之中的因素，才在理論上建立了正確的解釋。

研究者在討論腳氣與米食的關係時，可以說在極大程度上是受了「以米為主食，易發腳氣」這一說法的影響。以為日本民族既然是以米為主食，因而自古以來腳氣多發，乃是十分自然的事情。又據史書所載多為王公貴族罹患此疾，而進一步加以闡釋曰：因平民百姓是以雜糧為主食，故不患此疾。正如中國學者讀到唐代醫家孫思邈論腳氣流行時所說「自永嘉南度（渡），衣纓士人，多有遭者」[48]，便強釋其病因為：南渡後改食米，故罹此疾一樣。又如在利用幕府將軍德川家族的腳氣記錄時，不僅不對其是否為真腳氣詳加考證，反而以此作為貴人才有條件食米、故

---

[48] 《千金要方》卷 7〈論風毒狀第一〉，北京：人民衛生出版社，1955 年版，第 138 頁。

腳氣多發的證據。似乎忘記了歷史文獻所載，必然多是權貴起居這一不言而喻的基本道理。

最後，來看一個當代著名漢方醫學家的腳氣病例，其中仍有許多值得思考之事：

> 某女三十歲
>
> 主訴：自十個月前產後患腳氣，持續注射維生素 B 劑而效果全無。
>
> 現症：下肢與下腹麻痹，及腳軟無力，步行困難。雖見氣促，但無動悸。小便正常。
>
> 處方：八味丸（即金匱腎氣丸）
>
> 效果：足漸有力，麻痹消失，服藥八週而痊癒。此間停止注射維生素 B 劑。
>
> 按：腳氣既有用維生素 B 劑獲效者，但亦有全然無效的情況。此例即為維生素 B 劑無效，而八味丸有效之例。若問何以對此患者要用八味丸，乃據「八味丸治腳氣上如小腹不仁」這一《金匱要略》之條文。[49]

此患者被診斷為腳氣，顯然不是出自漢方醫，因而才會有持續注射維生素的過程。但何以效果全無？是現代醫學的腳氣診斷也發生了錯誤呢，還是像大塚氏所言：「腳氣既有用維生素 B 劑獲效者，但亦有全然無效的情況。」從現代醫學的立場出發，對於後一種解釋是絕對不能認同的。那麼剩下的只能是前一種解釋，即：由於使用了維生素 B 劑而無效，那麼就必定不是真腳氣。至此，自然就會引出下述兩個問題：

其一，既然存在著表現出如此典型之症狀，且經現代醫學診斷為腳氣，但在使用維生素 B 劑後卻全然無效的病例，那麼是否還存在著對歷

[49] 《大塚敬節著作集》，東京：春陽堂，1980 年，第 4 卷，第 126–127 頁。

史上的腳氣記述與診斷，做出何真何假之判斷的可能？對於諸如德川家族等非典型性病情記述，何以無人質疑？除了前述「以米為主食，則易患腳氣」錯誤觀念的強烈主導作用外，誠如醫史學家中川米造在批判不良學風時所指出的那樣：一旦形成了學說，則人人信而不疑，漸漸被凝固於不變的位置上。

其二，如果相信大塚所言並非無稽之談，那麼對於「不瞭解疾病本質，則沒有產生根本療法之道理」；「藥物基本上毫無作為」㊿；「有關是等之記述，乃徒增煩雜」[51]，即唯有維生素 B1 才是有效藥物之立足於現代醫學的「科學」論說，則有再加檢討的必要。但這已不是腳氣病史的研究，而是臨床醫學所要關心的問題。

追記：此文作為一篇獨立的文章，曾在《新史學》雜誌上發表。匿名審稿人的意見不僅畫龍點睛地指出研究這一問題的價值所在，而且提供了可供讀者進一步探討的資料：故錄之於下：

> 這篇論文討論到當前研究非西方醫學史十三至現代 bio-medicine 興起前之西方醫學史所常碰到的一個重要問題：「回溯診斷」(retrospective diagnosis) 的濫用。作者從日本的腳氣病的歷史研究，對豐富的文獻進行史學回顧檢討，對此一議題做出清晰而具批判性的檢討，我認為這篇文章對目前的醫學史研究提出許多值得深思、值得進一步深化討論的議題，因此建議《新史學》予以刊登。我只有一個小建議，作者不妨參考一本新書 Kenneth J. Carpenter, Beriberi, White Rice, Vitamin B: A Disease a Course and a Cure (University of Califonia Press, 2000)，尤其 Chapters 1 & 9，有些觀點可對照。(90/07/06)

㊿ 山下政三：《腳氣の歷史——ビタミン發現以前》，第 260、270 頁。

[51] 藤井尚久：《明治前本邦疾病史》，第 379 頁。

麥飯男爵
——高木兼寬

南極大陸南緯 65 度 32 分、西經 64 度 14 分的海角名為 “Takaki Promontory”（高木岬，圖六十九）。這是英國南極地名委員會於 1959 年為紀念「1882 年，通過食物改良，在腳氣預防方面最先獲得成功之人」——“Baron Kanehiro Takaki”（高木兼寬男爵，1849～1920）而命名的❶。

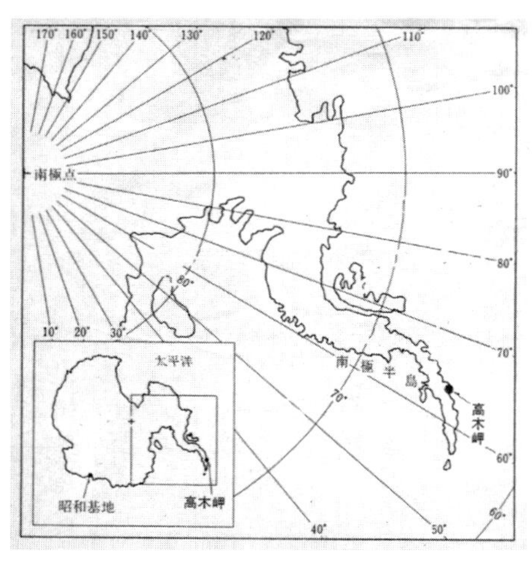

圖六十九　南極高木岬的位置

如果按照時下慣言的「科學性」來繩墨高木的學說與工作，則難免會指斥他並未發現與認識腳氣的真正病因——缺乏維生素，甚至在病因的解釋方面還存在著謬誤，因而

❶ 除「高木岬」外，這一帶還有四處是以著名維生素學者之名來命名的，即：「艾伊克曼岬」(C. Eijkman, 1858～1930)、「芬克冰河」(C. Funk, 1884～1967)、「霍普金斯冰河」(F. G. Hopkins, 1861～1947)、「麥柯拉姆峰」(E. V. McCollum, 1879～1967)。

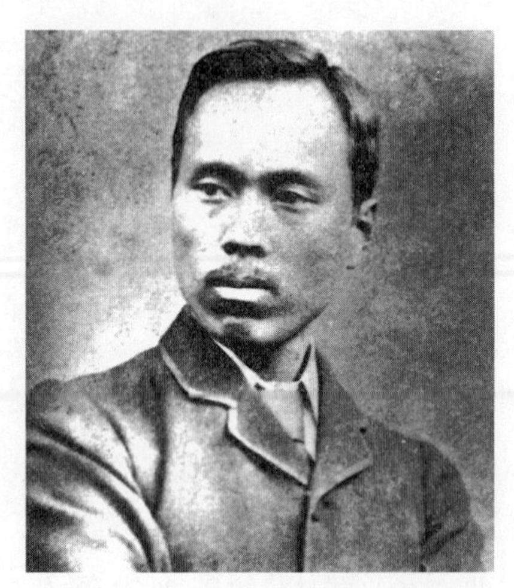

圖七十　留學時的高木兼寬

實際的預防與治療效果充其量不過是一種「經驗性」的東西，並不具備真正的「科學價值」。

然而應該看到，在高木生活的時代，醫學界普遍信奉的乃是「一切疾病均是由一些確實有害的物質引起的」；佝僂病、壞血病和腳氣都曾被認為是由致病微生物引發的；沒有人考慮到僅僅是由於缺乏某種物質就能引起疾病。可以說，自巴斯德之後，「細菌致病說」具有在醫學思想中排除其他一切致病因素的趨勢。而高木的思想恰恰突破了這種時代性的束縛，確實認識到在「致病微生物」之外，還存在著其他致病因素。十分值得瞭解的，並不僅僅是「食物改良——腳氣預防」這一醫學史事，高木的人生里程也是非常有意思的。可以說是在個人的天賦與勤奮、恩師的教誨與提攜、社會的需要與機遇——多種因素的綜合作用下，從一個「匠人小醫」到「青史名人」的有味人生❷。

---

❷ 任何民族，都會發現一些自己的「英雄人物」。明治前的華岡青洲、南極留名的高木兼寬，都是日本人樂於作為本民族中傑出人物而著力宣揚的人物。我曾就高木之成就，詢問日本醫史研究者，回答是：不無渲染成分。然而不管怎樣說，高木的「故事」的確非常有意思。故在此依據板倉聖宣《模仿的時代》（假說社，1988 年）、松田誠《高木兼寬傳》（講談社，1990 年）、吉村昭《白色航跡》（講談社，1991 年）中的述說，以夾敘夾議的形式成文。既然是「故事」，要在有趣、讀得輕鬆，故不再於文中一一標注資料來源。

一、圓了作醫生的夢

高木兼寬生於 1849 年 9 月 15 日，幼名藤四郎。父親喜助乃鹿兒島一木匠，家計堪稱無憂。四郎雖自幼即為父親的得力助手，然因天性喜讀擅記，所以母親並未打算令其繼承父業，而總是想讓他多學些知識。四郎八歲入鄉士中村敬助所設私塾，習四書五經。村中另有一所名為「明堂館」的高級漢學塾，能夠入學者均為具有「帶刀」資格的鄉士弟子，他們每日腰佩短刀去學校上課。四郎雖然對此垂慕不已，但他的出身決定了惟有觀望。明堂館的任職教師中有一位名叫黑木的漢方醫，儀態軒然、技藝精良，故備受村民尊重。在有關自身前景的暗淡瞻望中，四郎卻又從黑木身上看到了一線光明：苟能成為一名醫者，不是同樣可以穿上等的衣服、受眾人的尊敬嗎？這似乎為他展示了一條不受等級制度約束的光明之路，因而四郎夢想著能夠成為一名醫生。懷著無法抑制的憧憬，四郎將自己的願望告訴了為師的中村敬助。對於四郎才能深有瞭解的中村，雖然滿懷讚許，但想到木匠喜助允許兒子到塾中就學已屬難得，且對於十五歲的四郎來說，既要幫助父親做工，又要讀書，實不可能再有時間學醫了，故沒有勇氣向喜助提出讓四郎學醫的請求。再者，中村不僅考慮著如何才能將四郎送上學醫之路，而且還在籌劃著為他選擇一條怎樣的學醫之路。

就當時的情況而言，所謂醫學當然主要是指漢方醫學，但荷蘭醫學亦已由長崎傳入日本。中村的目光注視在這種新的知識體系上。經過一番尋訪瞭解後，中村認定名醫彙聚之鹿兒島的蘭方醫石神良策 (1821～1875) 乃是託付四郎的最適人選。然而在這個重武輕文的環境中，說服滿足於木匠技藝的喜助犧牲現實的利益，允許兒子去學醫，並非易事。為此，他開始親近由鹿兒島藩主派來的「地頭」毛利強兵衛。慶應二年(1866)，中村在毛利任職期滿即將返回鹿兒島時，登門拜訪、懇請他幫助四郎進入鹿兒島的蘭學塾。一直十分關心教育的毛利不僅欣然允諾，還說定讓四郎寄宿於自己家中。是日晚上，當喜助聽完中村有關自己兒子才學、有志於醫，及地頭毛利之厚意的詳陳與懇請後，長時間默然無語。意外的驚與喜、現實的損失與兒子的未來、難於割捨的父子之情與一旦離別的痛苦，一時間不知有多少感情的糾葛與利弊的權衡流過了這個老木匠並無多少知識的腦海與心田。最終，他抬起頭問四郎：「想去鹿兒島嗎?」看到老父淒慘的目光，滿懷憧憬的四郎竟語塞無答……。「先生」，聽到喜助的聲音，大家都抬起了頭，「明白了。就按您說的辦吧！請多關照」。「真是了不起的父親！謝謝」，中村先生的回答亦含著淚聲。三天後，藤四郎啟程去了鹿兒島。

石神良策教授生徒自有一套辦法。他認為漢方醫學是日本醫學的主流，故入門弟子必先由此學起，得其精髓後始授西方醫學知識。苟不如此，則不可能理解西洋醫學的特點。寄宿於毛利家的四郎，汲水掃庭於晨旦、懸樑刺股至更深。一年後，始得石神所授《解體新書》，並語之曰：「漢醫雖言人體之五臟六腑，然與事實不符。此書對人體內臟有正確描述，可補漢方醫學之誤。《解體新書》可謂醫學之基本。」不久，石神又對四郎說：「此鹿兒島之地，有名叫岩崎俊齋的蘭學家。我已向他介紹了你的情況。岩崎習得比我更新的蘭方醫學，且學識淵博，你亦應在岩崎先生的塾中學習……。」四郎深為石神的度量所感動，謹遵師囑而行之。不久即能直接閱讀荷蘭語之書籍。然亦恰當此時，藩國與幕府間戰事興起。慶應三年 (1867) 末，他被任命為隨軍醫生開赴京都，終於圓了當醫生的夢。此時他改名兼寬，並繼承了先祖的「高木」之姓。

二、完全是另一個世界

1868 年長達九個月的戰爭迎來了「慶應」改元為「明治」、「江戶」改稱「東京」這一日本歷史上極為重要的轉折。高木兼寬從一開始就攜帶著膏貼、敷藥、包布等治傷用具，準備在戰爭中履行醫生的職責。然而此時的戰爭已經不再是刀槍棍棒之爭，而是一場真正近代化的槍炮之戰。貼上「萬病無憂膏」並進行包紮的外治方法已然無法滿足客觀的需要；《解體新書》的解剖知識亦毫無用處；授以自己西洋新醫學知識的恩師石神，雖然身為戰地醫院的院長，但所能做的，不過是為英籍醫生維爾利斯 (W. Willis, 1837～1894) 準備手術需要的物品。完全是另一個世界——兼寬感覺到自己所掌握的醫學知識似乎已成過去。

回到故鄉後，負傷者的痛苦呻吟與神奇的外科手術始終縈繞在兼寬的腦海之中。在患者面前束手無策，可謂醫生的最大恥辱。究其原因，當時所習的新醫學知識，實質上不過是一種作為有關人體形態知識而存在的西洋醫學，與戰傷救治實技並無任何關係。終於，兼寬又來到了中村敬助先生面前：「我要學習新的西洋醫術!」然而對於中村來說，石神良策無疑就是西洋新醫學的化身,因而一時很難對兼寬的要求做出反應。良久，他才提出了爭取進「開成所」學習的建議。「開成所」創立於 1864 年，是薩摩藩海、陸軍與英、蘭學的教育機構。1868 年與藩校「造士館」合併，分設和、漢、洋三學局。洋學局享譽最高、食宿官給，故資格審查亦最嚴格。兼寬因身為石神與岩崎兩位知名蘭學家的高足，又有參戰功績，故得獲准入學，從此開始了以英語學習為中心的階段。

明治二年 (1869)，舊來統治藩政的門閥，被推翻幕府的功臣——下級武士階層所取代。兼寛從中看到了庶民依靠自身才能與努力可以漸次躋身上流社會的希望。恰當此時，明治新政府在設計日本醫學的發展方向時，出現了棄「英」從「德」的轉變。因而如何善處在倒幕戰爭中無償救治傷員、已被內定為「日本醫師總教習兼附屬病院長」的英國公使館醫官、副領事維爾利斯，便成了令新政府頭痛的問題。就此，石神提出聘維爾利斯到鹿兒島教授醫學的建議，得到各方的贊同。維爾利斯到鹿兒島後，任醫學校長兼病院長，分學生為本科與專科。二十二歲的兼寛此時已能熟練地閱讀英語與交談，自然順利地進入了本科生的行列。是日，他剪去了日本式的長髮，從此開始了一個醫學校本科生的生活。

維爾利斯的課堂授課與實習全部採用英語，從而使得兼寛有機會聆聽真正的英語，糾正自己的發音。數月之後，在維爾利斯的提議下，兼寛被任命為醫學校的六等教官，負責二年制專科生的英語、西洋醫學基礎知識及藥品知識的教學。

明治四年 (1871)，石神良策被任命為兵部省海軍司「軍醫寮」的負責人，離開鹿兒島去了東京；維爾利斯娶了漂亮的日本妻子；兼寛已升為三等教官，薪俸有加。一切似乎都很平靜，曾被兼寛視為「另一個世界」的新醫學，已成為他遊刃有餘的用武之地，當然感到十分的滿足與幸福。然而新的命運轉機又出現在他的面前，等待著兼寛的抉擇。

三、意想不到的命運轉折

明治五年 (1872)，兼寛收到石神從東京寄來的長信，要旨是說：已推薦他為海軍病院的醫生；並告知此乃爭取出國留學的必要過渡。讀罷此信，兼寛深感茫然。進身東京已屬從未奢望的破天荒之事，更何況這還只是作為留學的過渡。然而令兼寬躊躇不決的根本原因並非望外的進身良機，而是作為一個木匠之子、混到今天這樣一個地位所產生的滿足感。身在歧路，徹夜難寐。翌日，他向維爾利斯扼述了石神之信，並表示了自己的打算：留在此地繼續學習西洋醫學、修煉英語、鞏固在學校的地位，並將雙親接來共享天倫之樂。這就是當時兼寬認為每天都充滿了幸福的生活。但維爾利斯卻說：「這確也是一種生活，但不是生活的全部」；「石神可謂你的良師，應該照他說的去做，斷無退縮之理。因為你還年輕。」

翌日，兼寬遞交了辭呈；回鄉告別了二老；登上了去東京的輪船。明治五年四月，高木兼寬穿上了軍醫的制服。不久，由石神作筏，兼寬與外務大臣瀨脅的女兒結了婚。三年後 (1875)，兼寬在石神的推薦下，成為日本海軍派出的第一名醫學生，前往英國留學，而這時石神已然安臥黃泉。在此後的五年中，兼寬就學於泰晤士河南岸的托馬斯病院醫學校。享有「白衣天使」美稱的南丁格爾所開創的護士養成學校亦設在其中。這是一種以實際治療為核心的教育模式，被稱之為「病院醫學」。與此形成鮮明對照的，則是以大學為中心的德國醫學——研究室醫學。托馬斯醫學校特設的「疾病的地理性分佈」講座，或許對兼寬以後的研究具有潛在的影響。因為其內容比較接近於流行病學，注重疾病的流行過程、預防之策，及如何增進國民的體質與健康。而這些內容對於當時的日本醫學來說，尚屬闕如。

在五年的學習中，兼寬以優異的成績共獲十三次優秀獎、名譽獎。其中包括說明品學兼優的、該校最高獎的金質獎牌，與作為英國醫師之最高名譽身分的 F. R. C. S. (Fellow of the Royal College of Surgeons)。這也意味著他作為留學生、醫學修業的圓滿結束，已然具備了不僅是作醫生而且可以執教的資格。1880 年秋，他的身影又出現在駛往東方的航船上。

四、艱難的兵食改良與成功

1880 年 12 月，高木兼寬被任命為海軍病院院長。次年，為改變日本醫界舊貌，與有志者共同籌建了「成醫會」；又設立了講習所，專門教授英國醫學。並開始對一直困擾著他的、海軍兵士的腳氣病進行全面的調查研究。

「腳氣」並非一般所說的「腳癬」（俗稱「香港腳」）。患此病者，初覺兩腳麻木、行動不便，漸及上肢，或突發心臟症狀而死亡。因其病始於足部，所以古人名之曰腳氣。自江戶時代起，腳氣就是日本醫學界普遍關心的疾病之一，出現了大批以「腳氣」為名的醫學專著。而對病因的解釋，一般均認為是感受「水毒」之氣，故病從腳起；突發心臟病變，則宗中國唐代以來的說法，稱之為「腳氣沖心」。明治新政府致力於發展海軍，艦船與兵員不斷增加，同時腳氣患者亦不斷增加。作為海軍病院院長的高木兼寬一直深感自己有責任弄清這種疾病的原因、找到解決的辦法，否則日本海軍將會因腳氣病而不戰自潰、喪失戰鬥力。

由於西方基本沒有這種疾病，所以來日的西方醫生亦對此病不識不解，唯能束手視斃，以為是日本特有的一種風土病。或推測其病因為「血液的變質」，或以為是由微生物傳染所致。由於皇族中亦有死於腳氣病者，故天皇力主政府設立專門病院進行研究，並破例資助二萬圓。明治十一年 (1878)，由陸軍系統的要員、東京大學醫學部教授，及漢、洋兩方面的醫學權威，共同組成了腳氣病院的核心機構。儘管腳氣病院在經濟上獲得了政府的大力支持，權威醫家們也盡了最大的努力，但在研究與治療方面卻毫無成果。就是在這樣的歷史背景下，高木兼寬開始了自己的腳氣病研究。

西方醫生認為：腳氣在人口稠密的東京、高溫多濕的夏季流行，說明這是一種傳染病。但兼寬從詳細的調查統計資料中發現，秋冬季節同樣有不少患者，所以顯然不能單純從季節考慮病因。然而畢竟是從初夏開始，入院的腳氣患者就會激增，使他無法排除高溫多濕作為病因的可能性。同時，冬季航程中腳氣頻發的記錄，又使他心中充滿無法打消的懷疑——究竟什麼才是真正的病因？最終，1875 年「築波」艦的航海記錄吸引住了他的目光。該艦赴海外訓練，航程一百六十日，其間有大量腳氣患者出現，實乃司空見慣、不足為怪之事。但仔細區分其發病日期，卻發現停靠美國期間無人患病。同樣的現象還見於該艦 1877 年去澳洲的航海記錄中。兼寬開始找「築波」艦的官兵瞭解泊港時的生活情況，其回答正如一般可以想像的那樣，兵士們閒語著上岸參觀遊覽的情況，「大家都很高興，唯有麵包令人甚不習慣。」這不經意的閒談卻令久受英國醫學教育的兼寬考慮到泊港間的無病是否與洋食有關？由此開始了日本兵食的調查研究。

由於海軍病院中的腳氣患者，基本上都是一般兵士，極少有軍官患此病入院，從而使得準備從飲食方面探索腳氣病因的兼寬考慮到官兵在飲食質量上存在的差異。當時日本海軍的伙食狀況是，在幕末時期，幕府支給海軍兵士米、醬、鹹菜，及每日的菜金；明治政府始承後改，變為全部支給現金。兵士們只需交納購買米、醬、鹹菜的基本金額，相當於菜金的部分則被拼命地節省下來，以資家用。因此一般兵士的營養可謂極端不良；而軍官則因伙食費是普通兵士的數倍，故營養狀況相對要好得多。瞭解到這一情況後，兼寬更加深信腳氣的病因在於食物的結構。

1882 年，兼寬晉升軍醫大監（大校），被任命為「海軍醫務局副長專任」，不再擔任院長之職。卸去了院長的重擔，使得他能夠更加專心地從事腳氣病的研究。調查結果證明，日本海軍兵士的蛋白質攝入量極低，大多為碳水化合物。根據他在英國所學到的知識，食物中蛋白質與碳水化合物的正常比例應為 1 : 15，而日本海軍腳氣多發時的實際攝入比卻是 1 : 28。這一分析，使他確信腳氣的真正病因乃是由於食物中的蛋白質過少，碳水化合物過多。

明治十五年 (1882)，朝鮮發生了京城事變。保守派與革新派分別以清政府和日本為靠山。日本以保護僑民為由，首次向海外派遣了以海軍主力艦「金剛」(2248 噸) 為首組成的聯合艦隊，與清政府著名將領丁汝昌所率「定遠」、「鎮遠」(均為 7335 噸) 等艦對峙海上。噸位的懸殊，或許僅僅是在日本官兵中造成了一種潛在的心理壓力；但時隔不久，嚴重的腳氣病患卻使日本海軍將領感到極度的恐慌——大量的兵士橫臥船上，嚴重的非戰鬥減員使其擔心一旦動起武來，後果將不堪設想。京城事變雖未演變成日清間的戰爭，但「不解決腳氣病的問題，日本海軍就沒有存在的意義」這一嚴重的現實問題，卻成為早已覬覦向海外擴張之日本海軍乃至政界的心病。

高木兼寬深信只要增加兵士的蛋白質攝入量、仿照西方兵食以麵包代替米飯就能解決腳氣的問題。他開始在海軍省的要員面前力陳自己的調查結果、統計資料與營養學知識。然而當時存在的兩大現實障礙是：如果改變現行發放伙食費的制度為配給食物，必然會引起廣大兵士的不滿——他們對於能吃上米飯加醬湯已然心滿意足，且對結餘的菜金看得極重，甚至可以說這筆積蓄乃是許多人從軍的目的；另一方面，如果仿效西洋海軍的兵食構成，伙食費至少要從現行的每日十八錢增加到三十一錢，這將是一筆難以謀到的經費。且就日本人的口味來說，這種改變亦甚難實行：那時的日本人除魚類之外，對牛肉等畜產品的氣味尚不能接受；軍官們聽說要以麵包代替米飯亦搖首示難。與如此之多的不利因素相較，能夠說明兵食改良之必要性的根據卻幾乎沒有——高木有關兵食改良之作用的解釋，不過是一己之見，誰知是否真能解決問題。因而這一建議遲遲未能獲得廣泛的理解與支援。對於高木提出的先在兩三隻軍艦上進行試驗的折衷方案，經過長久的磋商，被進一步折衷為先在海軍病院中擇幾名患者進行試驗。

此時，海軍省醫務局長戶塚文海，深感高木的能力與工作熱情遠勝於己，遂以健康欠佳為由遞交了辭呈。兩天後，三十五歲的高木兼寬被任命為總管海軍全部醫療事務的最高責任者。

東京海軍病院中的十名試驗對象，經過四週的比較飲食實驗，收到較好的效果。兼寬開始設法越過海軍首腦層，直接向政府要員進言。次年二月，經過不懈的努力，他終於得以謁見左大臣有棲川宮威仁親王，當面陳述了腳氣現狀的嚴重危害、病因的分析與兵食改良的對策；十一月二十九日，在內務卿伊藤博文的幫助下，高木與海軍卿川村被帶到了赤阪的皇居之中。此時，高木以去年遠航美國之「龍驤」艦途中有半數兵員患腳氣之事為例，說明不解決腳氣之患則日本海軍毫無戰鬥力可言，並要求天皇支援他的兵食改良計劃。

明治十七年 (1884) 初，海軍終於廢止了長期以來實行的伙食「金給制度」，變為「實物支給」。高木與即將遠航訓練之「築波」艦艦長有地大佐、青木大軍醫等人在兵食改良方面意見甚相一致，相約要以此次航行作為說明兵食改良作用的範例。然而高木仍不滿足，因為此次「築波」艦的航線與前次腳氣多發之「龍驤」艦的航線不同、日程亦短，因而並不具備科學性對比實驗的意義。

為此，他又向海軍卿川村提出了改變「築波」既定航線，使其完全按照去年「龍驤」艦航線、日程出航的要求。這無疑意味著大筆經費的追加，而追加經費需經內閣會議通過、大藏省批准。川村以為此乃無理的過分要求，輕率地提出這樣的要求，必遭拒絕。萬般無奈的高木，又向海軍卿提出了請允許他自己越級與大藏省直接交涉的要求。面對如此執拗之人，川村儘管滿懷不悅，但還是讓步了：「既然如此，你可以作為我的代理人自行與大藏省交涉!」

大藏卿松方正義雖然十分理解海軍腳氣病的悲慘現狀，表示一定盡力相助，但追加經費畢竟是要通過內閣會議決定的大事，因而高木又馬不停蹄地多方奔走，再拜伊藤博文等人，尋求他們的支援……。

數日後，高木被叫到海軍卿的辦公室，接到手中的是大藏省有關此次遠航計劃的批復文本。高木心中暗想：必定是因預算計劃不能更改而拒絕要求的通知吧。他懷著瀕於絕望的心情開始閱讀大藏省的文書：

> 此事本應由內閣會議討論決定，然因確係有關國家存亡之大事，故可不經內閣會議同意。大藏省內種種檢討之結果，決定由來年上半期之經費中特別預支「築波」的遠洋航海費。

海軍省內支持者的歡欣鼓舞、觀望者的複雜心情、遠航在即之「築波」艦的準備，都不必贅述。此次遠航，將按照高木兼寬早就計算好的食譜提供船員每日的伙食：

米：675 克，	麵：75 克，	豆類：45 克，
魚類：150 克以上，	肉類：300 克以上，	牛乳：45 克，
油脂類：15 克，	砂糖：75 克，	鹹菜：75 克，
蔬菜：450 克，	水果：適量，	酒類：187.5 克，
茶：7.5 克，	醬：52.5 克，	醬油：60 克，
醋：7.5 克，	香料：1.125 克，	鹽：7.5 克

二月三日，「築波」開始了與前次途中出現腳氣患者一百六十九名、死亡

二十三人之「龍驤」艦完全一樣的航程。此時的高木，無疑是身在日本，心在「築波」。對於屢屢遊說重臣、面謁天皇、爭取到五萬圓特別航海費的高木來說，如果此次「築波」像「龍驤」一樣仍舊出現了大量的腳氣患者，可以想像等待他的將是因浪費國家財物而被判罪入獄的命運。釋放之後，恐怕連在東京當個開業醫生都不可能，只有帶著妻兒重返自己的故鄉穆佐村，去當一名小小的鄉村醫生以了殘生。高木暗想，真到了那一步，他將選擇自殺以求解脫。對於他來說，這恐怕是最愉快的去處。同僚們亦十分理解此時高木的心境，每日多加寬慰，共飲消愁。然而這些絲毫不能減少高木的不安；回家之後，則合掌於佛壇所供雙親的牌位之前。

五月二十八日，茶飯不思的高木終於接到「築波」艦從紐西蘭發來的電報：「安著致候。腳氣患者：學員三名、下士一名。皆屬輕微的脛部浮腫，無需服藥治療。」然而這並不能使高木有絲毫的寬慰，因為前次的「龍驤」艦在這段航程中亦不過只有三名腳氣患者出現。

此時，全海軍腳氣患者的統計數字亦呈報上來：自一月一日至六月末，全員五千六百三十八人中腳氣患者一百四十五名。較去年同期的五百二十五名，減少了四分之三。兵食改良的效果十分明顯，但執腳氣傳染說者仍堅持認為這是由於傳染病固有之流行週期所造成的差異。

秋季，收到了「築波」從南美智利發來的第二次健康狀況報告：腳氣患者計六名，皆屬輕症。四名於航行中病癒，二名在泊港後恢復。比較而言，前次「龍驤」在這段航程中有腳氣患者七名，相差不過一名，沒有本質的區別。使人戰慄的腳氣大流行，乃是發生在從智利到夏威夷的航程中。在太平洋廣闊的海域上，死者的屍體不斷地被拋向藍色的大海，那才真正是魔鬼降臨的時候。載著三百三十二名船員的「築波」已然踏上了最令高木擔憂的航程。水葬的情景，常使夢中的高木驚坐而起。

雖然早已進入涼爽宜人的秋天，而高木卻日漸消瘦、面色青白，雙眼深深陷落並失去了往日的光澤。

十月九日晚，傳令兵告其速到海軍卿的辦公室，高木心中滿佈的皆是不祥的預感。抵達夏威夷的「築波」報告：「腳氣一例未有，請安心。」拿著電文的手，不知為何在劇烈地顫抖。海軍省內，因「患者一例未有」的電報而沸騰起來。隨之而來的祝賀酒宴，使高木深深地醉倒。

根據正式的航海報告，「築波」此次航行全程中計有十五名腳氣患者，其中有八名是因習慣問題無法按規定食用肉類；四名未飲用煉乳❸。

五、「診治疾病」與「診治病人」

醫學研究與治療行為的根本目的，可以概括為「治病救人」四個字。換言之，「治病」的價值完全在於「救人」。因而很難想像「診治疾病」與「診治病人」之間存在著什麼重要的區別。儘管在當代中國，常常會聽到「西醫治病」、「中醫治人」，以及兩種不同醫學體系間優劣短長的比較與論說，然而這畢竟僅僅是就其思維方法、學說特點而言——即或是孤立化地看待某疾病、某器官；或是綜合地注重整體狀況。但是在既往的年代中，「治病」與「治人」的差異並非是就學術而言，其間存在著對「醫學」自身價值的不同看法，以及由此決定的行為差異。

明治時期，官立大學醫院（東大病院）雖說是為了國民健康、用國家經費建立起來的醫院，但由於醫師具有極強的特權意識，其實際狀況又是怎樣呢?《東京朝日新聞》有這樣的介紹：

---

❸ 但也有人認為這是「謊報」。參見宗田一：《圖說日本醫療文化史》，第434頁。

「大學醫院，如世人所想，為日本一流醫博士雲集之場所。欲就診其處的患者極多，為獲得該院嚴定『一日二十號』的門診號，而擁擠門前。……或連日掛不上號，病者在等待中已至危篤者蓋不鮮見」；「門診掛號由早上七時開始，然後靜待大先生的到來，一般總是在十時之後……但說不定先生亦會因身感疲倦而不來。」

當時大學醫院聘任的德國醫師 Mueller，面對求治者常常會以「不是我的研究對象」、「已經到時間了」為由加以拒絕。儘管大學醫院亦有對貧窮者免費施治的制度，但其規則第一條卻是這樣寫的：「本院之免費治療對象，限被認定具有病症學術研究之需要的貧窮者。」只有瞭解了這些事例，才能知道什麼叫做「以大學為核心的實驗室醫學」、「醫學權威主義傾向」。可以說，在這些醫家眼中看到的，並不是患病的人，而僅僅是一種自然的現象、一種研究的對象——醫學不過是解釋現象的原因與過程，進而有可能人為地改變這種現象——這就是認識與征服自然的過程、這就是作為科學的醫學。

高木兼寬對這種不具人性味道、冷酷的「純醫學科學」深惡痛絕。儘管他幼年時亦曾是以「躋身上流社會」為目的而立志學醫，但那並不代表他成熟的人生觀與醫學價值觀。中村塾的儒學教育、石神等恩師的教誨已然使他建立起了經世致用、治病救人的醫學價值觀。因而在倒幕戰爭中面對傷病員時的束手無策，才會被他視為醫家的最大恥辱。此後在留學期間，身歷以病院為中心的醫學教育；目睹南丁格爾護士學校畢業之「白衣天使」們對病人的殷切照料；以及對英國慈善醫療事業的瞭解，早已使他從那時起就決心要仿此改變日本醫學舊貌。回國後，首先倡立的「成醫會」即是實施這一計劃的開始。「成醫會」的英文名稱為“Society for the Advancement of Medical Science in Japan”，其宗旨是「專事醫風改良、學術研究」，推進「從為了研究的研究、為了名譽榮達的研究，向以治療疾病為目的之研究」，「從將患者視為研究對象的醫風，到視患者為受疾病折磨之人類」的醫風改革。緊接著，高木與福澤諭吉的弟子松山棟庵等人又募集到捐款兩萬餘圓（兼寬等人各捐資一千圓）創立了免費施治的慈善醫院「有志共立東京病院」。兼寬與松山等人每日早上均到病院接待門診患者。然而不難想見，維持一個免費施治病院的正常運轉，需要何等強大的資金來源。高木在伊藤博文的指點下，逐漸由設法募集捐款轉變到以貴族夫人乃至皇后為後援，從而使得慈善醫院不僅有了較充實的經濟支援，而且聲名益著。這所醫院除慈善性治療工作外，還承擔著成醫會學員實習的重任。這也充分體現了兼寬「培養為患者服務之醫師」的醫學教育思想。明治十八年 (1885) 四月，病院中創立了日本最初的護士教育所。南丁格爾的精神與護士養成事業，通過高木，移植到了日本。

明治二十年 (1887) 後，成醫會講習所中又獨領風騷地出現了女學生的身姿。最初畢業的兩名女性學員，一人留下承擔起護士教育、監督的工作；一人成為活躍於社會的女性先覺者。此時，「有志共立東京病院」由皇后親任總裁，在經濟方面獲得皇室資金的支援，改名為「東京慈惠醫院」；成醫會講習所改稱「東京慈惠醫院醫學校」。兼寬經過十年的艱苦奮鬥，終於實現了在倫敦時的夢想——在日本建立像托馬斯病院醫學校那樣的、醫院與醫學校融為一體的醫學中心。這也就是日本最早的私立醫學專門學校「東京慈惠會醫科大學」的前身。

六、返還日本文化的晚年

高木的一生，可以說基本上是沿著經世致用的軌跡努力追求西方近代文明。但是到了晚年，卻出現了根本性的轉變。日俄戰爭結束後 (1906)，五十七歲的兼寬以軍醫總監、醫學博士、從三位、勳二等、男爵的身分重訪母校，遊歷美、英、法、德等八國，在哥倫比亞大學被授予名譽學位。此時維生素學說已然有了長足的進展，但高木似乎對此一無所知，在母校的三次演講，大要不外二十年前推行兵食改良的成果、與已發表論文的主要內容；回國後亦毫不涉獵有關營養學研究的新成果，仍舊堅持認為米的蛋白質、碳水化合物之比為 1 : 10～12，而麵的含量為 1 : 6～7，所以只要推行以麵代米就能根絕腳氣之患、提高日本人的身體素質。在他看來，似乎這就是營養學的精華與全部。留學時代出類拔萃的學習成績、兵食改良在腳氣預防方面所獲得的成功，等等因素促使他自信、自負，轉而欣賞起傳統的日本文化。這或許就是導致一個畢生追求先進文明之人，不再關心維生素研究新進展的重要原因。從大正元年 (1912) 開始的八年之間，他不斷在全國的學校中以衛生、保健為題發表講演，前後計 1388 次，聽眾達 676512 人次。講演的要旨是：古來日本國民不戴帽、不穿鞋、不用手套，穿寬鬆的衣服、住通風的房子，因而身體健康。然而自明治以來，效法西方穿靴戴帽、洋服裹身，遮斷日光、空氣，實屬消極的衛生方法、是錯誤的過度保護！只會導致體質下降。因而應該提倡恢復自然本貌，廢止精製的白米食、改吃麵食，去掉帽子，讓身體各部接觸陽光、空氣等等。基於兵食改良的成功，他不斷地向人們講述著麵食的好處：「任何一種米都比不上麥。初食雖不習慣，但久之不僅覺得味道好，而且腹中亦覺舒適，實乃一舉兩得之食品……食麥則可全身無病。或許有人認為以麵待客有失禮貌，但須知白米飯雖然外觀好看，卻是害人之物。吾家自明治十八年以來，從不以米待客。云云。」這就是人們稱他為「麥飯男爵」的原因。

與此同時，在精神信仰方面，他也在經歷了一段佛教研習後，轉而崇尚日本傳統宗教「神道」。粗食淡飯、冷水沐浴、強力運動，以為如此則可心身統一，達到神我一體的悟境。他在《有關禊之神事的概要》一書中說：

> 為預防我們的軀體患病，首先是不要使異物進入身體。若已進入、或生於體內，則要通過藥物將其排除、清淨全身，則疾病獲癒。然而「禊」亦具有相同的作用。少量食用純全淡泊之清淨無毒的食品、防止其他異物侵入體內，同時進行劇烈的全身運動、促進排泄作用，則可除去體內的異物使全身清靜，增進健康。再者，根據心身相關的必然原理，身體內部的異常以各種各樣的形式，導致精神內部產生邪念妄想，因此身體的清淨自然可以帶來精神的清淨。不用說，只有清淨的精神才能與神成為一體。此外，精神的清淨維繫著身體的健康亦是理所當然。

他期盼著在這樣心身兩修的過程中聽到「由宇宙森羅萬象發出的聲音(教誨)」；決心「認真遵從來自宇宙的教誨」。因此他時時將各種自然界的音聲作為「宇宙之聲」傾聽。他認為：「基督、釋迦、孔子皆朋友，其旨趣相同」，而作為惟一的、本源的、應該遵從的，乃是「宇宙之聲」。他認為，日本傳統的武士道精神，乃是在「宇宙之聲」(實即神道、儒學、佛教的融合)的教誨下，經過漫長歷史過程而培養出的最可誇耀的精神——

自律（愛護名譽）、正直（不說謊、捨命踐諾）、淡泊（無私奉獻）、慈悲（不欺弱、對敵亦有人道惻隱之心）。他總是稱讚日俄戰爭中，中村大將從海中撈起七百名俄軍官兵之舉為真正的武士精神（但是我們不知道信奉「武士道」的日軍，為何會在二次世界大戰中慘無人道?!如果高木活到此時，又該做何評價?!）。

總之，這就是兼寬晚年的生活與精神世界。至於說一個醉心西方文明的人何以會在晚年發生如此轉變，則自然可有種種仁智不同的解釋。

大正八年(1919)，兼寬的二子（三十八歲）、三子（三十六歲）相繼病逝。自他在英國留學期間，長女幸子突然病逝以來，六個孩子唯存長男喜寬一人。嚴重的精神打擊，使他開始神志恍惚。翌年三月二十九日，腎炎復發；四月十三日因腦溢血而亡。

七、成功的經驗與錯誤的理論

高木兼寬的業績得到了世人的承認。1888 年，他被授予醫學博士學位；1891 年，賜勳二等瑞寶章；1892 年，入選貴族院議員；1898 年，成為日本醫師會會長；1901 年，當選東京市議員；1905 年，賜男爵；1915 年，賜勳一等瑞寶章。這一方面是由於在明治十七年海軍推行米麥混合兵食後，腳氣患者顯著減少，次年的腳氣患者只有六人。另一方面則是由於兼寬在建立慈善醫院、護士教育所、醫師養成方面的顯著貢獻。

比較而言，陸軍方面由於腳氣傳染說的影響，故只採取改善個人與環境衛生之策作為預防腳氣之法，自然沒有顯著作用。十分有趣的是，日清戰爭結束後，陸軍軍醫局因此事受到彈劾時，提出的反駁理由中居然包括「不能相信非東京大學的研究」。實際上，在高木提出蛋白質與碳水化合物比例失調作為病因解釋後，與東京大學、陸軍軍醫（同屬德國醫學學派，持腳氣為傳染病說）之間就始終處於論戰的狀態。眼見為實的預防效果並不能使對方放棄自己的主張。

從總體上講，高木的成功是一種經驗性的成功，而且是一種十分巧合的成功。因為富含蛋白質的食物，大多也含有較多的維生素 B1。因而當他在補充蛋白質食物時，不知不覺地補充了必要的維生素成分。由於西方學者十分注重獨創性的研究與確有實用的方法，因而對高木的工作十分欣賞。許多研究與介紹維生素的專著中，均提到日本海軍腳氣嚴重的歷史與被征服的過程。例如廣泛流傳的英國學者 L. J. Harris 所著 *Vitamins in Theory and Practice*❹就一再提到高木兼寬，並說：「事實上他已認識到腳氣病是由於飲食不平衡所致。」然而高木的理論性解釋並非如此徹底地脫離了該時代以為「疾病都是由某種實實在在的有害物質引起的」這一普遍觀念。他固然沒有從致病微生物的角度去解釋腳氣病，但他認為白米（碳水化合物）中含有某種毒素，而蛋白質具有解毒（中和）功能，因而當蛋白質缺乏時則不足以中和這種毒素。他在調查腳氣病院的資料時，曾經看到過漢方醫遠田澄庵的言論：「腳氣其原在米」，對他具有極強的啟發與潛在影響。因此「麥飯男爵」並非僅僅是強調增加蛋白質，而是力主以麥代米。與此十分相似，1886 年被派往東印度的荷蘭醫生艾伊克曼，雖然發現了米糠具有治療腳氣的作用、並因此與霍普金斯分享了 1929 年度諾貝爾獎，但他的理論解釋亦是認為白米含有毒素、米糠具有解毒（中和）性。此後艾伊克曼的弟子格裏金斯在 1901 年提出不是「毒素」與「中和」的問題，而是白米中缺乏某種存在於米糠之中的因素。儘管仍然沒有弄清具體是什麼物質，但就其理論性而言已然是相當正確了。艾伊克曼聞聽之後自然表示反對，但經過長久的論爭，終

❹ 張鴻鈞、孫岩森譯：《維生素的理論與實用》，上海科學技術出版社，1959 年。

於在 1906 年接受了格裏金斯的看法。而高木兼寬卻對這種究極性的研究與探討毫無興趣，在他看來，只要能夠有效地預防與治療疾病，問題就基本上解決了。這就是他遊歷西歐時以及回國後，對新的研究動態、成果毫不關心，仍舊到處宣講「麥飯」的根本原因。

近年來，中日兩國間常常以「實學」為題舉辦學術討論。高木兼寬的歷史、醫學業績與思想，亦可作為實學研究之一例。從一方面講，「實驗室的醫學」確有脫離實際的不足之面，但在究極的研究、逼近真理、揭示「真」的方面，亦有不容忽視的作用。高木所痛恨的那種冷酷的、按研究需要選擇患者的「大學醫院」固然已經成為過去，就現代西方來說，醫生往往只能向病人提出數種治療方案（例如手術與保守療法）、說明利弊短長，由患者自己決定選擇何種治療措施。但是在中國，醫生與患者的關係似乎還沒有發展到這一步，患者對醫生有絕對的信賴與託付感，基本上是由醫生決定治療方案。在這種情況下，為了研究課題的需要，施以不必要的檢查專案、置某些患者於「對照組」、「新藥試用組」，並非鮮見之事。可以說，任何一個具有「對照組」的統計數字中，都含有令患者服從研究需要的成分。這難道不是一種「研究的醫學」與「以患者為中心之醫學」間矛盾、對立的新體現嗎？自然科學與社會科學、人性與理性，總有一些無法徹底調和的矛盾蘊含其間，留待人們去思考、去解決。

結　語

曾有人對明治二十三年 (1890)——恰當第一屆帝國議會召開之年的日本帝國大學畢業生中，士族的比例進行統計。其結果是醫學為 40.8%；農、法、文、理、工諸科依次為 55.9%、68.3%、75%、80%、85.7%。為要解釋這個統計結果，或許可以說這是因為日本具有子承父業的傳統——醫生之子復為醫生❶。

的確，在日本醫學史上，不僅能看到典藥寮的職掌者丹波、和氣兩家自奈良時代至明治維新之前，近千年的時間中世代為醫這樣極端的例子，更有諸多名醫之門衣缽相傳的記載。但無論是從木匠之子高木兼寬為何要作醫生，又是如何成為醫生的過程看，還是從歷史上「僧侶兼醫」以及本書所述眾多「儒志醫業」的醫家生平看，卻又不足以支持上述如是簡單化的解釋。實際上，許多史冊留名的醫家並無子嗣、或是子孫不肖，所以只能通過選擇弟子「入嗣師家」、或通過「變婿為子」的方式來延續香火。從某種意義上講，醫學知識的傳承比血緣關係更為重要；與知識傳承相較，名分、身分、職位更為重要。例如在中國醫學史上，大概看不到像享譽「日本醫學中興之祖」的曲直瀨道三那樣，在去世前將「道三」之名給予其子玄朔、「翠竹院」之號給予其孫等伯、「曲直瀨」之姓給予門人正琳、「啟迪院」之號給予岡本玄治的事情❷；也沒有類似

❶　引自中山茂：《日本人の科學觀》（大阪：創元社，1977 年），第 106 頁。

日本「寄合醫師」這樣的身分、名號——即年幼或修業中需要繼承家業時，先減其世祿，待完成學業之後再給予原待遇。顯然，所謂「家業」的內涵，乃是世襲的醫官職位與俸祿。

實際上，在醫家著作中經常可以看到他們對於杏林醜態的指斥。以下信手摘錄幾則，以示一斑。

尾臺士超《醫餘》❸所載鹽谷世弘（文久二年）序云：

> 今之所謂醫者，我知之矣。華其室屋，麗其門牆。使望之者謂由扁倉之技，以致朱頓之富。出則賁籃輿、盛傔從，東奔西馳，來往如織，使觀之者謂技售術行，日不暇給。間其也則曰醫者意也。……蓋都下業軒岐者，不下數千萬人，而為此言此態者，十居八九焉。

我曾聽說舊北京有一位使用如此伎倆而迅速出名、致富的 H 醫師，且一直認為其屬擁有絕無僅有之「情商」的特例，但未曾想在日本竟屬普遍。更不知是否與陳存仁先生編輯出版此書有關——苟如此，亦可謂「漢方醫學反傳中國」之一例哉。

其二，片倉元周著《青囊瑣探》❹上卷〈陶器醫〉：

> 東都本街、傳馬街者，巨賈所居也。近坊醫家有賴此兩街而為生活者數人焉。每朝醫者往其商家診僮僕之病者，回家調劑，乃連竈煎煮數人藥。入陶器以小箋記患者姓名，糊黏其上，乃肩奴以

❷ 服部敏良：《室町安土桃山時代醫學史の研究》，第 349 頁。

❸ 見陳存仁編：《皇漢醫學叢書》，第 13 冊。

❹ 見陳存仁編：《皇漢醫學叢書》，第 13 冊。

致各家，必不勞病家臧獲也。雖無患者之時，醫日往問寒暄，猶仕主家，世俗呼之陶器醫。都下雖廣大，未聞他處有此風也。蓋此媚醫之剏，遂為習耳。說此於他邦人未為信焉。

其三，內藤希哲《醫經解惑論》卷之上〈醫論〉謂：

今之世乏明醫者，其由蓋有三。一，師不知教弟子之道；二，儒醫之書甚多；三，世人不知取醫之道是也。

凡世之趨於醫庭而受業者，或其親貧而多子，無家資之可分；或稟賦軟弱多病，而不堪於勞業；或素性輕俊無賴，而厭乎常產；或罷仕之士、喪土之農、拙巧之工、折本之商、犯律之僧，無他活計，不得已願為醫者也。如是輩惡，皆高才尠識哉？而為其師者，率為飾門楣、省勞煩，不擇其才，漫取為弟子，但教乎灑掃室堂、應對賓客、調劑方藥、切鱠煮羹，而使其無讀書之暇焉。可謂賊夫人子者也。❺

在明治三十四年 (1901) 出版的《國家醫學會雜誌》第 165 號所載〈維新前の醫師社會〉一文中，亦能見到類似之論：

當時成為醫士實際上很容易，且很隨便。此子身體虛弱，難於成為一個自立的人，除了當醫生別無可求——應知此乃當時流行於士農工商中的說法。❻

---

❺ 《近世漢方醫學書集成》第 70 卷，第 35–37 頁。

❻ 引自中島陽一郎：《病氣日本史》，第 281 頁。

如此說來，醫家形象似乎成了一付醜陋嘴臉。但只要想到醫學既是仁術之一端，又是立身謀食之一途；既有科學技術的知識內涵，又難脫百工賤業之屬性，便不難想到其自然會有形形色色的側面。在本書的正文中，側重的是醫學在日本歷史上作為一種知識體系、人類文明組成部分的發展史；而在此自認並非贅疣的「結語」中，倒也不是有意鉤勒其負面形象，只是覺得如此才能較為立體地瞭解醫學的社會位置與實際作用。

主要參考文獻

此處所列僅限有關日本醫學史的專著、資料性叢書。凡見於此處的文獻，註腳中即不再註明版本。

山極勝三郎:《腳氣病論》，東京：報文社，1898 年。
富士川遊:《日本醫學史》，東京：日新書院，1941 年決定版。
富士川遊:《日本醫學史綱要》，東京：平凡社，1979 年。
安西安周:《明治先哲醫話》，東京：龍吟社，1942 年。
安西安周:《日本儒醫研究》，東京：龍吟社，1943 年。
藤井尚久:《醫學文化年表》，東京：日新書院，1942 年第 2 版。
服部敏良:《奈良時代醫學史の研究》，東京：吉川弘文館，1945 年。
服部敏良:《平安時代醫學史の研究》，東京：吉川弘文館，1955 年。
服部敏良:《鎌倉時代醫學史の研究》，東京：吉川弘文館，1964 年。
服部敏良:《室町安土桃山時代醫學史の研究》，東京：吉川弘文館，1971 年。
服部敏良:《江戶時代醫學史の研究》，東京：吉川弘文館，1978 年。
服部敏良:《日本醫學史研究餘話》，東京：科學書院，1981 年。
石原明:《日本の醫學——その流れと發展》，東京：至文堂，1963 年第 2 版。
長濱善夫:《東洋醫學概說》，大阪：創元社，1964 年第 2 版。

日本科學史學會編:《日本科學技術史大系》第 24 卷「醫學(1)」,東京:第一法規出版株式會社,1965 年。

藝備醫學會:《東洞全集》,京都:思文閣出版,1970 年復刻本。

日本醫史學會:《圖錄日本醫事文化史料集成》,東京:三一書房,1978 年。

矢數道明:《明治 110 年漢方醫書および雜誌出版の消長》,東京:春陽堂,1979 年。

山田重正:《典醫の歷史》,京都:思文閣出版,1980 年。

酒井シヅ:《日本の醫療史》,東京:東京書籍株式會社,1982 年。

山下政三:《腳氣的歷史——ビタミン發現以前》,東京:東京大學出版會,1983 年。

新村拓:《古代醫療官人制の研究》,東京:法政大學出版局,1983 年。

新村拓:《日本醫療社會史の研究——古代中世の民眾生活と醫療》,東京:法政大學出版局,1985 年。

森潤三郎:《多紀氏の事蹟》,京都:思文閣出版,1985 年第 2 版。

中島陽一郎:《病氣日本史》,東京:雄山閣出版,1988 年第 2 版。

宗田一:《圖說日本醫療文化史》,京都:思文閣出版,1989 年。

苅谷春郎:《江戶の性病》,東京:三一書房,1993 年。

潘桂娟、樊正倫:《漢方醫學》,北京:中國中醫藥出版社,1994 年。

吳秀三:《醫聖堂叢書》,京都:思文閣出版,1923 年。

(此叢書計七冊,收錄從「最廣義解釋所謂精神病學」的視角出發,所收集的醫學、雜記著作十八種。)

陳存仁編:《皇漢醫學叢書》,上海:世界書局,1936 年。

(此叢書計十四冊,每冊收錄近世以來日本醫家以漢文撰寫的著作數種。第十四冊以收錄近代科學研究中醫藥的著作、論文為主。其編撰與出版,恰當民國二十五年國民政府頒佈《中醫條例》之際,故「迻譯外人研究所得，作為參證之用，為發揚國醫必要之步驟」。）
日本學士院編：《明治前日本醫學史》，東京：日本古醫學資料中心，1978 年增訂復刻版。
（此書由五卷構成，各卷由日本學術振興會分別刊行於 1955～1964 年間，後由財團法人日本古醫學資料中心於 1978 年刊行增訂復刻版。所收著作包括：緒論、解剖、疾病、生理、病理、內科、外科、創傷、治療、婦科、眼科、口齒、耳鼻喉、法醫、傳記、年表等專史，計十九種。）
大塚敬節、矢數道明編：《近世漢方醫學書集成》，東京：名著出版，1979～1984 年。
（此叢書分為「四期」。第一期：1–30 卷，出版於 1979～1980 年；第二期：31–60 卷，出版於 1980～1981 年；第三期：61–100 卷，出版於 1981～1983 年；第四期：101–103 卷，出版於 1983～1984 年。共收錄五十三位醫家的著作約一百八十種。）
《日本漢方腹診叢書》，大阪：オリエント出版社，1994 年。
（此叢書計五卷，收錄腹診著作四十一種。）
《臨床漢方診斷學叢書》，大阪：オリエント出版社，1994 年。
（此叢書計二十四冊，收錄與診斷相關的著作九十八種。）

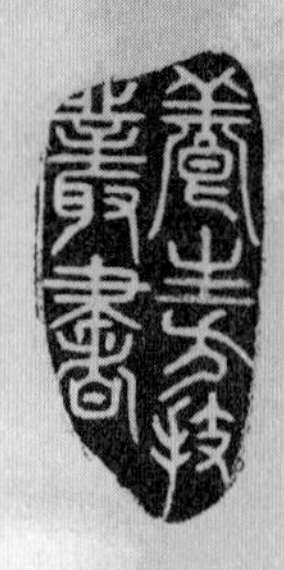

養生·方技叢書

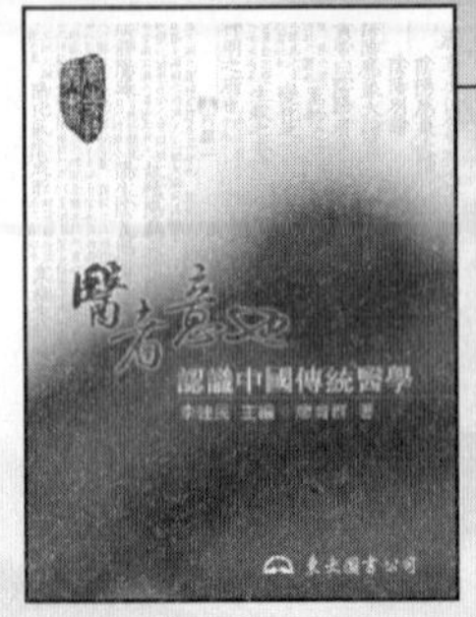

醫者意也——認識中國傳統醫學　廖育群／著

「醫者意也」是從古至今許多中醫論者常常言及的一句話。然而古代的醫家究竟是如何以「意」來構造這門學問，似乎並無人深究。本書沿著傳統醫學自身的發展脈絡，探索「意」的歷史蹤跡。在近代西方科技繁榮昌盛、普及全球之後，唯有中國傳統醫學仍然具有不衰之生命力的現象，也許我們不能完全用現代科學來衡量、改造與要求傳統醫學。

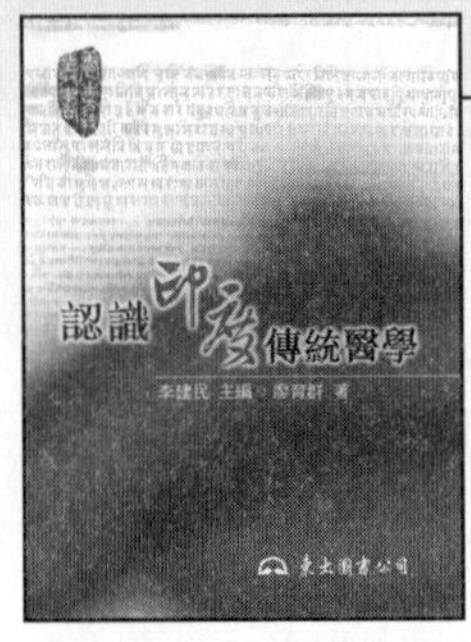

認識印度傳統醫學　廖育群／著

許多人認為「中醫」是唯一存活於當今世界的傳統醫學。實際上，與中醫具有同樣悠久歷史的印度傳統醫學，也依然在為民眾的健康服務，也同樣經歷著揚棄和發展的歷程。本書以通俗易懂的方式，介紹了印度的傳統醫學中最為重要、稱之為「生命科學」的阿輸吠陀的歷史與主要內容。讀者藉由本書，亦可了解其對中國古代醫學的影響。

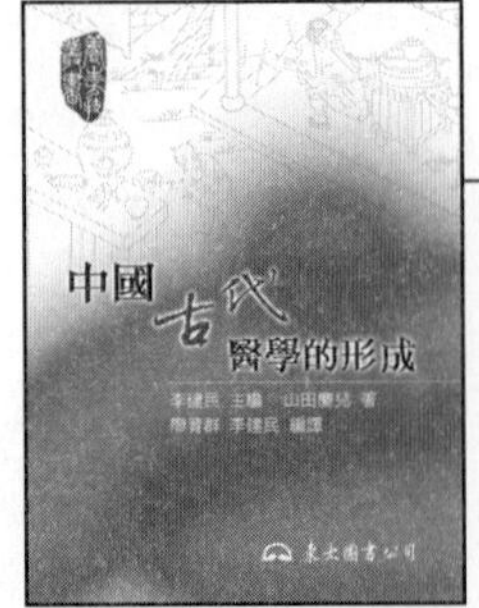

中國古代醫學的形成

山田慶兒／著　廖育群、李建民／編譯

中國醫學是什麼？早期的中醫學歷史對現代醫學有什麼啟示？山田慶兒的研究特別著重思想史與社會史的新醫史取向，認為中國醫學獨特體系的形成，集中在西元前四世紀至西元二世紀的六百年之間。本書即在探索中醫核心技術的起源，同時也對《黃帝內經》的編纂過程提出假說。是一本研究中國醫學史、養生史必備之書。

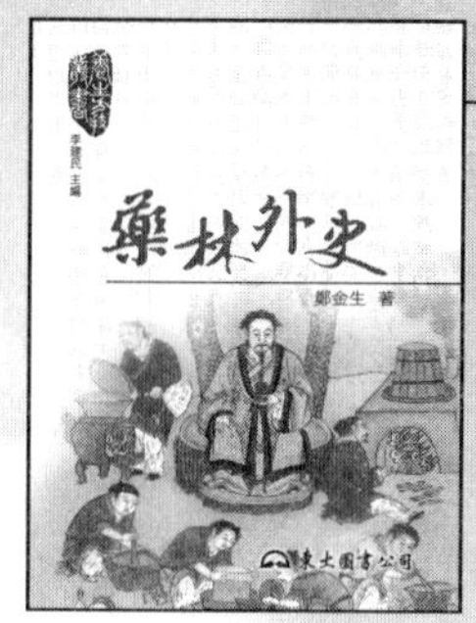

藥林外史　鄭金生／著

本書彙萃了作者多年從事中藥歷史研究的心得，展示了中國古代藥學的發展。簡要清晰地介紹了中國古代本草文獻發展的源流、中藥學術主題與學風的演變、中藥炮製的歷史演變等內容，有助於讀者了解中藥的歷史全貌，也為學習中醫藥者提供登堂入室的門徑。本書不僅適合一般讀者了解中藥與社會、生活息息相關的某些問題，也可作為中藥學教學研究者的參考。

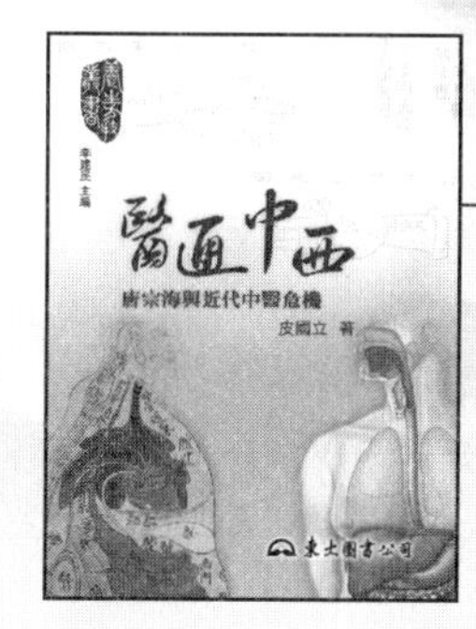

醫通中西——唐宗海與近代中醫危機

皮國立／著

您相信中醫還是西醫呢？您是否對許多中醫的名詞，例如氣化、三焦、命門等名詞有興趣，或者視為無稽之談呢？作者透過唐宗海醫生的醫論，將告訴您當中醫與西醫初遇時，彼此對於醫學理論認知以及人類身體的解讀，其歧異為何。從中並可以了解傳統中醫的各種理念，知曉許多我們「視而不見」的身體運作方式。

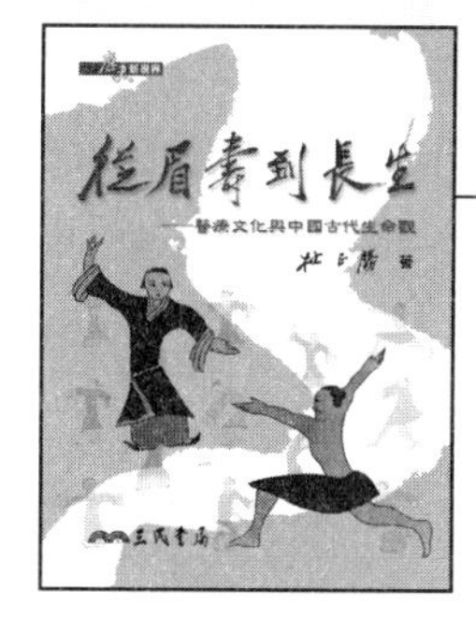

從眉壽到長生——醫療文化與中國古代生命觀

杜正勝／著

本書主要分為「形神」、「祝禱」、「威儀」、「養生」和「生死」五篇，歸結於中國傳統對「人」的認識。作者從身體認識論出發，涵蓋心性與靈魂各層面，勾勒出中國古代的生命觀。作者著重於維繫和延續生命的方法，不只是思想之剖析，更屬於深層文化之探究，您絕對不能錯過。

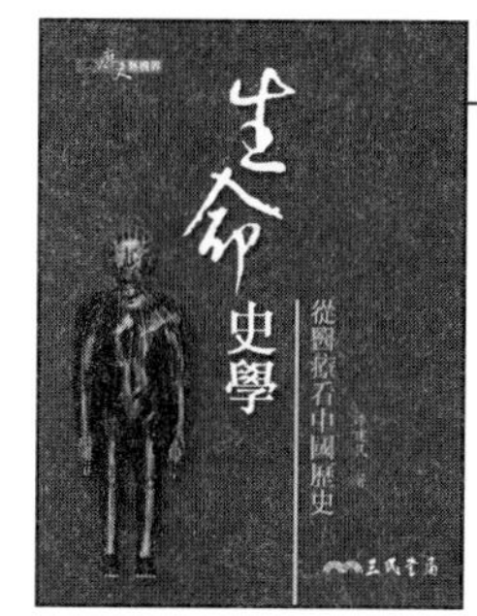

生命史學——從醫療看中國歷史　李建民／著

生命是什麼？「生命是活著。」「不會滅亡的，就是生命。」「凡有氣的就有生命。」而如果我們從中國歷史與中國醫學出發，什麼是真正的答案？本書將帶領您探索歷史上個體的生命觀與身體觀，進而思考整體文化生命的不息活力。《生命史學》，將使您對「生命」有嶄新的看法與體悟。

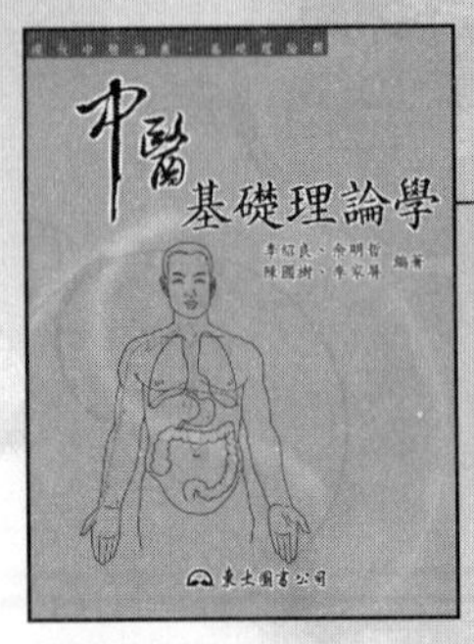

中醫基礎理論學

季紹良、余明哲、陳國樹、李家屏／編著

中醫基礎理論為中醫學體系的重要組成部分，是中醫學專業基礎和入門課程。本書主要介紹中醫學基礎理論和知識，包括中醫理論體系的形成和發展、中醫學的基本特點、陰陽五行學說、藏象學說、氣血津液學說、經絡學說、病因病機學說以及中醫的防治原則。

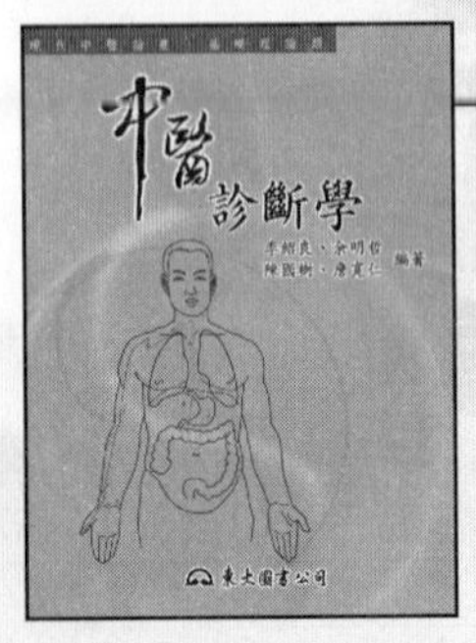

中醫診斷學　季紹良、余明哲、陳國樹、詹寬仁／編著

中醫診斷學是根據中醫學理論體系，研究診察病情、判斷病種、辨別證候的基礎理論知識和基本技能的一門科學，是中醫學專業基礎理論與臨床各科之間的橋樑。本書在診法部分，詳細介紹中醫望、聞、問、切四診所需之各種技能；辨證部分，介紹八綱辨證、病因辨證、氣血津液辨證、臟腑辨證等各種辨證方法及臨床應用；並附一般病歷的書寫格式，切合臨床實習應用。

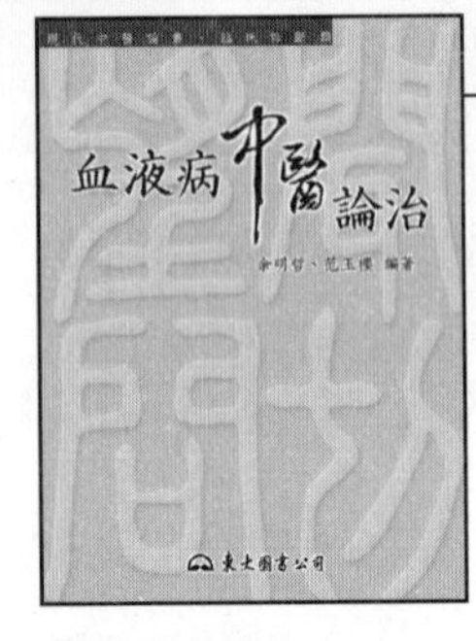

血液病中醫論治　余明哲、范玉櫻／編著

中醫本著「辨證求因、審因論治」的理論，在血液病治療方面積累了豐富的經驗，尤其在緩解西藥治療的毒副作用方面，發揮不可替代的作用。本書收集當代中醫醫家診治常見血液病之名方、驗方、有效良方百餘種，再依症狀臚列方藥組成，不僅條理層次分明、內容詳實，更便利讀者查閱應用。

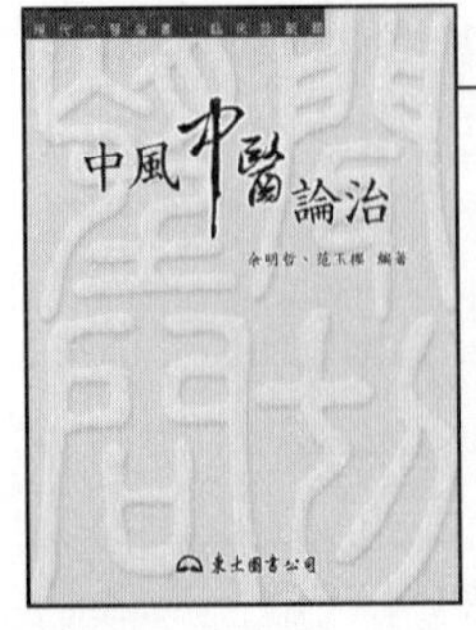

中風中醫論治　余明哲、范玉櫻／編著

中醫診治中風歷史悠久，形成完整的理論體系，特別是以《內經》理論為基礎創制的諸多有效方劑，已成為中醫診治中風的主要手段。本書收集當代醫家診治中風之名方、驗方、有效良方以及臨床效果顯著的針灸療法，並提供這些方藥和療法的系統資料，希望對從事中風臨床診治及科研人員有所裨益。

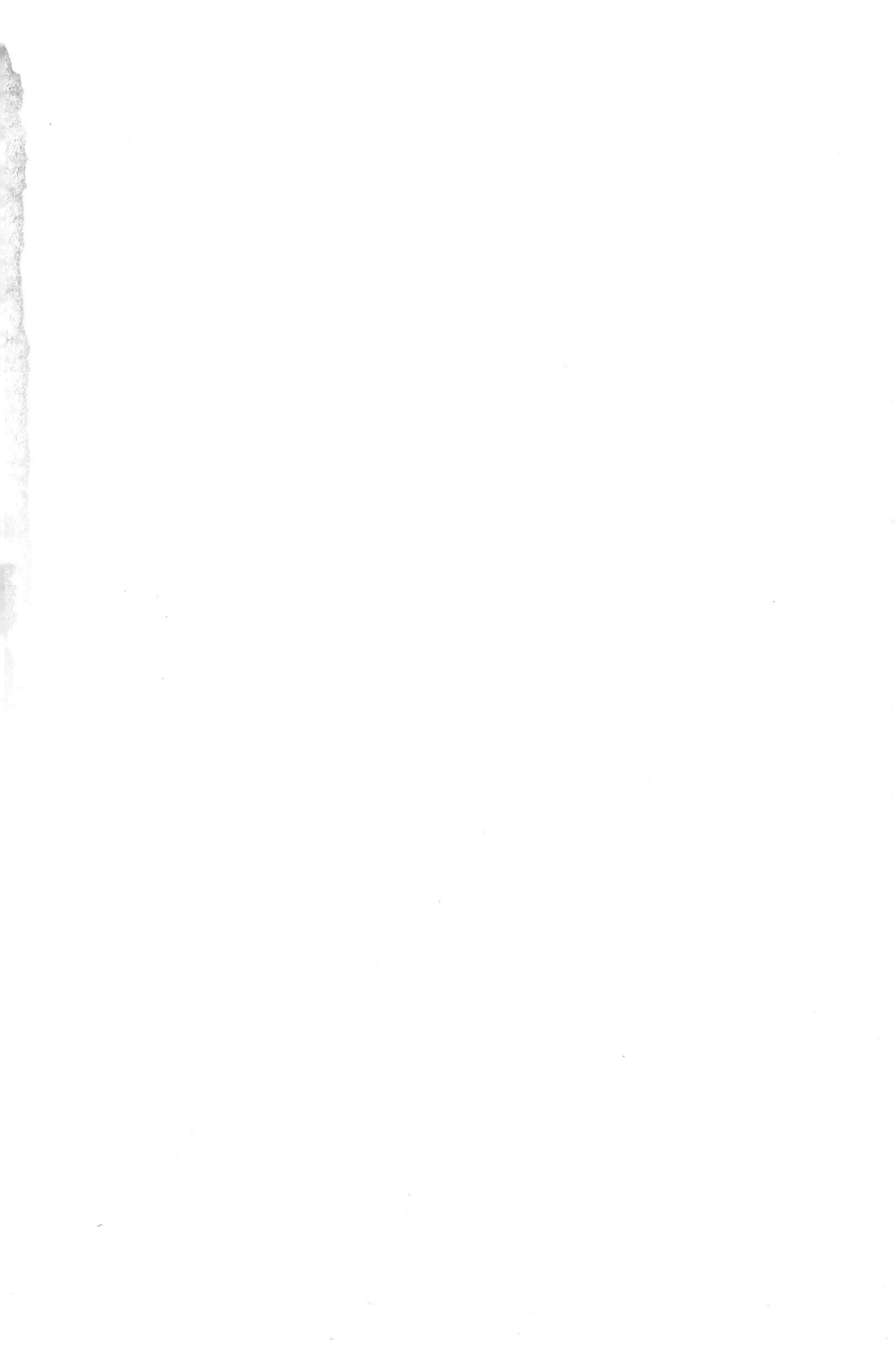